冥想

科学基础与应用

主编

崔东红　蒋春雷

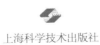

上海科学技术出版社

图书在版编目（ＣＩＰ）数据

冥想：科学基础与应用 / 崔东红，蒋春雷主编. --
上海：上海科学技术出版社，2021.8（2024.9重印）
ISBN 978-7-5478-5254-5

Ⅰ．①冥… Ⅱ．①崔… ②蒋… Ⅲ．①精神疗法
Ⅳ．①R493

中国版本图书馆CIP数据核字(2021)第036006号

感谢以下项目对本书出版提供支持：
1. 国家重点研发计划（2017YFC0909200）
2. 上海交通大学文理交叉研究重点项目（14JCRZ05）
3. 上海交通大学医工交叉研究重点项目（YG2016ZD06）
4. 军队"十三五"重点项目（BWS17J027）

冥想：科学基础与应用
主编　崔东红　蒋春雷

上海世纪出版（集团）有限公司
上海科学技术出版社　出版、发行
（上海市闵行区号景路 159 弄 A 座 9F - 10F）
邮政编码 201101　　www. sstp. cn
浙江新华印刷技术有限公司印刷
开本 787×1092　1/16　印张 22
字数 300 千字
2021 年 8 月第 1 版　2024 年 9 月第 5 次印刷
ISBN 978 - 7 - 5478 - 5254 - 5/R·2258
定价：98.00 元

内容提要

　　本书是一部从科学角度介绍冥想的图书。全书包括三部分：第一部分阐述了冥想的基础理论，包括冥想的概念、定义、分类、起源，以及其与哲学、心理学、伦理学、医学、生物学的相关基础，展示了国内外对冥想的脑科学和分子生物学研究。第二部分论述了冥想主要流派的理论及其实际操作方法。第三部分介绍了冥想在精神障碍、躯体障碍及其他领域中的应用。

　　本书体系性强，既有世界观又有方法论，既有理论又有具体操作，语言流畅、内容丰富，可作为冥想科学工作者、医学院学生、教师的参考书，也可作为普通大众了解冥想的科普读物。

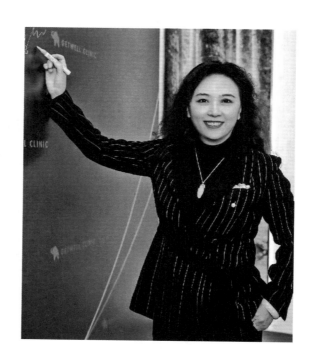

崔东红

医学博士,哲学学士,复旦大学精神病与精神卫生专业博士毕业,美国耶鲁大学精神病遗传学博士后,曾在意大利学习心理咨询与治疗。目前任上海交通大学医学院附属精神卫生中心研究员,上海交通大学医学院博士生导师、上海市重性精神病重点实验室执行主任、中国神经科学学会精神病基础与临床分会(CSNP)常委、上海市中医药学会神志病分会常委、上海市医师协会整合医学分会副会长、上海市欧美同学会理事及妇女委员会副主任等。国家重点研发精准医学项目首席科学家、上海市浦江人才、上海市公共卫生优秀学科带头人、上海市"三八"红旗手。长期从事精神疾病基础与临床研究,尤其是精神分裂症、双相障碍、抑郁症病因机制研究,以及冥想调控机体内环境的脑-体机制研究。在 *Journal of Clinical Investigation*、*Molecular Psychiatry*、*Cerebral Cortex* 等国际高影响力杂志上发表论文 80 多篇。她不仅是精神疾病、脑科学及冥想研究的科学家,而且是精神科医生和心理治疗师,也是冥想修行的践行者。

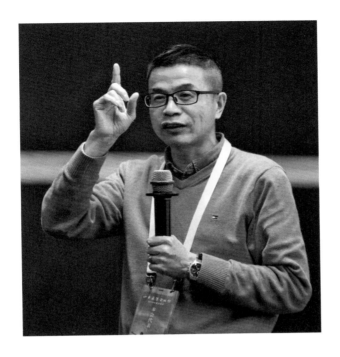

蒋春雷

医学博士,海军军医大学应激医学教研室主任、教授。从事应激医学、医学心理学和神经内分泌免疫炎症网络研究,主要研究方向为抑郁症和心身疾病防治,热心压力管理、冥想训练的科普宣教。曾兼任中国生理学会监事、中国神经科学会理事、中国生理学会应激生理学专委会主任委员、中国生理学会内分泌代谢专委会主任委员、上海生理科学会副理事长、中国心理卫生协会心身医学专业委员会副主委、中国神经科学会神经免疫学专业委员会副主委、中国神经科学会神经内稳态和内分泌分会副主委等。曾获中国青年科技奖、上海优秀曙光学者、总后勤部科技新星、总后勤部优秀教师、心理学家等,立三等功 2 次。

编者名单

主编

崔东红　蒋春雷

编委（按姓氏拼音排序）

陈　亮　副教授　华东理工大学商学院

崔东红　研究员　上海交通大学医学院附属精神卫生中心

杜　江　主任医师　上海交通大学医学院附属精神卫生中心

范　青　主任医师　上海交通大学医学院附属精神卫生中心

黄延焱　主任医师　复旦大学附属华山医院老年医学科

贾立军　研究员　上海中医药大学中医肿瘤研究所

蒋春雷　教授　海军军医大学心理系

牛海蛟　副主任医师　上海歌特维健康管理中心、上海整合医学研究院

唐一源　教授　美国得克萨斯理工大学心理科学系及内科学系

童慧琦　副教授　斯坦福医学院精神及行为科学系、斯坦福整合医学中心

王玉花　研究员　齐齐哈尔医学院精神卫生学院

张艳梅　教授　复旦大学附属华东医院

赵克锋　教授　巴黎商学院、西南财经大学

朱科铭　助理研究员　云南大学生命科学学院、云南大学本科生院

参编者（按姓氏拼音排序）

陈　茜　博士研究生　上海交通大学医学院

杜礼钊　博士研究生　上海交通大学生物医学工程学院

顾　洁　博士研究生　复旦大学附属华山医院老年医学科

刘兴来　心理治疗师　齐齐哈尔医学院精神卫生学院

陆　璐　心理治疗师　上海交通大学医学院附属新华医院

吕　丹　讲师　齐齐哈尔医学院精神卫生学院

沈　辉　副主任医师　上海交通大学医学院附属精神卫生中心

施　源　主管护师　上海交通大学医学院附属精神卫生中心

苏文君　讲师　海军军医大学心理系

王　垚　社工师　齐齐哈尔医学院精神卫生学院

肖　健　助教　齐齐哈尔医学院精神卫生学院

薛　婷　博士　上海交通大学医学院附属精神卫生中心

杨　晞　博士后　上海中医药大学中医肿瘤研究所

张靓颖　博士研究生　德国海德堡大学曼海姆医学院

张兴福　副教授　上海交通大学管理学院

钟仕洋　主治医师　武警江苏省总队医院门诊部

朱俊娟　副主任医师　上海交通大学医学院附属精神卫生中心

序 一

冥想源于古老的东方文化，从 18 世纪开始，冥想就已成为西方知识分子关注的重点话题。19 世纪初，佛教研究者发现了东方佛学与心理学的关系，20 世纪 50 年代佛教在西方广泛传播，1955 年首次发表了冥想时监测脑电图的相关科学研究。近几十年来，冥想在多个领域得到了广泛应用，特别是在医学领域。近十年来，随着现代科学技术的进步，神经科学(亦称为脑科学)获得了迅猛发展，其中与冥想相关的情绪心理学、认知科学研究也已广泛展开，在冥想的神经机制方面取得丰硕的成果。

冥想的功效主要反映在两个方面：心理恢复功能和调节脑功能。当代心理学认为，情绪调节是心理学的核心组成部分。冥想产生的一种独特的情绪调节策略称为"冥想情绪调节"，它不同于认知再评价基于自上而下的系统，而主要是通过自下而上的情绪调节系统。情绪是人类日常生活、工作、家庭及其他领域中屡见不鲜而又亲身体验的一种心理活动，对人类的生活、工作和健康有重要作用。正性情绪有利于促进身心健康，会给人们带来快乐、满足和幸福感，而负性情绪则严重影响身心健康，会使人遭受苦恼、折磨以致引发疾病。因此，情绪调节不只是降低负性情绪，还包括对正性情绪的增强、维持等的适时调整。

情绪反应与应激有关，特别是心理应激。随着科学技术的进步和生活节奏的加快，人们承受越来越复杂、越来越强烈的生理和心理应激。适度的心理应激是维持人体正常功能活动的必要条件，可提高人的警觉水平，积极应对各种环境变化。但高强度的应激刺激或长时间的应激状态会超出人的适应能力,从而损害身心健康。慢性心理应激主要体现在情绪反应,包括焦虑、恐惧、愤怒和抑郁。无论是生理应激还是心理应激,都是通过自主神经系统、神经内分泌系统和免疫系统影响人类几乎所有的疾病,应激机制的激活与这些疾病的发生、发展有关,特别是神经精神疾病,如抑郁症、精神分裂症、成瘾及神经退行性疾病(包括帕金森病、早老性痴呆等)。因此,近年来产生了"应激医学"这门新兴学科。国内外大量研究证明,冥想疗法有助于治疗慢性疼痛、焦虑、抑郁、失眠、皮肤病、药物依赖及肿瘤等。冥想不仅是一种有效的心理调整方法,还可作为一种独特的替代疗法,让不同的人群在不同的场合适应不同的情绪状态。冥想训练还具有集中注意力、增强记忆力、增强自我意识和自我感觉、自我激励及适应的作用。

越来越多的科学研究证明,冥想可以全面促进脑功能,维持脑健康,提高智商、情商、速商,改善幸福指数,降低应激水平和焦虑,提升注意力,增加创造力。脑成像研究发现,基于冥想的干预后,海马、后扣带回、右颞顶叶结合部、脑干和小脑等区域的皮质密度发生变化。研究还发现基于冥想的减压干预后,感知压力降低与右杏仁核皮质密度降低有关。冥想还可影响脑的结构和功能可塑性变化,经冥想减压后,情绪反应(杏仁核、岛叶)、身体意识或体内/外感受(岛叶、体感皮质)、自我意识(扣带回后皮质、脑桥)、心境和觉醒调节(脑干区域-蓝斑核和中缝核)、观点采择(TPJ)和记忆系统(海马、小脑)等关键区域发生了神经可塑性变化。

虽然目前对冥想的神经科学研究取得了明显进展,但由于在体研究受到技术方法的限制,对冥想的神经机制还缺乏系统、深入的研究。特别是在国内,虽然冥想疗法已逐渐普遍展开,但还缺乏规范性操作。在冥想的脑研究方面,国内的研究尚比较薄弱,与国外研究成果相比还有较大的差距。幸喜看到由崔东红教授和蒋春雷教授主编的专著——《冥想:科学基础与应用》,适逢其时,倍感欣慰。崔教授是上海交通大学医学院附属精神卫生中心专家,对冥想进行了深厚的理论研究,在心理和精神医学领域有着深入的研究与丰富的实践经验。蒋春雷教授是海军军医大学应激医学教研室教授,长期从事应激医学和神经内分泌免疫学的教学和科研工作,曾主编了《应激医学》等专著。两位教授不仅在神经科学、心理学和精神医学领域耕耘多年,而且还是冥想的践行者,有着较丰富的实践经验,一直积极地开展冥想的推广应用。

该书从神经科学和生物学角度系统、全面地阐述了冥想的理论基础、操作方法和临床应用。第一部分介绍了冥想的概念、定义、分类、起源及其与哲学、心理学、伦理学、医学、生物学的相关基础。第二部分叙述了不同流派的冥想理论,对厘清冥想的流派、定义、规范和作用具有重要意义。还介绍了冥想的实际操作方法及常见流派的冥想技术,对广泛规范开展临床应用和全民健身具有重要意义。第三部分介绍了冥想在临床应用的实例及其神经机制。该书理论浅显易懂,方法操作简易可行,既适用于临床医生,又适用于大众。

随着包括心理学、认知科学的神经科学研究的不断发展,科学技术手段的创新,以及临床医学的融合发展,冥想的神经基础将会逐渐被揭示,冥想的临床应用将会更加规范。可以期待,本书的问世将是对国内冥想的脑科学研究及理论传播、推广和应用的有力推动。

路长林

海军军医大学神经生物学教研室教授

原中国神经科学学会理事长

生命科学与人文关怀

一

　　2020 年，注定不平凡，新型冠状病毒的肆虐和蔓延，既改变了我们原有的生活方式，也改变了世界原有的格局，所以人类历史正面临着一个重大的转折期。当然，这场疫情也教会了我们很多，对生死、生命和健康等诸多问题，也让我们有了更深刻的反省和思考。

　　在这个特殊时期，我读到了由崔东红研究员和蒋春雷教授编著的《冥想：科学基础与应用》一书，很是喜欢，倍感欣慰，惊叹来得及时。我认真地阅读了该书，科研人员严谨的治学精神，以及他们的胸怀、他们的包容、他们的探索，都让我肃然起敬。

　　这部书体系性很强，既有世界观又有方法论，既有"道"又有"术"，涉猎的领域也非常广泛，包括哲学、心理学、伦理学、生物学、社会学、人类学等，可操作性很强。无疑，这部书填补了我国冥想科研的空白。同时，它对心性瑜伽、生命科学、人文精神等领域的研究和探讨，都具有非常重要的借鉴意义。

　　很小的时候，我就对冥想很感兴趣，也一直在实践它，包括儒释道的冥想、基督教等，只要我能找到的，都抱有很大的热忱，并一直在探寻、在实践。我认为一名作家，要想给世界奉献一滴水，自己首先要成为大海，所以对于人文之外的学科，我都会以谦卑之心，积极汲取营养，为我所用。所以，很多读者读了我的作品之后，都会从书中找到自己所需要的东西。

有人说，不管是我的文学作品，还是我的文化著作，都像是一个个"百宝箱""十万个为什么"，都能从中找到答案。什么答案？一空生万有，就这么简单。

随着时代的发展和科技的进步，人们的欲望越来越炽盛，但人的安全感、幸福指数却日益下降。特别在现代的大都市，精神分裂症、焦虑症、抑郁症患者越来越多，严重影响了其正常的生活和工作，给家庭、社会带来了诸多不安定因素，因此而自杀者也为数不少。

冥想，作为一种缓解压力、改善情绪管理、有效提升专注力和创新力的方式，也越来越受到国内外专家及相关媒体的关注。所以，我认为《冥想：科学基础与应用》一书的出版，将在一定程度改变很多人的成见和误解，这是其存在的理由和意义。

二

《冥想：科学基础与应用》一书中，除第一部分冥想的基础理论、脑科学和生物学基础外，还重点提到了冥想的实际操作方法，介绍了几大流派的冥想技术、冥想的传承、理论及作用。

著名心理学家蒋春雷先生称冥想为"脱去宗教外衣的科学健身良方"，他在本书的结语中就说："简言之，冥想不是宗教，更非迷信，而是益于身心健康的'技术'，也是心性修炼的境界；内观冥想早于佛教，传承于佛教，去宗教化而利益于大众；正念冥想源于佛教，兴于西方，反哺东方。"他的这一观点，也说明了宗教与科学相互依存的关系。

因此，我们一定要面对科学，学习现代人认可的科学知识，提升我们的见识和眼界。

三

现在，我们所说的冥想，在佛教修炼中被称为观想，就是让人在冥想之中，向往一种比人类更伟大的存在，继而得到自由和超越。这种观，只有在正念状态下的观才起作用，才有意义，其目的是为了叫人明白心性和保任心性。而不明白心性的观，其实和妄念一样，意义不大。

正如崔东红先生所说："如果只有修止入静、修观入定的技巧，而没有精神境界的提升，就好像一杯泥浆水，沉淀后沉渣落入杯底，上面的水变清澈，但如果不将沉渣清除，只要有个震动或搅动，沉渣必然泛起，水会重新变浑浊。所以不仅需要让沉渣沉淀，而且还需要将沉渣清除。"所以，冥想的本意就是，让自己达到和宇宙中一种巨大善能量的相应。

现在的瑜伽也罢，灵修也罢，如果不能破除执着，不能达成觉悟，就都属于世间法，它离解脱还有一定距离。因为要是始终把自己的心灵和解脱寄托在心外的什么之上，就无法达到真正的自由。解脱是一种绝对自由。绝对自由就是没有任何条件的自由，这才叫解脱。如果需要一种条件，例如他通过念咒子、观想佛像，或者关在房子里面，与世隔绝，他感到很快乐、很自由，这种有条件的自由不是真正的自由，不是解脱。现在好多所谓的瑜伽、灵修，还是有条件的修炼，它还处在修炼的初级阶段。

在《冥想：科学基础与应用》中，就有各流派的很多修炼方法，如打坐、诵经、持咒等，这对提升正念都是很好的方法。像诵经和持咒，就有很好的作用，只要你的心正，就不会有负面作用。因为，正面的行为不会产生负面的"反作用力"，负面的行为才会产生负面的"反作用力"。比如说，如果你诅咒别人，那你得到的肯定是负面的东西。无论咒也罢，经也罢，只要是一种正念，用于健康，用于利益众生，用于让自己明白，甚至用于求福报都是有好处的。

不过，一定要明白，诵经和持咒，是为了给自己营造一种大善的环境，用大善的信息不断熏染自己的心灵，增长自己的大爱与智慧，消除欲望与分别心。当一个人没有分别心、没有欲望的时候，他就是快乐的。这一点对于任何一个人来说都一样。所以，我们诵经和持咒最直接的目的，就是拒绝整个社会环境中欲望化的信息，让心灵趋向宁静、清凉、快乐。

我们知道，人类在潜意识中，都有一种莫名其妙的焦虑和恐惧。这种焦虑和恐惧更多地来自死亡，有些人能非常清晰地感受到，有些人则不一定能清晰地感受到，但这种焦虑始终像一柄剑悬在头上，让人产生莫名其妙的恐惧。当人感受到这种东西的时候，或者死亡的气息将人笼罩的时

3

候,他定然会产生焦虑和恐惧。这时候,只有他自己才能让自己解脱,才能拯救自己,别人是很难帮他的。而禅修的作用,就是为了让人解除这类焦虑和恐惧。

但是,对于一个真正明白了真理的人来说,死亡并不可怕,可怕的是愚昧。如果把人的烦恼比作大树,那大树之根就是烦恼之心,只有斩断树根,大树才会枯萎、死亡,烦恼才会真正断绝。就是说,息灭烦恼的究竟之法,就是改变心性。佛家修炼的目的也在于此。当然,佛家修炼有一套训练心性的方法,非常科学严谨,任何人只要依法而修,久久行之,必能打开脉结,改变贪婪、仇恨、烦恼的生理基础,让人得到身心自在。它属于一种向心内探求的生命科学。

所以,治病的药,也一定要在自己的心里找。向心内找什么呢?找自己的本来面目,也叫真心。那么,找到这个真心的时候,你就明白了。明白了什么呢?明白了焦虑也罢,恐惧也罢,压力也罢,其实都是一些情绪而已。在对治它们的时候,你不要把它们当成敌人或对手,不要把它们当成伤害了你的东西。你要明白,它们只是一些现象,是虚幻无常的,没有自性。只有当你的真心之光放出之后,所有的黑暗就一下消失了,你的烦恼之根也就斩断了,这是究竟之法。

实质上,人的生命就类似于一个游戏,任何烦恼也都是游戏,都是一种幻化的东西。当你把它当成实质的东西时,它就会影响你的心灵并伤害你。当然,你不但要在道理上明白这一点,事上也要体验到这一点,让身体产生觉受。当你能够在事物上体验到一切如梦如幻的时候,许多所谓的都市心理病也就不药而愈了。

四

我们知道,病分为很多种:第一是身病。例如,有些人很懒,老是坐着不动。他的肩周、颈椎就容易出现问题。治这种病,该从身入手。第二是心病。如焦虑、恐惧、易怒等,治心病,就得从心入手。第三是心病导致身病,身病又影响心病,抑郁症就是这样。

这里,我重点说一下抑郁症。抑郁症已成了现代人的常见病,不再是一个陌生的词汇了。在《冥想：科学基础与应用》中，崔东红研究员也用了很大的篇幅，专门写了冥想在抑郁症治疗中的应用。

生活中，当一个人忽然有一些事情想不通，如身体突然得病，或是受到其他刺激，就会变得非常抑郁。抑郁到一定程度，他的内分泌就会受到影响，变得紊乱，那么，他就会变得更加抑郁。而且，抑郁症很难治，时好时犯，很难根治，这种恶性循环会一直进行下去，所以，抑郁症患者的死亡率非常高。许多自杀的人，生前都患有严重的抑郁症，只是很多人不知道而已。

当抑郁症患者一旦向内求，有了真正的信仰之后，那就不一样了，他就能凭借信仰的力量，慢慢消解自己的心病。心病一旦消解，人体的自我修复功能——或者一种外力——就会慢慢修复身体的毛病。许多时候，信仰之光一旦出现，生命中的黑暗便没了。

我的很多读者，最早认识我的时候，其实都是一些生病的人，或者心理疾病，或者身体疾病。其中有一位读者，原是一家知名报社的总编辑，退休之后，患了非常严重的抑郁症，并且长期失眠，导致了最后失去了活下去的希望。有那么两年的时间里，他生不如死，到处求医，花了不少钱，也被骗了很多钱。那时候每天想的事情就是，如何以一种比较适合自己的方式离开这个世界，那时他的家人因此和他一起陷入了深深的痛苦中，他还留下了遗书和绝笔。后来，偶然的机缘，他读到了我的《光明大手印》系列图书，非常喜欢，连续看了8遍，慢慢地，他的抑郁症就好了，心结打开了。之后，他焕发出不可抑制的生命激情，写了很多文章，也编了好多书，做了很多事情，终于战胜了顽疾。

其实，真正能让一个人得到救赎的，不是神佛，也不是医生，而是他自己真正的明白。只有敢于坦然面对自己的灵魂，愿意以一种正确的方法来改变自己的心灵，才能真正得到解脱。其他心外之法，就像西医开给你的止痛药一样，或许能让你在当下好过一点，舒服一些，但当你再次受到外来刺激时，就会旧病复发，甚至病入膏肓，不可救药。

所以，世上万法，只有从心性入手，才会得到究竟的改善。单纯的技术，永远代替不了大道。

5

五

对于人类而言,生命是最大的资本,如果以上帝造人的文化视角看,生命无疑是上帝赐予人类最大的礼物。那么,当疾病与死亡来临时,在我们生命的牌局里,上帝的底牌究竟是什么?

所以,我们修行的目的是为了改变自己。当我们每个人都改变了自己的时候,世界也就改变了。修炼是对内而不是对外的,是为了点燃心灵之光,而不是借助心外的什么。

世界上的一切显现,都在检验你的心是燃烧着的火炬,还是画在纸上的火炬。有些学者也能把禅修讲得头头是道,他画出的火炬也非常好,特别像火炬,而且他可以用不同的方式来画,用油画、国画、水彩画,甚至也可以用计算机制作,他也能明白火的性质和作用,但这个火炬就是点亮不了自己,也点亮不了世界。我们每一个人需要点燃的,是心灵的火炬。所以,我告诉很多与我有缘的朋友,世界是一个调心的道具。你要看当世界变化的时候,你的心是不是跟着它跑了?你是不是真的实现了自由和自主?当你不跟随它、如如不动的时候,你的心会像一面镜子照出大千世界,但镜子本身却如如不动。

所以,心灵瑜伽并不认为超越就是躲避这个世界,或是看破红尘躲到寺院里、躲到小小的房子里。有人信奉一句话:"避人得自在,入世一无能。"说我避开人、不见人就得到了自在。我对那朋友说:你要是不见人的话,你也不是人。所以说,一定要在见人的时候,心还能属于你自己。你如果在世上历练的时候,心也能属于自己,这才算真正地让心属于你自己,真正地成为自己心灵的主人。而不追求物质等外在的东西,只想净化自己的心灵,面对一般人都会放弃的绝境,实现最彻底的蜕变,从一个脆弱的人、一个绝望的人,升华为一个能利益社会的人。这才是真正的生命奇迹。

六

目前,巨大的科学力量正在改变着我们的生活方式,但人文还没有改变我们的生命本身,人文之光显得微弱。

在这里,我能真切感受到崔东红教授心中的那份"焦急",在精神疾病的发病机制上,现代科学仍未取得突破性发展,但是我相信,有了崔东红、蒋春雷等专家的探索和研究,只要把现代科学与中国古老的智慧结合起来,把中医与西医结合起来,相互印证,相互包容,定会出现一种新的医学气象。有时候,思路就是出路,思路就是方向。

如今,我也已近耳顺之年,但我现在的精力远远超过我18岁,除了牙齿有点磨损、视力没有18岁好之外,其他的体能指标都超过18岁。平时,我也感觉不到累,感觉不到身体疲惫,写作质量也非常高,这就得益于我平时的冥想训练。

美国科学家曾经做过一个实验,报道中说,人疲劳的时候,细胞是没有光泽和弹性的,显得像脱水的苹果那样,但人在完全放松的状态中,高度宁静的状态中,宇宙波会为自己的细胞补充能量,让细胞充满活力,显得非常饱满。他们检测到了这种效果。根据我的经验,冥想就有这种效果。当我非常疲惫没有一点能量的时候,我会进行冥想,一般情况下,至多三分钟之后,感觉整个身体就变得非常饱满,充满了能量。我的意思就是,它肯定有一种物质性的东西,进入了我的生命中。

那么,当我们进入禅定时,便可以进入到我们的深层意识,也就是老祖宗所说的第八识阿赖耶识当中,来修复完善心识当中残缺的那部分意识。在"雪漠创意写作班"中,我就通过火瑜伽、水瑜伽、冥想等训练,引导学员们进入意识的深层次,让大家运用心灵及心识的力量来进行创作。当你发现了阿赖耶识的秘密,你就能通过冥想修炼,修复残缺的基因,就能明白空性智慧的无穷创造性,就能谱写一个个美丽的童话,创造一个个圆满的世界。所以,创意写作真正深入到灵魂深处时,你便能改写自己的生命程序,趋向一种完美与圆满,创造出你想创造的任何世界。

可见,精神的治愈效果可能比药物更为强大,这就是信仰为什么能治愈一些精神病、抑郁症的原因。很多患有抑郁症的读者,在读我的书的时候,就会进入一种无我的状态,就能被文字所承载的那种智慧所磁化,一部分智慧气就能进入到他的中脉,继而心解脉开,契入空性。当他与世界、与他人、与自然达到圆融无碍的时候,一些精神疾病自然就痊愈。

可见,精神疾病的源头还是执着,当你达到无我、放下执着的时候,就会进入一种无为的状态,所有的精神疾病这时候就消失了。

未来,我觉得,有志于医学事业的科研工作者,一定要学到一种修身方法,让自己的生命融入道中,真正进入道的世界,而并非仅仅在术的层面做学问。让自己从知识中走出来,进入到本有的智慧中,也就是回到生命的原点。

最早的时候,中医医生的基本功是内修。内修完成之后,才能给人治病。像孙思邈等,都是修道之人。当你通过实修实证之后,修到一定境界时,很多东西就自然明白了,如子午流注图、《黄帝内经》等,都是内证境界的一种呈现。包括我的《老子的心事》《空空之外》《真心》《慧心》等,也都是一种境界的呈现。

所以,真正的医学大师,除了精通医术之外,他还必须是一位文化集大成者。简言之,他不仅要重"术",还应该重"道"。对于人文的构建,我用五个字来概括,即正、清、诚、明、和。其中,正代表正念,正大光明;清,就是清凉、干净、远离欲望;诚,就是诚信;明,超越智慧;和,就是人类命运共同体。其中,关于人文方面的研究,我在《雪漠智慧课程》一书中,都有详细的论述,在此不再赘述。

在这个后疫情时代,我们要与时俱进,不要抱残守缺,要引进智慧活水,以更大的胸怀来拥抱这个时代。更不要抱着自己认为的"宝贝",当成私家物品死死不放,要知道,真正的文化瑰宝不属于自己,不属于哪个人,不属于哪个民族,它属于全人类。所以,我们在研究"小鱼"的时候,更要看到鱼儿生存的那片大海,更要潜入大海深处,打捞出真正的"珍宝"来。为了整个人类的共同命运,让我们尽一份力量,共同珍惜人文精神,让它成为中华民族的一种正能量。

雪 漠

——2020 年 7 月 4 日完稿于武威雪漠书院兴工之时

七年前，我开始了冥想的生物学机制研究，这要感谢上海交通大学。

我长期从事精神疾病研究，从心理学到生物精神病学，一直在探索精神分裂症、抑郁症、双相障碍等精神疾病的病因、发病机制和干预方法。近年来一个令人无奈的问题是，虽然国际学术界（包括我们实验室）已经发现了一些有价值的精神疾病的致病易感基因和生物标记物，但对于精神疾病发病机制的认识仍然十分有限，在治疗上也没有大的突破；目前使用的药物疗效有限，且不良反应严重。在这样的背景下，面对痛苦的患者、无助的家庭，我总是在想，除了等待科学的奇迹外，我们能否探索有效方法来预防精神疾患，或缓解患者的症状呢？我一直在寻找机会。

2007 年，我在美国耶鲁大学做精神疾病遗传学博士后所在的实验室有一位来自泰国的访问学者，他告诉我，他想研究冥想对基因表达的影响。我很诧异，因为我当时对冥想和佛教全然无知，甚至误以为佛就是带有迷信色彩的神。出于好奇，我询问他这个立题的真实性。他立即在数据库 PubMed 上找到一些冥想影响基因表达的科研报道给我看，但那时冥想并未引起我多少兴趣，我与冥想的第一次机缘就这样倏然而去。直到 2013 年，因缘际会，我接触到几位禅宗和密宗的法师，他们向我传授了一些冥想的方法，我受益匪浅。同年，应上海交通大学文理交叉平台负责人蒋宏院长的邀请，我参加了他们举办的"社会认知与行为科学文理交叉"学术沙龙，深为冥想深邃的理论观念所吸引，决定探索冥想防治精神疾病的脑-体机制。这个想法得到了上海交通大学文理交叉基金重点项

1

目的资助,我的团队开始了"冥想调节机体内环境的脑-体机制研究",与此同时,我自己也开始了系统的冥想实修训练。

当时公众对冥想尚不了解,有些人认为冥想是宗教,更有人甚至把冥想与神秘主义、迷信归为一类。但我们的研究得到了我所供职的上海交通大学和其附属精神卫生中心(上海市精神卫生中心)的支持。我们在上海招募了107名无冥想经验的志愿者(包括抑郁症患者和健康人),对他们进行8周冥想训练。冥想前后的数据比较表明,8周冥想训练对改善失眠、焦虑、抑郁情绪非常有效,不仅如此,某些人原先偏离正常范围的生化指标(如血肌酐、尿酸、载脂蛋白E等)在冥想训练后竟然恢复到正常范围,这使我们十分兴奋,我们的研究结果发表于国际科学刊物 *CNS Neuroscience & Therapeutics*。为了探索冥想的生物学机制,我还先后邀请了数名藏地的高僧大德来沪,由我们作数据采集,但难度很大,进展很慢。2015年,研究出现了转机,其时,我结识了在美国明尼苏达大学供职的生物医学工程专家贺斌教授,他对此类研究也甚感兴趣。我们决定深入藏区采集数据,这一想法得到了上海交通大学副校长徐学敏教授的大力支持,在由她主持的国际合作项目基金资助下得以成行。翌年,我和上海交通大学生物医学工程学专家童善保教授一起带领11人的科研小组,深入西藏和四川的甘孜地区。为了避免城市喧嚣的影响,我们选择了宁玛派、格鲁派、萨迦派3个山区腹地的寺院,1周内共访谈了500余人。当地环境严酷,道路险峻,个中艰辛可想而知。经过严格的纳入标准筛选,最后采集了86名平均冥想史19年的藏地高僧,以及当地匹配的57名无有规律冥想修行的藏族群众(对照人群)的生化指标和脑电、心电等数据,并带回他们的生物学样本。返沪后,在上海交通大学医工交叉重点项目基金资助下,开始对这些十分珍贵的数据进行深入挖掘,揭示了冥想生物学作用的部分脑机制和分子机制,为冥想的作用提供了初步的科学依据。我们的部分研究结果发表在国际神经科学期刊 *Cerebral Cortex*,还有一些研究结果将陆续发表。

当初步认识到冥想的作用后,我们尝试开展用冥想干预精神分裂症患者的临床研究。在对长期住院的精神分裂症患者进行连续8个月的冥想训练后,患者的顽固性幻觉、妄想症状及便秘等躯体症状均有所改善。与此同时,我们也在大众中进行应用培训,并得到了上海市总工会、上海市欧美同学会、上海市卫生健康委员会的支持。

经过 7 年多的冥想研究和系统的冥想实修,虽有一些体会和心得,但考虑到在不少佛教、道家经典著作中对禅修已有全面而系统的介绍,一时不敢成书。之后,我注意到这些著作中的禅修是和宗教体系结合在一起的,不易为公众所了解。而已有介绍冥想的书籍虽汗牛充栋,但多为科普类,迄今未见从科学的角度全面诠释冥想的著作。我想,作为一个科学工作者、冥想的实修者,系统介绍冥想的涵义、作用,总结目前的冥想研究进展,责无旁贷,遂考虑编著《冥想:科学基础与应用》一书。事有凑巧,海军军医大学心理系蒋春雷教授在从事神经科学研究的同时,做冥想的科研、实修和推广,也正在酝酿冥想科学专著的编著,初拟的书名竟然与我考虑的书名完全一样!于是我就邀请蒋教授和我一起主编本书。

本书分三部分。第一部分是冥想的基础理论部分,包括冥想的概念、定义、分类、起源,及其与哲学、心理学、伦理学、医学、生物学的相关基础,介绍不同流派的冥想理论。此外,还展示了我们团队和国际上其他团队对冥想的脑科学研究和分子生物学研究。第二部分是冥想的实际操作方法,介绍了几个常见流派的冥想技术。第三部分是冥想的应用,包括在精神障碍、躯体障碍及其他领域中的应用。

传统文化博大精深,在历史发展的风云变幻中群雄并起、百家争鸣,想要逐一梳理概括有很大难度。此外,关于冥想的分类和内容的论述众说纷纭。本书在陈述相关观点时,力求言简意赅,不图面面俱到。由于本书涉及冥想的理论、技术和科学探索,不免会出现晦涩的传统文化术语,特别对冥想的初学者不易理解,我们已在正文多处做了较为详细的脚注,供读者参考。至于与科学研究有关的论述,我们则力求简单明了,努力为读者带来更好的阅读和学习体验。鉴于本书是面对冥想初学者,某些深奥的冥想的修行理论和技术并未论及,读者可按需要到书中建议的经典著作中去扩展阅读。

我们邀请了本领域的一些知名学者担当编委,并承担了有关章节的撰写，在内容上他们保证了科学、严谨和准确，在写作风格上保持了个人的特点。需要说明的是，书中所列举的冥想流派和技巧并非个人的管见，而是反映了冥想研究主流的观点。在最后汇编的过程中，我们特别注意各章节的前后衔接。但百密一疏，书中若有任何不当或错讹，敬请读者不吝赐教。

最后请允许我对一路相助的各位冥想大师、高僧大德表示特别的敬意，他们的真知灼见已尽然展现在此书中。

崔东红

2020 年 5 月 28 日于上海

目录

第一章

绪　论

　　现代社会生产力的飞速发展和科学的巨大进步为人类提供了极大的便利和丰富的物质。然而，与此同时，失眠、焦虑、抑郁、恐惧、偏执、癔症、精神分裂、自虐自杀也随之而来，尤其是 2020 年这场席卷全球的传染病——新型冠状病毒肺炎，使精神崩溃、自伤自杀者数量上升……

　　人们需放下行囊，让心出发！

　　在这种社会背景下，人们对冥想的需求十分迫切，冥想的"热度"急剧飙升。无论是大众还是健康机构，乃至学术界，冥想都成为被关注的热点。各种冥想产品和冥想中心如雨后春笋一般遍布世界。但遗憾的是，目前尚缺乏系统的冥想教程和受过系统训练的冥想师，甚至尚无明确的冥想定义和内涵。大众乃至学术界对冥想仍存有很多的知识盲点和误区。

　　冥想神秘而又魅力十足！

　　作为绪论，本章力争从冥想基本概念、内涵、分类及其历史起源与发展，以及冥想的哲学、心理学、伦理学、中医学基础等方面，提纲挈领地展示真实而又中肯的冥想面貌，为读者梳理有关冥想的误区和盲点，也为后续章节的阅读做好铺垫。

第一节 冥想的概念和分类

一、冥想的概念

冥想(meditation),也常被称为禅修或正念。这种古老的心性修行方法,正在逐步风靡全球,已经成为现代社会缓解压力的重要方式。冥想可以使内心平静、快乐;可以提高洞察力、想象力和创造力,提高解决问题的心智能力;也能减少负面情绪、提升幸福感。因此,冥想是引导人们趋向健康、平和、智慧、觉醒的一种方法和境界。

冥想不仅受到大众的推崇,也受到医疗机构的重视,西方很多医院都设有冥想治疗部门。不仅如此,冥想也逐渐受到学术界的关注。美国生物医学数据库 PubMed 显示,1975 年之前冥想的生物医学研究发文量每年 10 篇左右。2000 年之后论文量开始呈指数式增长。目前有关于冥想研究的科学论文有 6 000 多篇(英文论文),仅 2019 年就发表了 750 余篇,这一年的发文量大于 2000 年之前全部发文量的总和(图 1-1)。

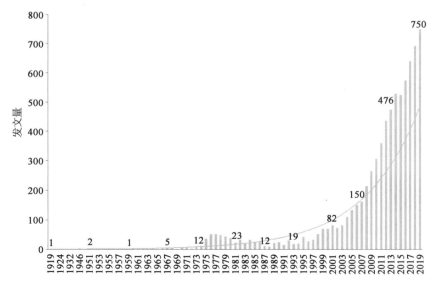

图 1-1 1919—2019 年全球冥想研究发文量统计

冥想起源于古代印度,在古印度时期被称为 dhyāna,来自梵文词根 dhyai,意义为"考虑"。在中国,dhyāna 最早被翻译成"禅修"。6 世纪的佛教僧侣菩提达摩(Bodhidharma)将 dhyāna 传入中国,开创了中国禅修先河。而"冥想"这个中文词汇是由英文单词"meditation"翻译过来的。

英文"meditation"源自古拉丁语"meditatum",本意是"沉思"(To ponder)。"meditation"一词在英文中正式使用,可以追溯到 12 世纪法国天主教修道士圭戈二世(Guigo Ⅱ),他撰写了当时最受欢迎的精神文化作品之一《天堂的阶梯》。这本书在当时广为流传,并被翻译成中世纪英语版本。在该书中,他将"阶梯"的四个步骤命名为 Lectio Divina❶,分别是阅读(lectio)、禅修(meditatio)、祈祷(oratio)和深思(contemplatio)。Lectio Divina 的步骤在现代也仍然应用于本笃会❷的日常仪式中。这被认为是西方神秘主义中对"meditation"的第一个系统性描述。此后,在西方文化中,开始把"dhyāna"翻译成"meditation"或"mindfulness"。在英译汉的过程中,"meditation"又被翻译成中文的"冥想",而"mindfulness"则被译成"正念"或"静观",并被学界广泛使用。

由于冥想涵盖了不同文化传统中各种不同类型的实践,目前尚无公认的学术定义。字典给出了一些可供参考的"冥想"定义,如"将注意力集中在一件事情上的行为,既可以作为宗教活动,也可以作为使自己变得平静和镇定的方式""通过从事脑力锻炼(如调理呼吸或口头重复咒语)达到提高精神意识水平的目的"。显然,这些定义没有涵盖冥想丰富的内涵。

虽然冥想的内容和流派很多,但其核心却大同小异。如果给冥想下一个定义,笔者认为应该是,冥想是通过"止"和"观"的精神训练达到心身和谐、安定、觉醒的状态。其本质是通过训练,使"心"由散乱、分别、愚钝到安定、清明、觉醒,从而远离烦恼。冥想是高级的大脑训练,是提升脑功能的有效途径。

❶ 公元 6 世纪的本笃会修士创造了 Lectio Divina(拉丁语译为"神圣的读书")。在西方基督教(例如罗马天主教、路德教会或英国国教)中,Lectio Divina 是传统的修道习俗,用于阅读圣经、冥想和祈祷,目的是促进与上帝的相交并增进对上帝话语的认识。有些学者认为这是西方基督教的冥想的起源。
❷ 本笃会是天主教隐修院修会之一。529 年由意大利本尼狄克创立。在意大利中部卡西诺山(Monte Cassino)上建立第一座隐修院,会规要求修士发绝财、绝色、绝意"三愿",称为"发三愿"。每日必须按时进经堂诵经、咏唱"大日课"。

（一）止（samatha）

"止"是指停止杂乱的行为；止语、调控呼吸；止息头脑中的杂念，包括概念性活动、日常认知、分别性判断等。即身、语、意三个方面停止下来，进入不认知、不评判、静息的"存在"状态。就是英文的从"doing"的状态进入"being"的状态。

做到身止息、语止息相对容易，但要做到意止息比较难，尤其是成年人。目前很多精神疾病，如焦虑症、抑郁症患者往往思绪杂乱、内心无法平静、睡眠障碍。还有强迫症、精神分裂症患者，一些杂念已经根深蒂固，无法从脑海中驱除，甚至成了困扰患者无法正常生活和工作的妄想。祛除心中杂念可以通过修观入止，修止入定。

1. 修观入止　其本质是通过注意保持在一个对象上，而淡化对背景的注意，即"以一念代万念"。具体的方法是眼观一物，心系于一物，然后通过有意注意保持专注于此物。关注的对象参照后述的聚焦冥想。注意保持时间是注意稳定性的表现，可通过训练而逐渐增强，初学者不要急躁，不要因注意不能保持而生烦恼。

2. 修止入定　入定，是很多禅修者追求的目标，在很多人眼里"定"很神秘，很有吸引力。但事实上"定"并不是禅修的终极目标。

"定"即"禅定"，是心性存在的一种状态，是心性修炼中达到的一种一如静止的境界，也叫"三摩地"。进入定境，身心、世界、宇宙处于完全静息的状态，身心及无限辽远的周围消失，身体感泯灭，外界感消失，时间意识消失，但心性能够意识到，是一种了了分明、如如不动的状态。定中体验有两种：一是感受性体验，这是一种愉悦感和超越感，对肉体、感知、情感的超越感、出离感，从内发出的愉悦、喜悦；二是思维性体验，这是一种非对象性、无分别的本体体验。很多人会沉浸或痴迷于定境中不愿意出来，反而出现脱离社会的现象，这不是禅修的真正目标。所以《童蒙止观》中说，虽得入定而无观慧，是为"痴定"，是需要避免的。

由浅入深禅定可以分为三种状态：① 止定感，即内在静止，分别心、散乱心都停息；② 凝定感，即凝神、凝住的状态；③ 本体定感，即本体性、根源性状态，即心性本身的静止状态。

修止入定是有方法、程序的,是一种技术。也就是说,如果方法正确、功夫到位,每个人都可以达到禅定的状态,并不是什么神秘的特异功能或者神通,修止得法自然到达定境。修止入定的操作环节一般包括止息(入座的准备)、聚焦(系心于一物)、专注(有意注意)、保持(有意注意的保持,就是要有精神的力量灌注)、进入定境。由此可见,止是定的前行,而定是慧的基础。

(二)观(vipasyana)

"观"字面意思是"看""察看"。"观"的繁体字"觀",左半边好像是瞪着两个眼睛看,意为高度觉醒地看着。"观"是将对象呈现在感官里,感官对对象做出如实的反应,但不一定有认知参与。冥想中的"观"是建立在"止"的基础上的,与平时散心状态下的观是不一样的,是在有意注意基础上的观,也就是聚精会神的观。因此,冥想训练不是完全的放松,而是警觉中的放松,是警觉与放松并存的状态。值得注意的是,冥想中要把握好警觉和放松之间的度,首先是警觉,同时要放松。在观的时候不能太紧张,也不能太松懈。同样,在打坐的时候,也要把握这种"度",脊柱是一种松直状态,是"松而不懈、直而不僵"的状态。在冥想中,"观"有不同的深度和内容,可以"观"内部或外部的对象(对象性的),如景、像、呼吸、鼻尖、丹田、道理、法义等;也可以"观"自为性、本体性存在(非对象性的),即佛教典籍中讲的"对心性的体认"。由于"观"的过程一直有有意注意❶(deliberate attention)的参与,对大脑有很强的激活作用,是开发智慧的有效方法。因此,冥想的观修要遵循科学的方法,在正规系统的指导下循序渐进。还要严格地选择观修内容和限制观修时间。

止和观有密切的联系。"止"是"定"的前行,"观"是"慧"的前行。即由修"止"而达到"定",由修"观"而开启智慧,论述了止观和定慧的因果关系。而止和观不可截然分开,两者彼此相即,止中有观,观中有止,止需要观的配合,观需要止为基础,两者并没有物理时间意义上的先后关系,止

5

---

❶ 有意注意(deliberate attention)是指事先有预定的目的、需要一定意志努力的注意。例如,学生听课、外科医生为患者做手术,都需要集中注意力、排除干扰,保证这些活动的顺利完成。有意注意是一种高级的注意形式,它由活动目的引起,还要排除各种干扰,因而需要付出较大的意志努力,是积极的、主动的注意。

观双运,达到静的极致,就会产生妙慧。

冥想是止观的精神训练,通过长期的冥想训练,不仅可以达到"禅定"的状态,而且可以保持清明、愉悦等内在深层次的觉醒,即"开悟"。因此,冥想不仅包括训练的方法,而且包括训练达到的境界和体验。既是方法论,又是本体论。通过体认、体验的方式,激发很多内在深层次的感受,得到自身的滋益,这才是冥想的灵魂。因此,冥想是技术、方法、思想、内涵、境界一体的,不只是打坐,也不是完全的放松、放空,更不是呆坐在那里苦思冥想、胡思乱想、自由联想。

二、冥想的分类

目前,冥想的分类方式有很多种,从不同的角度有不同的分类方法。

(一) 按冥想的技术分类

冥想分为聚焦冥想(focused attention meditation)和开放洞察冥想(open monitoring meditation)。这是学术界最常用的分类方法。

1. 聚焦冥想 指将注意力聚焦于单一对象而不理会其他对象达到"止"息杂念,让心平和、安定。聚焦的对象有多种,归纳起来主要有静态聚焦物和动态聚焦物两大类。在冥想训练时可以任选其中 1~2 种。

静态聚焦物主要包括三类:① 聚焦于一个外在物或景,如月亮、莲花、佛像等,系心于此物。② 聚焦于身体的某一部位,如人中、肚脐或丹田等,系心于此处。③ 聚焦于脑海里的一个表象,如月亮、莲花、字母、佛像等,系心于此表象。

动态聚焦物指有规则的动态事物,主要有三类:① 外境动态物,如钟表的指针、钟摆、某种动态的景物等。② 身体某个部位(如肚脐、丹田、鼻尖或人中等)随呼吸的节奏而关注(意守)。体会心随身动,身随息动,形成复合的运动感知,逐渐地外境消融,进入定境。③ 动态的心理表象,关注内心一个动态的表象,如想象一个钟摆、转轮等动态心理表象。

观静态聚焦物容易走神,一般人的注意几秒钟就会离开聚焦物而走神,这是心理特点决定的,可以通过训练使注意的时间延长。相比静态聚焦物,动态聚焦物更容易达到注意的保持,形成注意流(或作意流),从而进入定境。原理是大脑对动态事物的感知更加敏感和持久,动态物更容易吸引人的注意。

聚焦冥想通过"观"一个聚焦对象,系心于此物,而使头脑中的杂念被聚焦点代替,达到"以一念代万念,以一景代万景,以一物代万物"的作用。因专注聚焦,意识的范围越来越狭窄,视觉、听觉湮灭,达到意识的凝定状态,即"入定",又称三摩地(samadhi❶)的境界。

"当我们能够将心意持续地集中于一个具体对象十二秒,就可以说我们达到了专注的状态;如果心意能持续十二次专注状态,我们就可以称之为冥想;如果心意能持续十二次冥想状态,则达到了三摩地的阶段。"

——阿迪斯瓦阿南达《冥想的力量》

2. 开放洞察冥想 是对每时每刻的体验进行监控,即对所有进入意识领域的精神事件(思想、感觉等)进行自我感知、体会,但不对其进行判断和评价。禅修将这种状态称为"觉观",即觉性的观照。"觉"不是"感",也不是"知",而是你能知道你的感知,即对感知觉的体察、洞察。因此,开放洞察冥想主要是修"觉观",是在"止"的基础上进行的"观";是对自身状态,如感知觉功能、认知功能状态等进行的体察;是无对象性、无分别性、不评判的观。觉观为冥想入门的钥匙。

(二)按冥想的结构分类

按结构冥想分为止和观。前文已经论述,不再赘述。

(三)按冥想的流派分类

按流派冥想分为正念冥想(mindfulness meditation)、内观冥想(vipasyana meditation)、超验冥想(transcendental meditation)、慈悲冥想(loving-kindness meditation)、禅宗冥想等。

超验冥想,也称超觉冥想,其前身是由被称为德夫大师(Guru Dev)的印度教僧侣斯瓦米·婆罗门安达·萨拉斯瓦蒂(Swami Brahmananda

---

❶ 三摩地是梵语音译,其实就是入定的意思。入定即入于禅定。

Saraswati)传授的一种特殊形式的静心咒语冥想,也是被最广泛实践和研究的冥想技术之一。练习者在心里重复一个特别的梵语词或短语(咒语),目的是达到一种内在平静和身体平静的状态。20世纪50年代末,斯瓦米的弟子之一印度裔物理学家玛哈里施(Maharishi)将这种印度古老的冥想同现代物理学中的统一场论结合起来,创立了一种全新的静坐法——超验冥想,并强调其独立于印度教(实际上是独立于任何宗教)。自1958年起,玛哈里施开始将这种冥想传播到世界各地。现在世界上140多个国家和地区、数以百万计的人在学习和运用这种简单易行的冥想方法。

超验冥想技术是使用一种被称为咒语的无声练习超觉静坐,每天练习2次,每次15~20分钟。正式的教学必须先由拜师开始,然后是一个简短的仪式,在这个仪式中,练习者会收到一个咒语,这个咒语是由老师根据练习者的气质和职业来选择的。然后进行3次"检查"环节,学生在老师的观察下进行冥想。

具体方法:盘腿坐下,闭上双眼,这样便隔断了80%的信息输入渠道。某些心理学实验室甚至提供完备的感觉剥夺实验设备。排除外部刺激后进行呼吸调整,超觉静坐的呼吸以深、长、慢为主。同时,练习者要让自己从头到脚逐渐放松下来。接下来是调控自己的意识,要让自己大脑尽可能什么都不想。练习者在超觉静坐中加入2种观想练习:一种是"惟我观想",想象世界上除了自己的身体外什么都不存在。这个时候,练习者的注意力完全集中在体内感觉上,体验那些平时从未被注意的内在感觉。另一种完全相反,是"无我观想",想象自己的身体完全融化了、消失了,"我"已经不复存在。作"无我观想"时要闭目但不要封耳,让听觉、嗅觉和触觉灵敏起来,感受四面八方。

慈悲冥想,源于佛教,在正念冥想的基础上培养无私利他的慈悲精神。在一些佛教修行典籍中有它的具体内容,如华智仁波切著、索达吉堪布翻译的《大圆满前行引导文》中的四无量心的练习方法就是慈悲冥想的练习方法。四无量心包括舍心(断除对怨敌的嗔恨、对亲友的贪爱,而对一切众生无有亲疏、无有爱憎的平等心)、慈心(希望世上所有众生都喜乐平安)、悲心(对饱受痛苦折磨的众生,希望他们远离痛苦)、喜心(对他人获得的财富、权利、地位等没有嫉妒和怨恨,而且为他们高兴)。随着练习的继续,练习者被要求将这些温暖的、富有同情心的情感散发给其他人。为了容易树立起四无量心,这种练习慈悲的对象顺序:首先是他们亲近的少数人,然后是他们所有的朋友和家人,再是与他们有联系的所有人(包括怨敌),最后是世界上所有的人和生物。

冥想的流派很多,每个流派都是从某个角度进入冥想修行,遵循某种方法进行深入,最后的目标都是觉悟的冥想境界,所谓殊途同归。尽管不同流派有不同的方法侧重点,但归结起来仍然是止和观的心性训练。第二章将详细介绍正念冥想、内观冥想,这里不再赘述。

(四) 其他冥想相关的身心技术(body-mind)

太极(Tai Chi)、气功(Qi Gong)和瑜伽(Yoga)在西方被统称为身心技术,其本质都包含冥想的元素,尤其是瑜伽。瑜伽本身的含义是联结(心身联结、亲和)、制控(注意控制)和相印(同一性),其实质是冥想,只是运动中的冥想。这些身心技术都具有促进精神聚焦、调节情绪、缓解疼痛、强身健体的作用,尤其太极拳,是中华民族智慧的结晶,融合了中医的基础理论,是我们优秀的文化遗产。

三、冥想的作用

不同深度的冥想具有不同的生理心理作用。

1. 冥想具有养息作用　养息是通过冥想产生的清净、愉悦或身心一体化的体验而产生滋养作用。养息可以分为静养和充养。

(1) 静养:是一种静息性的自我滋养、温养。观修后,冥想者退回止息状态,让心安住于这种清净的身心一体化的状态,体认自性的能动,即体认机体自然的、能动的静息状态,无分别、无评判、无情绪。就像自然界的日月山河、花开花落那样存在着。静养仍需保持一定精神力量和能动性,是觉醒的、清明的,非消极懈怠的。是身体、心理在静息状态下的能动,例如不加主观意愿地体认着新陈代谢、呼吸等,冥想者此时可以体认,但不加主观意愿。在这种状态下,冥想者不费力气,只用少量的精神力量保持着这种静息的状态即可。静养后，头脑清醒、心情愉悦，内心深处充满了寂然、清明和喜乐。初级冥想者通过8周训练就可以达到这种静养状态。这是对神经系统最好的修复和滋养，不仅可以解除焦虑、抑郁，提高睡眠质量，而且对免疫力、内分泌及代谢都有很好的调理作用，后面章节会介绍一些支持这种作用的生物学研究。

（2）充养：是在自性慧观的基础上体验禅定的极乐感、陶醉感，安住于三昧耶中，并将这种极乐感灌注到整个身心中，配合呼吸，再用内劲（精神力量），把它放大、渗透到全身，心身愉悦。这是在定慧基础上激发的某种机能。充养具有激发大脑功能，开启智慧的作用，是高级冥想者能够达到的状态，目前尚缺乏这方面的科学研究。

2. 冥想具有人格提升的作用　冥想的基本训练是不加认知判断的觉观训练。觉观时，认知不动、情感不动、判断不生。让心保持在唤醒、但不做主观反应的状态。通过觉观进入定境后，会有外界消失、感觉湮灭的体验，使人的精神从主观性、情绪性的反应中抽离出来，超越主观分别心，产生自觉性、自明性；使人的精神活动不被情感污染，不被见识的局限性污染，如镜子般地反映事物。长期冥想训练的人，不易因外界得失、评价而扰乱自心，能增进宽容、信任、慈悲、利他人格的养成。

3. 冥想具有开发智慧的作用　正如前文冥想具有充养作用中提及，冥想通过定中意识对宇宙、人类、万事万物的领悟和体认，开发人类对复杂事物理解的智慧；同时，在定中通过自性、心性的体认，开发觉性，提高领悟力、创造力、灵感这些由心而生的觉性，而不是经过逻辑推理得出的认知。长期冥想训练的人灵敏度和感受力会增强，这种感受力有时说不清理由，就像即便不回头也能感受到背后有人一样。对复杂的事物的领悟力亦是如此，很快能通过直觉抓住其背后的本质，而不是靠认知推理。有些冥想者还会激发出绘画、音乐等天赋，甚至会出现一些所谓的"神通"。

（崔东红）

第二节 冥想的起源与发展

关于冥想的起源,迄今为止仍然颇具神秘性,这种行为可能始于现代文明诞生之前的数千年。考古学家通过对古代文献和象形文字的破译,发现在早期萨满之前,古老的狩猎者甚至都可能是某种形式的冥想实践者,这些冥想方法口耳相传,奠定了现代冥想体系的重要基础。

历史学家一直在争论冥想起源到底有多古老。事实上,研究者应该仔细区分所说的冥想是什么意思,以及所指的冥想者到底是哪一类人。首先要区分出家人和在家人❶。在家人中,冥想练习是第二次世界大战后的新兴现象,为在家人服务的冥想中心确实是近现代发展起来的。而毫无疑问,在近代之前,大多数禅修者都是僧侣和其他宗教人士,禅修在当时也是各种神秘主义形式的精神核心。至少对于印度和东南亚的僧侣来说,自古以来一直有禅修的传统。在我国,道家的静坐、炼丹也是最早的冥想修炼。因而,东方是冥想的主要发源地。

一、神秘的东方——冥想的发源地

在现代,冥想仍主要与亚洲的精神传统有关。我们或许可以从喜马拉雅山起步,沿着恒河的湍流,追随着冥想神秘的精神力量,来到由孟加拉湾、阿拉伯海和印度洋环抱的印度。记录的最古老的冥想证据是在公元前5000—公元前3500年印度的壁画中,其描绘了人们半闭着眼睛坐姿冥想的场景。而关于冥想最古老的文字记载出现于公元前1500年的《吠陀经》。必须强调的是,那时《吠陀经》才开始被写在纸上,但此前,其作为口头文明已经流传了几个世纪。公元前1500年,冥想已成为最早一批的吠陀梵语(Vedic)或印度教(Hindu)学校中的必修课程。老师(guru)和弟子(shishya)的传统在印度源远流长,可以追溯到公元前1500年前的几个世纪。那时,弟子们被送到森林中的学校(gurukuls),跟随一

11

---

❶ 在家人,是相对于出家人而言的,狭义是指在家修行者,广义是指大众。

位有学问的老师生活和学习,当时所有的知识学习都是通过口耳相传的。冥想是老师教学内容中不可或缺的一部分,而这些都是通过口头完成的,没有记录在案,因此很难辨别冥想到底有多古老。

公元前五六世纪,印度佛家和中国道家开始发展他们各自的冥想练习。早期关于印度佛教不同冥想状态的书面记载可以在小乘佛教《巴利三藏》的经文中找到,该经文在公元前 3 世纪开始集结,公元前 1 世纪定型。《巴利三藏》记录了通过冥想专注、遵守道德、知识和解脱的规则获得救赎的四重基本公式,将冥想作为救赎道路上的第一步。

在这个古老的时代,冥想是宗教人士和流浪修行者的一种传统,他们通过冥想寻求超越人类生活局限的途径,与化身为神的普世力量联系,并与超然现实结合(在《吠陀经》中称之为婆罗门)。古代印度瑜伽修行者以及吠陀文化的圣人(rishis)在洞穴中冥想,这是地球上最古老的冥想传统。最有可能被发明的第一种冥想方式应该是咒语冥想或凝视冥想。这些古老的冥想方式至今依然生机勃勃,演化为数百种流派和技术。

虽然许多形式的冥想可以在世界各地的古老宗教传统中找到实践的痕迹,但冥想核心精神路径与佛教联系最紧密。约 2 600 年前,在南亚生活和传教的佛陀开辟了佛教冥想修炼的先河:修炼者静坐在一种正念的觉知中,保持持久平和的呼吸。根据他的教导,集中注意力(禅定)、正确的道德行为(戒律)和看清事物真相(智慧)这三大训练会引导修炼者的觉醒与启蒙。

佛陀原名乔达摩·悉达多,于公元前 563 年出生于迦毗罗卫国(今尼泊尔)。作为王子,悉达多非常关心人民疾苦,并不断寻找解决的办法。他研究人类痛苦的根源,经过 49 天的沉思,找到了问题的答案——人类痛苦的根源是"无明",即由于不知道世界与自己的真相,很多事情想不开,徒增烦恼。而只有通过证悟空性,才能推翻无明,才是究竟解脱的因。悉达多经历了彻底的觉悟,作为"Buddha❶"重生了,意为"一个清醒的人、

---

❶ 梵文单词,佛陀。

觉悟的人"。后来,佛陀通过三转法轮(传法)将他的证悟所得传授大众。根据众人不同的根基,他还创立了不同的方法调服不同的众生。所谓佛法有八万四千法门,但归根结底都是为了让人们证悟空性,祛除痛苦的因,离苦得乐。在这些方法中,冥想是最核心的方法。佛陀的证悟所得和教学方法被称为"佛学",字面上的意思是"觉醒主义"。

佛学的目标是培养修行者对宇宙万物及自身的完全觉知、接受和开放。如果能持续这样修证,那么他们就会觉悟或"涅槃"。在佛学体系中,"涅槃"不是到达天堂,而是对生命的深刻理解和欣赏。一个人如果获得开悟,就可能会散发出一种完全平静、舒适、自在的感觉。佛教并不承认造物主的存在[1],而是佛性本自具足。他们认为佛教是释迦牟尼佛传下来的学问,包括"教"和"证"两方面。教,是释迦牟尼佛亲口传讲,然后由菩萨们写下的经论;证,是个人的修证,包括戒、定、慧三部分,通过冥想修行获得。公元前 1000 年的佛教经典《维摩诘所说经》中包含了许多关于冥想和开悟智慧的段落。

通过丝绸之路,佛教将冥想传入了其他东方国家。禅宗(Zen)是其中最有代表性的例子,它起源于印度,然后传播到中国。禅宗是印度僧侣菩提达摩❶于公元 6 世纪在中国创立的佛教流派。禅宗始于菩提达摩,盛于六祖惠能。和他同时代天台宗的智𫖮❷在中国中部建立了第一所教授禅宗的学院。智𫖮系统地梳理了从印度传入的各种教义,他所著的《专注与顿悟》可能是中国第一本实用的冥想手册。从那时起,这种流派在中国发展成为"禅"(Chan)的世系,后来流入到韩国("禅",Seon)、日本("禅",Zen)和越南("禅",Thien)。禅宗的核心思想是不立文字、直指人心、见性成佛,是指禅家悟道,不涉文字、不依经卷,唯以师徒心心相印,理解契合,传法授受。禅宗的修持方式是"禅",梵文"禅那"一词音译的略称,其含义为"静虑",是"定"与"慧"的通称,是人类锻炼思维生发智慧的生活方式,即安住内心,保持沉默,在静定中观察思虑,体悟真理,获得身心的平和。

13

---

❶ 菩提达摩(英文:Bodhidharma;? —536,另说 532、528),原名菩提多罗,印度人,为中国禅宗的始祖,被誉为达摩祖师。
❷ 智𫖮:出生于泾县(今湖北省),原名陈德安,18 岁出家,天台大师、创始人。

禅宗正受到世界的重新认识，不再是东方神秘主义的文化，而是东方文明的精髓。20世纪初由铃木大拙和铃木俊隆传入西方世界，使欧美近年来禅学风行，大大影响了西方人的精神世界和文化生活。美国苹果公司创始人史蒂夫·乔布斯将禅修贯穿于生活的方方面面。他说："禅是我的生命哲学，我一直在用心实践，从工作到生活，我都履行禅的思想，iMac、iPod、iPhone和iPad的设计都尊重来自内心和直觉的呼唤。"原本就热衷于新潮与时尚的IT企业受"乔布斯禅修"启发，开始注意到其实践效果，纷纷将禅修纳入员工减压养生计划。这些才智卓越、淹没在海量信息中的精英们，从禅宗冥想中寻找和发现能够驾驭信息和自身的方法。这一潮流遍及微软、谷歌、英特尔和IBM等跨国公司。

在现代生活中，将禅宗冥想融入生活和工作，能够帮助人们提高直觉能力，透过纷繁复杂的现象看到本质，掌握事物的规律，化繁为简，抓住重点，开启智慧、提高效率，从容应对生活和工作，回归禅乐生活；禅宗冥想还可以帮助人们舒缓压力、获得内心的平静。一切因缘而起，因念而生，执着于某一事或物，就会患得患失，烦恼也就接踵而至。禅宗冥想修行的"无念、无相、无住"三大法则能让心灵得到解脱，获得内心平静，自然压力、烦恼消失；禅宗冥想可以帮助我们形成健全的人格。在生活中修持戒、定、慧，祛除贪、嗔、痴，唤醒内心的清净自性，通过禅宗冥想培养慈悲、仁爱、信任、宽容、利他、坚毅、稳定的人格特质。

公元7世纪中叶，松赞干布在位，藏传佛教初兴。一方面，松赞干布派遣吞弥·桑布扎到天竺学习，回到吐蕃后对佛教典籍进行翻译；另一方面，他迎娶的尼泊尔赤尊公主和唐朝文成公主都笃信佛教，极大地促进了佛法在西藏的弘扬。在此期间，很多僧人来往于唐长安、拉萨、印度之间，交流佛法，冥想的知识也在这一时期随着修行方法的普及逐渐流传。藏传佛教引入了可视化冥想作为初阶。这种冥想方式要求修习者在冥想时大脑中想象场景和图像，并在这个过程中培养内在的品质，如慈悲和智慧。在藏传佛教的冥想中，仇恨、愤怒和嫉妒的破坏性思想最终会被爱和慈悲的思想所取代[2]。

在与释迦牟尼创立佛教同时代的"黄金时期"，中国诞生了另外两种

冥想流派,即老子创立的道学和孔子创立的儒学。道家冥想以黄(黄帝)、老(老子)道家思想为理论根据,强调与道的结合,即宇宙、生命和自然。儒家更多地关注道德和社会生活,重点是自我思考和自我完善,冥想流派在这一支发展为静坐。这些传统至今仍然存在。

二、冥想在西方传统中的波折

　　现在大家普遍认为冥想是东方的传统,而不是西方的传统,许多治疗专家和作家都持有类似的观点。沃尔什(Walsh)1989 年在《当代心理疗法》关于亚洲心理疗法的章节中写道:"冥想和瑜伽的起源可以追溯到近3 000 年前。而人们对西方的冥想所知甚少,所知的又往往被误解和忽视。"其他关于冥想的文献中也包含了许多例子,表明人们普遍认为冥想来自东方。

　　而事实上,西方也有独立的冥想起源历史,但因为一些原因导致其在近代不断衰落,走向消亡。冥想在西方经历文学与艺术的繁荣后失宠,多年后又从东方回归。那究竟是什么"一连串命运般的历史事件❶"导致西方文化中冥想的衰减,并开始向东方寻求这种精神传统,并最终使其在西方文化中只存在了几个世纪呢?

　　公元前 20 年到公元 50 年间,亚历山大的菲罗(Philo)写了一些关于注意力和专注力的"精神练习"的文章,到 3 世纪普罗提诺(Plotinus)发展了冥想技巧,但在基督教中没有吸引追随者。后来早期的基督教教会逐渐发展了许多可与东方相媲美的冥想技巧[3]。4 世纪,虔诚的人们开始从城市和村庄撤退到北非和小亚细亚的沙漠,在那里他们寻求从腐败和封闭的社会中自我解放的方法。这些具有冥想传统的"沙漠之父"是最早的基督徒之一,他们过去常常默诵垂怜经,以帮助自己达到一种被称为"静"的状态,一种"无所遁形"的状态。他们每天不断地默默重复,直到它变得像他们的呼吸一样自然。5 世纪,赫西切斯特(Hesychius)在《内心的祈祷》中论述了冥想的方法,后来被称为赫西切斯特法(Hesychast

---

❶ 卡尔・荣格:"通过一种不可避免的命运的命令,西方正在熟悉东方灵性的独特事实。"(1971 年)

15

Method)或"耶稣祈祷"(The Jesus Prayer),被记录在《慕善集》中:

> 来,坐在你的祷告室里,集中你的思想,引导它随呼吸流动,与吸入的空气一起进入心脏,并盘桓在那里。保持它在那里,但不要让它沉默和无所事事,为它祷告:"主,耶稣基督,神的儿子,可怜我吧。"让这成为它永恒的占领,永不被放弃……或者,朋友,你要努力使自己的心习惯于不要出来得太早。因为在最初的时候,这种内心的隔离和禁锢是很孤独的。但当它习惯了这种限制,它就开始不喜欢在外部事物之间跑来跑去了。

另一个重要的基督教冥想起源的证据,是由沃尔特斯(C. Wolters)1961 年编写和翻译的 14 世纪的佚名作品《未知的云》。作者写道,与上帝结合的方法是通过重复一个单音节词,如"上帝"或"爱",来压制思想。其他经常使用的基督教冥想系统包括由著名的罗马天主教徒托马斯·阿坎皮斯(Thomas A'Kempis)和伊格内修斯·洛约拉(Ignatius Loyola)开发的系统。6 世纪,努尔细亚的本尼迪克特(Benedict)建立了 *Lectio Divina* 的圣经阅读方法,之后修士圭戈二世在 12 世纪将其正式确定为"阅读、深思、祈祷、冥想"四步法,第一次系统性地描述了冥想的方法,并且创立了"冥想(meditation)"一词。这被认为是西方基督教冥想的正式起源,在 16 世纪经美国的伊格那修斯(Ignatius)和西班牙的特蕾莎(Teresa)进一步发展。

在伊斯兰教神秘苏菲主义(Sufi view)中,Dhikr❶被解释为不同的冥想技巧。它在 11 世纪和 12 世纪被系统化,与通向知识的思考并列在一起,成为苏菲主义的基本元素之一。到了 12 世纪,苏菲主义形成了以练习呼吸控制和重复神圣的话语为特定形式的冥想技巧。17 世纪的冥想和神秘实践对当时的诗歌产生了巨大的影响。这种倾向在约翰·多恩(John Donne)、乔治·赫伯特(George Herbert)和亨利·沃恩(Henry

---

❶ Dhikr:字面意思是"纪念,提醒"或"提及,话语"。是伊斯兰的奉献行为,在其中重复短语和祈祷,在苏菲主义中起着核心作用。所有穆斯林教派都以念珠作为冥想的一种方法,其目的是获得一种和平的感觉,与世俗价值观分离,并增强信仰。

Vaughan)的诗歌中得到了很好的体现。

但西方关于冥想的历史和它在著名神秘主义者生活与著作中的表达,自 19 世纪末开始出奇的沉默。西方冥想的衰落似乎与同时期两次大规模的运动密切相关——宗教情感主义的兴起和科学革命的开始。之后,由于应用实验发展的结果,科学技术取代了宗教而成为西方社会的最高统治者。

科技革命改变了西方的世界观。古代欧洲及其他大多数文明的主流世界观是有机的,人们生活在小而有凝聚力的社会中,以有机的关系体验自然,其特点是精神和物质现象的相互依存,以及个人需要服从于社会的需要。这是独立于唯物主义和唯心主义的世界观体系,欧文·拉兹洛在《系统哲学引论》中将其归纳总结为"把世界当作一个巨大组织"的有机世界观实际上就是把宇宙当作一个巨大生命体系的世界观。这种有机世界观的科学框架基于两个权威——亚里士多德(Aristotle)和教会。到了 13 世纪,托马斯·阿奎那(Thomas Aquinas)将亚里士多德综合的自然系统与基督教神学和伦理学结合起来,建立了在整个中世纪都无人质疑的概念框架。中世纪科学的性质与当代科学有明显不同。它是基于理性和信仰的,它的主要目的是理解事物的意义,而不是预测和控制。

在 16、17 世纪,中世纪的观点发生了根本的变化。有机的、有生命的、有精神的宇宙概念被作为机器的世界概念所取代,机器成为当前时代的主要隐喻。这一发展是由物理学和天文学的革命性变化带来的,最终以尼古拉·哥白尼(Nikolaj Kopernik)、伽利略·伽利雷(Galileo Galilei)和艾萨克·牛顿(Isaac Newton)的成就而告终。17 世纪的科学是建立在弗朗西斯·培根(Francis Bacon)大力提倡的一种新的研究方法之上的。它涉及对自然的数学描述和由勒内·笛卡尔(René Descartes)天才构想的分析推理方法。历史学家承认科学在带来这些深远变化方面的关键作用,他们称 16、17 世纪为科学革命的时代,人们更愿意接受能够被测量和验证的事物。中世纪神秘主义精神的极端发展,以及科学革命时代的到来,可能导致了冥想和其他神秘主义在西方的消亡。

直到 20 世纪,冥想才再次出现在西方人的视野中。这一时期,一种

17

新的世界观正在形成,这种变化源于科学本身的基础。逐渐演化为一种更有机、更全面甚至更接近中世纪和东方的整合的世界观。20 世纪,阿尔伯特·爱因斯坦(Albert Einstein)、马克斯·卡尔·恩斯特·路德维希·普朗克(Max Karl Ernst Ludwig Planck)和尼尔斯·亨利克·戴维·玻尔(Niels Henrik David Bohr)等为代表的先驱对笛卡尔所推崇的机械自然主义发出了挑战和质疑,这些科学和社会思想的发展使西方的机械世界观和科学技术至上的信念减弱。正是这些科学世界观的变化,使人们对东方神秘主义的思想又开始持开放的态度。

早在 19 世纪,由于殖民主义的出现和交通通信手段的改善,冥想作为一种东方文化已经开始逐渐引起了西方哲学家的兴趣。但当时它主要是学者和传教士研究的领域。1893 年在芝加哥举行的世界宗教会议具有里程碑式的意义,这次会议提高了西方学术界的冥想意识,是西方第一次正式接受亚洲文化的精神指导。此后,斯瓦米·维韦卡南达(Swami Vivekananda)创立了各种各样的吠檀多❶静修所,这直接导致了 20 世纪冥想在西方的蓬勃发展。在这一时期,来自东方的冥想大师被邀请与感兴趣的学生分享他们的技能和知识,例如,阿努伽里加·达摩波罗(Anagarika Dharmapala)于 1904 年在哈佛大学做了关于小乘佛教冥想的演讲;阿卜杜勒·巴哈(Abdul Baha)和释宗演❷于 1907 年在欧美巡回讲授禅宗。也有许多学习正念的西方学生,他们能够到东方旅行,在印度、泰国、缅甸和其他亚洲国家的大师们的指导下训练,然后把他们对正念和意识练习的理解带回国内,并与他人分享。加里·斯奈德(Gary Snyder)在日本研究了 2 年的禅宗,回国后将这一流派引进西方。欧文·艾伦·金斯伯格(Irwin Allen Ginsberg)和斯奈德进一步引入了东方冥想的概念。20 世纪 50 年代初的冥想领域的西方领军人物艾伦·瓦茨(Alen Watts)在 35 岁之前撰写了 7 本与禅宗相关的书,他在旧金山亚洲研究学院任教多年,被许多人认为是美国东方冥想最重要的引领者。

❶ 吠檀多(Vedanta):字面意思是"吠陀的终结",六大印度哲学之一,它反映了奥义书中包含的思辨和哲学的思想,特别是知识和解放。
❷ 释宗演:日本临济宗僧。幼名常次郎,12 岁从越溪守谦出家,改名宗演。曾代表出席芝加哥万国宗教者大会,会后历访欧美诸国。

现在,对东方冥想和其他实践的兴趣已经在西方蔓延开来。冥想中心、方法、书籍比比皆是。所以现在大多数人认为冥想来自东方,这并不奇怪。

三、冥想技巧在现代科学中的抽离与发展

传统的冥想主要与亚洲宗教精神关联,如小乘佛教、禅宗和藏传佛教。大多数冥想的技巧并不是以单独的修行方式存在的,它们只是被人为地与整个修行和信仰体系分离。举例来说,冥想成为修道士和僧侣们日常生活的一部分,冥想实践与相伴随的特定文化环境和宗教信仰融为一体。现代冥想仍然与传统冥想密切关联,但从宗教中抽离出来,更加关注其背后的科学机制,甚至在第二次世界大战后发展和普及的冥想开始与心理训练或疗法融合而不过多寻求其宗教内涵。

早在 1919 年第一篇有关冥想的科学研究论文问世以来,在过去的 30 年里,冥想在心理学和神经科学研究中受到了很多关注。20 世纪 70 年代中期以后,有关冥想的科学论文呈指数式增长(图 1 - 1)。1979 年分子生物学家乔·卡巴金(Jon Kabat-Zinn)[1]博士于美国马萨诸塞州立大学医学院首创正念减压(mindfulness-based stress reduction,MBSR)课程。在 20 世纪 90 年代,加拿大和英国的三名心理学家辛德尔·西格尔(Zindel Segal)、马克·威廉姆斯(Mark Williams)和约翰·蒂斯代尔(John Teasdale)在 MBSR 的基础上,结合经典的认知行为疗法(CBT),发展出正念认知疗法(mindfulness-based cognitive therapy,MBCT),科学研究证实了 MBSR 和 MBCT 对焦虑和慢性疼痛的有益作用。他们的疗法没有任何宗教色彩,并将正念练习的益处带给全世界的公众和科学界:

正念是指导我们如何在生活中全然觉醒的一个方法,其核心要素就是对我们的每一个栩栩如生的、细微的当下都保持觉知。它也让我们能

19

---

[1] Jon Kabat-Zinn:美国分子生物学家,冥想导师,正念减压疗法创始人,是当今正念领域最有影响力的人物之一,他于 1979 年在马萨诸塞州立大学医学院建立了正念中心。

够直接连结内心强大的力量，让我们获得洞察、转化与疗愈。

——乔·卡巴金

这一时期以来，冥想作为一种技巧，从高高在上的宗教和哲学领域中逐渐抽离出来，服务于大众医学和心理学。此后，各种关于冥想的科学研究如雨后春笋，蓬勃发展。与冥想相关的认知及冥想对生理、心理和神经功能改变的知识大大增多。这一领域的迅速发展值得赞扬。

最初对于冥想的科学研究主要调查了其对人生理功能的影响。加利福尼亚大学的罗伯特·基思·华莱士（Robert Keith Wallace），是这类研究的先驱之一。他于 1970 年开展了一项经典研究，并发表在知名杂志 Science[4]。这项研究发现，在冥想过程中 O_2 消耗量和心率降低，皮肤的耐电流性增加。此外，脑电图显示出占主导地位的 α 波。由此得出结论，这些生理变化与自主神经活动的变化是相通的，表明交感神经活动减少。这项研究证明了冥想可以在临床医学中得到应用。

临床医生、科学家努力将冥想逐渐转化、应用于临床干预措施中，并研究这种干预的生物学结局。MBSR 和 MBCT 已显示在疼痛管理、精神健康和行为障碍（如暴饮暴食和药物依赖）中的作用。荟萃分析（meta 分析）显示，与心理治疗对照组相比，8 周冥想练习干预更能减少压力、增加幸福感。正念冥想还与增加创造力、提高认知能力及改善青少年行为和注意力有关。这一新兴的研究领域展示了冥想练习对注意力、感知、情绪和认知的基本机制产生的积极影响。

长期的冥想练习和短期的正念冥想干预都表现出与大脑功能和结构变化的相关性，一个颇具活力的冥想神经科学新领域已经出现。越来越多的研究探索了冥想的生物学和生理学机制，包括崔东红团队研究发现的冥想的神经网络调控机制[5]，冥想对炎症、免疫、代谢的生物学调节作用，以及冥想对抗焦虑、抑郁、失眠等疾病的干预作用的生物学探索[6，7]。

冥想的科学研究蓬勃发展的同时，其衍生的似乎神秘的"非常规体验"（如深度禅定的体验）使定性、定量的科学化尝试困难重重。除某些显著个例外，大多数关于冥想的科学研究并未将这些经历作为冥想的组成部分来探索。主要原因是这些非常规状态在实验室环境中难以捕获和研究。然而,调研和访谈资料表明,冥想的这些方面可能比人们通常认为的更普遍,它们可能代表冥想导致的有益认知、行为和生理结果的重要机制,而且它们本身可能是冥想练习效果理想的显著结果。也的确有一些被称为与冥想相关的人类意识的研究:在冥想期间或冥想的结束过程中,人们报告了感知信息的体验,这些体验似乎不局限于典型的五种感官,而是跨越了空间和时间,如预知、透视和精神与物质的交互作用(在印度教瑜伽传统中称为 siddhis❶)。虽然这些结果颇有争议,但这类研究证明了在冥想实践中观察并记录这些感知的可行性。

越来越多的经验证据支持这一观点。例如,有研究专门观测了退伍军人进行咒语重复冥想的精神效果,发现这种咒语的精神力量介导了创伤后应激障碍(PTSD)症状的改善。也有研究发现,与世俗形式的冥想相比,注重咒语的超验冥想可以更好地减少焦虑、改善心情,并使急性疼痛耐受性提高了 1 倍。

瓦格和席勒斯威格[8] 提出了一种理解冥想的神经生物学机制的框架,称为 S‐ART❷,指的是自我意识、自我调节和自我超越。他们将自我超越定义为"自我与他人之间的正向关系,它超越了以自我为中心的需求并增加了亲社会的特征",这是一种偏心理学的定义,S‐ART 发展了一种用于消除概念差异或数据误差的方法,以正确地研究冥想。人们对抽离化的冥想技巧进行了尽可能仔细地框定,以供临床使用。

尽管在过去的几十年里开展了许多有关冥想对人体影响的研究,但对于与冥想有关的神经生物学机制仍知之甚少,涉及冥想的复杂心理生理过程是一个有趣的研究领域。如前所述,不同的研究表明,冥想是一种积极的心理训练,有利于训练注意力,改善认知和情绪调节。研究表明,长期冥想不仅能改变大脑的功能,而且能改变大脑的结构,并通过作用于大脑可塑性而对大脑造成持久影响。这种影响不仅针对精神状态,而且

21

❶ siddhis 是一个梵语名词,可以翻译为"完美""成就"或"成功"。在古老的印度道德寓言典籍《*Panchatantra*》中,siddhis 可能是任何不寻常的技能或能力的术语,类似超自然力量。
❷ S‐ART:Self-awareness, -regulation, and -transcendence。

会影响生理功能,促进健康。因此,冥想练习除了促进自我精神成长外,还可以成为临床常规治疗的重要补充方法,有利于患者的治疗过程和提高患者幸福感。在东方,冥想这种古老的疗愈技术,虽然它通过各种宗教传统发展起来,但追溯到 3 000 多年前,参考古代印度阿育吠陀医学文献,可以证明冥想最早也是用于恢复和维持健康的医疗程序的一部分。现代医学开始寻求人类健康的整体恢复疗法。目前,在健康领域,冥想被归类为一种医学的补充和综合技术,将其作为实践健康生活方式、甚至治愈心身疾病的有效疗愈方法。

值得注意的是,冥想从宗教和哲学中抽离,可能对于它在现代社会中的传播更有利,但这种抽离往往只关注冥想中“术”的部分,而忽视或远离了冥想中“道”的核心价值。如此抽离会大大降低冥想的作用。因此,我们提倡在学习冥想技术的同时,更应领会其中深厚的文化精髓和底蕴。

冥想的科学研究与应用方兴未艾!

(崔东红　陈　茜)

第三节　冥想的哲学观

一、冥想中“天人合一”的身心体验

冥想可以带来天人合一、超然物外的身心体验。这一特征在亚伯拉罕·马斯洛(Abraham Maslow)描述的高峰体验、高原体验,威廉·詹姆斯(William James)的宗教体验,以及米哈里·契克森米哈(Mihaly Csikszentmihalyi)的心流体验中常有描述。

美国芝加哥大学心理学家契克森米哈历时 20 年搜集数百名男女对其工作巅峰状态的描述。这些人包括攀岩者、国际象棋冠军、外科医生、篮球运动员、工程师、管理人员及档案管理员。他们所描述的忘我情形与一位作曲家所说的不谋而合。契克森米哈将这种情形称为“心流体验”。这位作曲家曾这样描述他思如泉涌时的情形:

如痴如醉,自我不复存在。我曾有过多次这种体验。似乎手已不属于自己,挥洒自如。我坐在那里,目送手挥,意到笔随,曲谱一挥而就。

冥想、祈祷、节食都可能引发强烈的非常规体验。就詹姆斯而言,这种非常规体验构成了一种独特的心理体验,感觉万物相联、天人合一,一切都变得特别真实生动,难以言表。对绝大多数人而言,这显然不是常规意识的一部分[9]。南怀瑾先生在《禅海蠡测》中介绍了自己的修证经验:

> 已明心者,初见之时,心身空寂,了无一物,山河大地,人我众生,皆成一片,如在大圆镜中。虽不起分别念虑,而于见闻觉知,了了分明,如飞鸟行空,清风疏竹,了无挂碍。心明境寂,如万里晴空;身轻愉快,如春风吹絮。

再如道家、佛家很多经典里面都有类似描述。

> 心凝形释,骨肉都融,不觉形之所倚,足之所履,随风东西,犹木叶干壳,竟不知风乘我耶,我乘风乎!
>
> 《列子·黄帝》

> 堕肢体,黜聪明,离形去知,同于大通,此谓坐忘。
>
> 《庄子·大宗师第六》

> 动而无所动,终日去来而未曾去,终日见而未曾见,终日笑而未曾笑,终日闻而未曾闻,终日知而未曾知,终日喜而未曾喜,终日行而未曾行,终日住而未曾住。故经云:言语道断,心行处灭。见闻觉知,本自圆寂,乃至瞋喜痛痒,何异木人?只缘推寻痛痒不可得故。
>
> 达摩祖师《血脉论》

道家的修行者把开悟带入了旅行等日常生活中:旅行的体验如此美妙,尤其在你忘了自己是在旅行的时候。这时,无论看什么、做什么都会乐在其中。那些向内看的人不会执着于眼中所见的一切。实际上,观察者与被观察者之间的界限已经消融。你用生命的全部来体验一切,每一株小草,每一座山,每一座湖,都变得鲜活起来,成为你生命的一部分。如果不再刻意区分我和万物,就能进入旅行的最高境界[10]。

如何做到超然物外,天人合一?《大学》指出,"定而后能静,静而后能安,安而后能虑,虑而后能得",身心安定,才能系统深入地思考,最后有所心得;佛家也有类似的说法,"由戒生定,由定发慧",恪守一定的行为规范,心中安定,就能长智慧。长什么智慧呢?"善能分别诸法相,于第一义而不动",善于分别万事万物,但在最高的意义上如如不动。那什么是万事万物,有没有对万事万物的合理分类?何为在最高意义上如如不动?哲学上有个"一与多"的探讨。"多"代表无限繁多的具体事物,"一"代表这无限繁多事物的统一性。善能分别诸法相,即要善于分辨各种不同的事物,并透过无限繁多事物的表象看到其背后的最高本质。通过冥想达到"物我合一,天人合一"的圆满境界。

二、冥想中的主客观体验

科学面对的最大研究对象是宇宙,宗教、哲学面对的最大研究对象也是宇宙。因此,探究宇宙的真相应该是科学、哲学、宗教的最高目标。能够接近宇宙真相的能力就是智慧,是得道。冥想可以开启智慧,能改变人的主客观体验,使其更加接近宇宙真相。因此,冥想也是"悟道"。

根据《辩证唯物主义》一书的定义,意识是客观存在的主观映像。意识是映像,是发生在主观里的映像。《辩证唯物主义》一书中的"客观"一词,正好跟"主观"对应。"客观"即被感知到的物质,也即感觉的材料。

究竟如何理解"主观"?发生在主观里面的有来自五官的各种感觉材料。我们感知到的外物,都不是外物自身,而是被我们的感官处理过的产物。例如,光子没有颜色,但我们却看到不同的颜色。可见光经过眼睛的处理,变成了某种视觉神经信号,我们就看到了树木的绿色和天空的蓝色。我们假定健康的眼睛自身没有产生额外的视觉信号,这样,视觉信号里面就是单纯由外界光色产生的;但是,如果眼睛发生病变,额外产生了视觉信号,就会跟外界刺激产生的视觉信号混合在一起,发送给神经中枢,结果大脑看到的外物,就和常人看到的不一样了。比尔·布莱森(Bill Bryson)在《人体简史》[15]中说:"生命的丰富多彩,来自你头脑的创造。你看到的并非事物的本来面貌,而只是大脑告诉你的样子,这两者完全不是一回事。"甚至视觉信号在传递过程中,仍然可能被中途掺杂进其他神经信号。或者,就好比眼睛要把外界刺激转变为神经信号,通过视神经传递至神经中枢,如果神经中枢存在异常,这个病态的神经中枢就会制造额外的信号,这中间还得经过更多不同的信号转换,最初的视觉信号经过多次传递和混合额外信号,最终产生的这个外界信号早已远离了客观,而成了真正的"主观"。这个主观里面的信号也会因人而各不相同。所以,客观的事物和我们主观感知到的映像并不是一回事。

到了这里,就不得不探讨一下宇宙万物背后的本质或真相。宇宙万物,纷繁复杂,但其背后有一个规律,他们之间的关系就是"一与多"。"一"代表宇宙后面的最高本质,一切宇宙现象都是它的显现,而它本身是看不见摸不着的,离开宇宙万象并无实体的存在。好比物理学中的力,看不见摸不着,只能通过某些现象推断它的"存在"。这实际上也是康德在《纯粹理性批判》中表达的观点:我们观察不到时间,只能观察到事物的变化;我们观察不到空间,只能观察到事物的广延。美国学者包卓立(W. Bodri)认为,不同宗教传统中的如来藏、道、婆罗门、大梵、湿婆、安拉、神、法身、真我、自性、本源、本性其实都是指的同一个东西,即这个"一";乃至哲学里面的宇宙本体也是如此。东方哲学把这种宇宙本质称为"道",西方哲学称之为"本体"。如果要达到真正的解脱,就必须要了解万事万物背后的本质或本体。

不依靠外物作用和现象,本体的功能看不出来。但是本体有没有功能呢?有!一切万有的作用就是它的作用,一切万有的现象都是它的现象,因此,"本体"是"依他而起"。如果不靠万物,不"依他",那个"本体"的功能就呈现不出来。庄子形容风没有起作用,静态的时候,什么都看不出来,等它一起作用,动态一来,什么现象都出来了。那么如何求得那个宇宙万物背后的"本体"?就要达到真正的忘我或无我[11]。

这个在哲学中叫做"本体";道家称之为"道";佛家称之为"真如、如来藏、自性"等,就是释迦牟尼佛已经证悟的道,是那个不生不灭、不垢不净、不增不减的"空性"。南怀瑾先生在《人生的起点与终点》一书中说:一切生命、分段的生与死,只是这个本体的变化现象。《楞严经》中提到了"如来藏",一切现象都是它的显现,但也不能说它只是一时一地的现象。

六祖慧能在悟道之后说:何期自性,本自清净;何期自性,本不生灭;何期自性,本自具足;何期自性,本无动摇;何期自性,能生万法。

《六祖坛经》

如上,所谓自性、如来藏、宇宙本体……都指向了前文有关的"一"。

欧文·拉兹洛在《微漪之塘》一书中写道[12]:"量子理论……引进了用参与者代替观察者的概念,甚至发现了在描述世界时有必要把人的意识也包括在内。"

南怀瑾先生说,一切宗教、哲学与科学都是希望借助智慧,使人们从烦恼痛苦中获得心灵的解放和自由。也就是佛家所说的离苦得乐,苏格拉底所谓的追求幸福。所以,解脱就是让主观更能贴近那个"本体"或者"一",不执着于或不被那个"多"所困,即智慧。而这便是冥想所得的境界。

三、冥想中空性哲学观

禅修冥想中非常强调证悟空性(悟道),把证悟空性作为修行的终极目标。空性是来自佛教术语。佛教认为人类痛苦的根源是无明,即不了解世界的真相,证悟空性就了知世界真相,就会离苦得乐。

世界的真相是什么?佛教理论提出解释世界的四个规则,也称为四法印:诸行无常、诸漏皆苦、诸法无我、涅槃寂静。是说世界万事万物都是因缘具足形成的,而因缘具足形成的世界万物都是变化的,不恒定的,即诸行无常;世界是这样,法也是这样,没有恒常的法,也没有恒常的"我",即所谓诸法无我。在这种不能恒有的世界中的见解、法则都是二分的，如正确与错误、是与非、好与坏都是相对的，不是恒常不变的，因此是不究竟的、有漏的，而人的痛苦正是来自有漏的见解（无明），即有漏皆苦；当人证悟了空性，照见了缘起缘灭的世界，而不执着、不攀缘的时候，就离苦得乐，就是大智慧（般若），即涅槃寂静[13]。

世界一切事物都是由两个以上的元素组合而成，且相互依存，没有一样可以独立、恒常、纯粹的状态存在，都是变化无常的。因缘具足（即条件成熟），结果必然出现，有一个条件发生变化，结果就会发生变化。然而，在一定程度上，至少是在事物起始的时候，人有能力对条件产生影响力，从而影响结果的产生，但到了一定程度（条件成熟的时候），即使再努力都无法阻挡结果的产生。这就是佛陀的证悟，是佛教的世界观和理论体系。

那么什么是空性呢？《心经》中"色不异空，空不异色，色即是空，空即是色，受想行识，亦复如是"说明色和空没有区别，色就是空，空就是色。"色"比较好理解，就是指物质世界及物质世界在主观的影像，是"有"的范畴。那么空是什么呢？空是"没有"吗？是"有"吗？这里的空既不是没有，也不是有，但又是有。例如，从分子生物学角度，表面上看，人和老鼠无论在外形和内部都有巨大的差别，但在基因（DNA）水平，人和老鼠的基因相似度竟然高达 90% 以上；如果再往下分，基因（DNA）是由 A、C、G、T 4 个碱基组成，在这个层面，不仅人和老鼠的基因一样都是由 A、C、G、T 4 个碱基组成，植物亦是如此。也就是说，在碱基层面，动物和植物都是一样的；再往下分，碱基是由分子、原子等组成，桌子椅子也是由分子原子组成，在这个层面，有生命和无生命都一样；再往下分，分子、原子等是由一些更细小的粒子，甚至是一些波组成；再往下，所有的粒子或波都可以再分，在这个层面似乎原有的物质（色）消失了，是一种"空"的状态，而这种"空"不是没有，而是等待条件（因缘）成熟，又会重新组合生成新的事物（色），即"无中生有""缘起性空"。由此可见，空孕育着色，空就是色。空性意味着变化和无限的可能性。因此，"是诸法空相，不生不灭，不垢不净，不增不减"。

为什么证悟空性就能离苦得乐呢？就是说当禅修者进入其深禅定境界，如实"照见"世界的实相，即万物是空性的，是缘起缘灭、生生灭灭、不是实有恒定的。既是如此，就没有必要对一些事物执着。因为没有执着，心就没有了挂碍。因为心没有挂碍，就不会恐怖，这样的心就自在而离苦得乐了。

> 观自在菩萨，行深般若波罗蜜多时，照见五蕴皆空，度一切苦厄……心无挂碍、无挂碍故，无有恐怖，远离颠倒梦想，究竟涅槃。
>
> 《心经》

既然世界万事万物都具有因缘起而生、缘灭则灭的空性，那么，过去的已经过去，未来还没有到来，不必为过去的事情而悔恨、伤心、痛苦，也不必为未来的事情担忧、焦虑。只有当下，此时此刻才弥足珍贵。心性安住在当下的状态就是禅。所以各个冥想流派都强调通过"关注当下"的训练调服烦恼。

如果没有对世界空性本质的理解，即便打坐入定的功夫再好，也不会离苦得乐。就好比磨砖成镜❶难以成功。

因此，冥想者需要有揭示宇宙真相的哲学底蕴滋养，需要在正确知见引导下的身体力行地实修训练，而实修训练又促进正见的体悟。冥想是知行合一，是见、修、行、果的统一，缺一不可。

很多人认为求佛拜佛，求上师"加持"，以求解脱。实际上，这是"坐享其成"的思想。不是说佛和上师没有加持力，而是自己才是自己的救星。释迦牟尼说过"自己就是自己的怙主"。就好比一个饥饿的人，别人可以给你食物，甚至给你做食物的方法，但却无法给你饱腹感一样。冥想者需要持之以恒的实修，不仅解悟空性，还要证悟空性，才能获得精神的自由和幸福。

（崔东红　张兴福）

---

❶ 磨砖成镜，出自宋·释道原《景德传灯录》。怀让禅师用磨砖做镜子的方法启发马祖道一禅师："磨砖不能成镜，那么一味枯坐就能成佛吗？"

第四节 冥想的心理学和伦理学基础

一、冥想的心理学基础

冥想是精神训练，又不是普通的精神训练，而是心性训练。因此常被称为"禅修"。禅就是心性存在的状态，类似西方心理学中的"心流"。

心性是中国古典哲学范畴，包括"心"和"性"。在中国传统文化中，"心"是指思想、意识、性情、本性等，属于主观意识的范畴。"性"，心生为性，"性"字是"心"和"生"组成。性，一方面指人的本性，即具有生命力的、创造力的、向上提升的能力；另一方面，性是指天命，即事物的本质，即前面讲的宇宙本体，即"道"。

"心"和"性"从本质上讲，有密切的联系，禅宗认为心即是性，是自性、本体，提倡明心见性，顿悟成佛，佛心就是活在当下，不为明天而舍弃今天，也不为今天而舍弃此刻。在中国传统文化中，儒家也谈心性，有人认为"心"即是"性"，如孟子的"尽心知性"，就是认识自己的本性，进而认识世界的本质。心性是孟子主张的一种反省内心的认识方法和修养方法。南宋哲学家、儒学家陆九渊主张"心即理也"，也认为"心"和"性"没有差别。

29

尽其心者，知其性也，知其性则知天矣。

《孟子·尽心上》

但儒家也有人认为"心"和"性"有别，如宋代理学家程颐、朱熹等认为"性"即"天理"，"心"乃"人之神明"。

由此可见，中国文化中的心性是人的本体和宇宙本体，是那个"依他而起"的"一"。人的本体和宇宙本体在本质上是同一的，就是纷繁复杂事物后的那个规律，即"道"。冥想是心性的修炼，就是体悟或觉悟"本体"，通过体认心性，也体认宇宙万事万物背后那个"一"。所以冥想的过程也是悟道的过程。

在现代西方心理学中,常用心理这一概念。心理包括心理内容和心理形式。心理内容是有机体对客观世界的主观反映。心理形式是这种映像存在的方式及组织结构,主要是指心理过程和心理特征。心理过程就是认知、情感和意志。认知又包括感觉、知觉、注意、记忆、表象、思维和言语。认知不仅是指认识外界事物,也包括认识自身状态,即自我意识、自知力。

现代西方心理学中的"心理"不能等同于中国传统文化中讲的"心性"。现代心理学受现代西方科学思想的影响,注重分析、分解。在现代心理学书籍中"心理"的定义就是由心理内容和心理形式组成的现象。由此可见,"心理"强调了前面一节提到的"多和一"中的"多",是纷繁复杂的内部世界,而"心性"则偏重于"多和一"中的"一",是现象背后的本体、道。因此,冥想训练不能等同于西方的心理训练,而是心性修炼或精神修炼。

冥想训练是对本体的觉性,而不是对心理现象的认知。东方禅修的主要目的就是调动"觉性",是通过冥想禅修训练,成为觉悟的人。所以人们常听说的就是"人人都有佛性",就是指人人都有那个接近实相的本体,通过训练都可以觉悟到那个本体。《黄帝内经》中《素问·上古天真论》开篇便提出"昔在黄帝,生而神灵,弱而能言,幼而徇齐,长而敦敏,成而登天。"生而神灵中的"神灵",就是那种本体,是生命的本能。无论是修佛,还是修道,都是要退回去,找到这个本体。就是《黄帝内经》中讲的这个"天真",在佛家称为"佛性",在道家称为"无为法"。"无为法"不是现代人误解的"不作为",而是"从生命的本能出现的一种境界",可以"无为而无所不为"。

我国中医学家匡调元教授在《无极哲学》中提到"无极"生太极,太极生两仪,两仪生四象,四象生八卦,八卦生万物。无极就是"一",所谓"一生二,二生三,三生万物"。又提到通过悟道修行由太极退回无极。

那么,怎么才能退回去,找到本体呢?是通过冥想修禅技术破除后天形成的障碍。

首先,要认识这些障碍的来源。一些佛学理论对此有系统且全面的论述,如对"五蕴"的论述。其中包含了深厚的心理学底蕴。五蕴即"色、受、想、行、识",是心理功能体系。"色"是指物质世界及物质世界在主观的影像,是心理内容或心理对象。"受"即感受,是心理感性功能系统,包括感受、情绪、情感、情趣、欲望等,相当于现代心理学中的感觉和部分知觉及情绪范畴。"想"即通过取像而做出的认知判断,是以学习、记忆、表象、想象、思维为基础的认知范畴。"行"是行为,是认知操作范畴,包括运动、行为、动力,指行为及行为背后的动力,如动机、注意力、意志力等。"识"是复杂和高级的认知集成和理解功能,深入到对事物本质、规律的认知,是理解、领悟、知晓、明白,是"五蕴"在心理最高层次上综合统一形成的特征,是高级心理范畴[14]。

传统文化认为,当五蕴被色声犬马、金银财宝、爱恨情仇、嫉妒怀疑、愚昧无知、固执己见这些障碍所污染的时候,人就会因无明、无智而徒增烦恼。这些障碍归纳起来就是"贪、嗔、痴、慢、疑和我见"。前"五毒"是烦恼障,而"我见"是所知障。那么就要通过修行清除"五蕴"中的这些障碍,让原本清净的"心性""本体"释放出来,达到"明心见性""返璞归真",成就超越性的智慧,从烦恼中解脱出来。

因此,冥想修行有着深厚的心理学基础,冥想通往的目标是人类心智水平的高度发展。但破除"五蕴"杂染,通往"无为法",不是凭空而起,而是通过"有为法"开始。是"有为"到"半无为",再到"无为而无不为"的过渡。仍然通过我们的感官、身体、意识的工作过渡到"五蕴"解脱,心性自现。

冥想是通过止观修行破除"五蕴"杂染的心性修行方法。修止观的方法很多,但都离不开感觉器官,即"眼、耳、鼻、舌、身、意"(又称为六根)。可以利用六根中的任何一个来修炼,达到解脱,一根清净就会带动其他五根清净,尤其是意根。意根清净了,六根就容易清净。

除此之外,冥想训练最常涉及的心理过程就是注意。几乎所有冥想流派都从训练专注力开始的。冥想不是完全放松,而是在放松的状态下专注。我们通过研究长期冥想的僧人的脑电图发现,深度冥想时脑电波 γ 网络的聚类系数和全局效率显著增强,这意味着更高效的信息传递网络,表明深度冥想时大脑处于高度专注状态,可以高效处理各种信息。这些表明深度冥想对注意的集中是要比开始冥想时强。

二、冥想的伦理学基础

冥想训练不只是入静、入定的训练,也不是隐居山洞闭关的修行人或寺院出家人的专属。冥想的本质是觉性的修行,通过突破无明、开显智慧,祛除烦恼,得到解脱。因此,冥想也是培养高尚的精神境界和道德品质的修炼,很适合在社会中生活,并承担社会和家庭责任的大众练习。

冥想练习者都希望入定,体验"三摩地"或"三昧耶"的极乐感。虽然在这种定的状态下,能体会到精神的陶醉、极度愉悦,体验性高,有益身心健康。但有些人在禅定中得到快乐,如果沉迷于定中是为"痴定",会脱离社会或与社会生活格格不入,这是冥想训练需要避免的。还有些人,在打坐垫上心情不错,但离开打坐垫,进入现实生活,就感到烦恼升起,这也不是冥想追求的境界。因此,冥想一定需要道德伦理基础。如果只有修止入静、修观入定的技巧,而没有精神境界的提升,就好像一杯泥浆水,沉淀后沉渣落入杯底,上面的水变清,但如果不将沉渣清除,只要震动或搅动,沉渣必然泛起,水会重新浑浊。所以不仅需要让沉渣沉淀,而且还需要将沉渣清除。

因此,冥想的目标是通过自我净化、自我升华,脱离贪、嗔、痴、慢、疑"五毒"的杂染,从烦恼中解脱出来,达到清明、纯洁、向善、利他的境界。冥想不仅是技术层面,还有精神道德层面的修炼。需要责任、义务、慈悲、利他等正确知见的指引,从而形成崇高、文明的精神境界。这些冥想的修为将成为精神的滋养,并且能把这种滋养用到现实生活中去,落实到个人和群体的行为中,为人生和社会提供滋养。

如果仅强调冥想的技术层面,就好像无水之源,无木之本,是没有生命力的。即便有很好的冥想技术和入定能力,但如果没有道德伦理层面的提升、精神的滋养,也不能真正的脱离烦恼。要对宇宙、人生万事万物有正确的认识,需要通过平时的学习和思考,也可通过观修内容的选择和实践真修。正如佛学经典指出慈悲和智慧同修,两者总是结伴同行,没有利他宽广的慈悲心,也就没有真正的大智慧。没有大智慧,也就不会有真正无私大爱的慈悲心。

在冥想训练中,有一种破除"五蕴"杂染的观修方法就是"对治",其是根据烦恼的性质给予相反的调治或启蒙。如慈悲冥想中常用四无量心(喜、舍、慈、悲)观修法,来对治趋炎附势、贪婪多欲、嗔恨嫉妒、愚昧固执、傲慢怀疑,培养无私、利他、平等、仁爱的精神境界。通过这样系统的冥想不仅可以减压、促进健康,而且可以提升价值观、世界观。

冥想修行也是一种生活方式,长期进行冥想训练的人,具有成长性,体现在智慧的成长、道德的成长;具有内在的精神张力,勤勉敬业,具有成功素质;具有奉献性、公益性、道义性,能为社会、为人类做出更多的贡献。

具有了这些道德伦理层面的提升,个人的幸福感自然会提升,这种幸福感是由内而外的,不受外界得失的影响。把冥想境界用到社会生活行为中,开发智慧、开拓远见、得到健康快乐积极的人生,才是冥想的目标。

33

(崔东红)

第五节　冥想的中医学基础

冥想最早也是人们自身疗愈的一种方法。正确的冥想训练方法不仅可以提升心理素质,而且可以调理身体。在儒释道各家的修身养性体系中,打坐冥想都是基本的方法,只是各家修行的目标不同,在方法上有所侧重,但基本内涵和操作都有相似之处。

现在人们都知道禅修冥想起源于古印度,后来由佛教发扬和传承,形成了佛教禅修体系。其实在中国,也发展了基于修真养生的冥想体系。纵观中华五千年的璀璨文化,我国传统的静坐养生功法,最早可追溯到5 000年前的黄帝时期。自古医道不分家,中医学经典著作《黄帝内经》和《黄帝外经》也是修行的经典著作。

据《庄子》记载,黄帝曾向广成子询问学习长寿之道,广成子说:"无视无听,抱神以静,形将自正。必静必清,无劳汝形。无劳汝静,乃可长生。目无所视,耳无所闻,心无所知,汝神将守形,形乃长生。"

《黄帝内经》以养生治病为主,兼及养生修真,是一部关于天地宇宙、生命现象的伟大著作，教会我们如何有效吸取天地、四季及周边环境的正能量，顺应天时而活；教会我们回归本真、笑傲生老病死的人生智慧。

《黄帝外经》则以养生修真为主，兼及养生治病。探讨了养生修真之道以及传统中医的医道、医术，是修道和医学合二为一的经典著作。中华民族的祖先黄帝是中华传统文化的始祖之一，也是中国养生修真之道的始祖之一。他创作了《阴符经》《黄帝内经》和《黄帝外经》三部传奇著作，是中华民族的国粹瑰宝。此外，《道德经》《世纪·五帝本纪》《庄子·在宥篇》《世纪·老子韩非列传》《道藏》等诸多古籍都记载了中国道家内丹养生修真长寿学。老子的《道德经》也有许多修真的窍诀："弱六根，反六根之用，自然静中生动，动则一阳初生，任其自然，顺势而为，玄关开，功自成。"告诉人们反转六根之用，返回如如不动的本心，则见道。这正是冥想中最重要的止观方法。

自古以来医道不分家，道以医显，以医入道，所谓"不修真悟道，无以明医道"。现代中医教育以传授知识为主，而不重视修真悟道，也就失去了中医原有的精髓。在中国传统文化中，鸿儒大家，大多都是医道同修者，不懂宇宙运行的规律，不懂社会人文发展规律，不懂得人与自然、人与社会的关系，没有天人合一、身心合一的体悟，就无法升起真正的慈悲和智慧，很难成为鸿儒大医。现在国家提出振兴中医，最应该做的就是要重温中华传统文化中的修身养性、齐家治国的家国情怀和通达透彻的人生智慧。

一、冥想的"正身顺气"

冥想时首先要调整好坐姿，各个流派的冥想训练都强调姿势，以七支打坐最受推崇（见第四章第一节），一般可以做到双盘的尽量双盘，做不到的，也可单盘，尽量不要散盘。盘腿要稳，用力下压，腰要用力向上挺拔，脊柱的每一椎骨如算盘珠子叠竖一般，使腰椎骨节节笔直，腰直而不僵。然后调呼吸，再调意念。

那为什么要这样做呢？因为"形正"才能"气顺"，"气顺"才能"神定"。冥想修行中特别强调"要通中脉"，中脉就在脊柱内侧。身体是不是健康，与身体的形是不是正关系十分密切,而影响形正的关键因素是脊柱,健康与脊柱的正确位置关系密切。李谨伯在《呼吸之间·静坐与修大道》第一篇就讲修行要从身体入手,从调正身体入手。坐禅的秘诀之一便是下压上拔,让脊柱处于松直状态,是松而不懈、直而不僵的状态。

脊柱位于人体正中,上撑头颅,下坐骨盆,内联内脏、外联四肢,脊髓神经穿行其中。人体脊柱前面有三个腔,心、肺居胸腔;肝、胆、脾、胃、小肠、胰、肾居腹腔;膀胱、子宫居盆腔。脊柱与各个器官有神经联系,有血管相通,有肌肉、韧带支持。在椎管中布满一束束神经,这些神经与各个器官和组织紧密相连,是脑与身体各部分沟通、上传下达的桥梁。只有在脊柱完全健康的情况下,这种沟通才能畅通无阻、顺利完成。现代生活方式常导致脊柱变形、压迫、韧带关系失衡、脊柱两侧深筋膜阻塞,这一系列变化必然引起内脏器官的功能异常。据医学统计,目前脊柱相关性疾病已达近百种。一些自身免疫性疾病和肿瘤也与脊柱位置不正确、周围筋膜阻塞有关。矫正脊柱位置,剥离周围拥堵,这些疾病都会得到改善,甚至痊愈。因此,古今中外,无论何种流派的冥想修行都对姿势有严格的要求。

冥想的坐姿最好双盘或单盘,也可坐在凳子上,但要坐在凳子的前三分之一处,目的是重心不能压在脊柱上,重心要落在会阴部,会阴穴(尿道与肛门之间)处于足三阴、足三阳及任督二脉的交通要道,此穴一堵,八脉皆不通。所以坐禅讲究打通任督二脉,打通中脉。

从传统医学来讲,中医所说的督脉行于背部正中与脊柱及其相关筋膜组织有密切关系。督脉是诸阳之会,人体阳气借此宣发,是元气的通道。不仅中国传统医学重视脊柱,国外医学界也有整脊医学的分支,治疗效果极为显著,美式整脊风靡全球,如今已经成为广受欢迎的热门医学学科。整脊有助于调整督脉,增强督脉的气血运转,也激发了肾脏的先天之气。因此,打通督脉,可以祛病延年。

二、冥想的"调息定心"

呼吸是生存的基础,是人类最主要、最永恒的行为,是有生之年昼夜不可停歇的基本生理需求,比饮食更为重要。人若仅断食,可以 7 天乃至更久尚不至死,而闭塞口鼻,断了呼吸,恐怕几分钟即可命绝。据统计,动物(包括人),呼吸的频率和寿命成反比,就是说呼吸越慢寿命越长。人类的呼吸中枢分布在大脑皮质、间脑、脑桥、延髓和脊髓等部位,脑的各级部位在呼吸节律产生和调节中所起作用不同,正常呼吸运动是在各级呼吸中枢的相互配合下进行的。呼吸和念动之间有着密切的关系,呼吸既受自主神经支配,又受意识支配,是沟通意识和无意识之间的桥梁,通过调呼吸可以止息杂念。不仅如此,呼吸还对维持脊柱的正确位置、横膈运动、调整自主神经的平衡性有重要作用。因此,各种流派的冥想修行都强调从呼吸训练入手。绵长的腹式呼吸不仅可以平静心情,祛除杂念,而且还是启用后天之气来培补先天元气的方法,具有养生作用。随着冥想修行的深入,呼吸的频率和长度都会发生变化,甚至会出现"胎息"即类似胎儿在腹中不用肺呼吸的状态。

三、冥想的"内观气脉"

佛家禅修注重三脉七轮(能量通道和能量聚集点),佛家靠中脉修炼强化明点,内外相通,进而收放自如连接宇宙。道家修行炼精化气强调打通任督二脉、小周天,进而打通全身经络、大周天,从而百病不侵,延年益寿。佛、道两家虽然修炼的目标不同,但在修炼方法上却殊途同归。

任督二脉首见于《黄帝内经》,在奇经八脉中占有重要地位,对临床诊治疾病有着显著的指导作用,为历代医家所推崇。任脉是"阴脉之海",督脉是"阳脉之海"。任督二脉,一行于腹,一行于背,一前一后二脉相贯,任督二脉交汇于人中穴,对于一身之阴阳有重要调节作用,故古代养生、气功尤重于此。

中脉,是在任督二脉之间,中脉前有任脉,后有督脉,上起顶窍(百会穴前面),下止阴窍(就是会阴部的海底)。中脉被密宗称之为"命脉""大道脉",表示中脉的重要性和功能性。因此,密宗修持的第一大成就即是开通中脉。道家修炼也讲打通中脉,其方法就是打开中脉上的九个窍,即"开窍"。

在我国传统医学的观点里,气是一个很重要的概念,中医把人看成一个精气神的统一体,气和人体的强弱有重要关联,气为血之帅,血为气之母。通过打坐冥想训练,打通任督二脉和中脉,使气血运行通畅,能量运转无碍,培养一身浩然正气,人就会心情愉悦,健康长寿。

(牛海蛟　崔东红)

参考文献

[1] 慈诚罗珠堪布.慧灯之光,第四卷[M].拉萨:西藏人民出版社,2015:4.

[2] Moore A. Meditation[M]. New York:The Rosen Publishing Group, Inc.，2008.

[3] Ann，Schopen，Brenda，et al. Meditation:the forgotten western tradition[J]. Counseling and Values，2011，36(2):123-134.

[4] Wallace R K. Physiological effects of transcendental meditation[J]. Science (New York)，1970，167(3926):1751-1754.

[5] Jiang H，He B，Guo X，et al. Brain-heart interactions underlying traditional Tibetan buddhist meditation[J]. Cereb Cortex, 2020, 30(2):439-450.

[6] Xue T，Li H，Wang M T，et al. Mindfulness meditation improves metabolic profiles in healthy and depressive participants[J]. CNS Neurosci Ther, 2018, 24(6):572-574.

[7] Sheng J L，Yan Y，Yang X H，et al. The effects of mindfulness meditation on hallucination and delusion in severe schizophrenia patients with more than 20 years' medical history[J]. CNS Neurosci Ther, 2019, 25(1):147-150.

[8] Vago D R，Silbersweig D A. Self-awareness, self-regulation, and self-transcendence (S-ART):a framework for understanding the neurobiological mechanisms of mindfulness[J]. Frontiers in Human Neuroscience，2012，6:296.

[9] Gerrig R J，Zimbardo P G，Zimbardo P G，et al. Psychology and life[M]. Boston:Pearson Publishing, 2010.

[10] Wong E. Lieh-Tzu:a Taoist guide to practical living[M]. London:Shambhala Publications，2001.

[11] 南怀瑾.庄子南华[M].上海:上海人民出版社,2007.

[12] 拉兹洛·欧文.微漪之塘:宇宙进化的新图景[M].北京:社会科学文献出版社,2001.

[13] 宗萨蒋扬钦哲仁波切.正见:佛陀的证悟[M].北京:中国书籍出版社,2011.

[14] 惟海.五蕴心理学[M].北京:宗教文化出版社,2004.

[15] 比尔·布莱森.人体简史[M].北京:文汇出版社,2020:55.

第
二
章

冥想的流派

　　冥想,这个既古老又现代、既神秘又流行的名词,看似简单一目了然,实则令人一头雾水。冥想的定义和含义,不仅中、英文词典截然不同,而且不同英文词典也是多种多样,上网查询更是千变万化。近年来,冥想逐渐进入公众视野并被大众接受,但对冥想的理解五花八门,尤其是冥想产品和应用不一而足,难免鱼龙混杂。随着冥想的生物学机制逐渐被揭示,冥想的科学研究百花齐放,心理和医学应用千变万化,科研论文成千上万。冥想的定义和界定困难、分类和分型多样、课程和修习各异、作用和应用广泛,均与其流派众多有关。从冥想的主要流派和技术(包括内观冥想、正念冥想、慈悲冥想、超觉冥想等)入手,阐述冥想的起源、发展和技术,非常有利于解析上述疑惑。

　　虽然冥想不是宗教,只是作为一门"技术"用于禅修等行为方式,但冥想还是被更多地与宗教尤其是佛教联系起来。因此,为了防止误解,也由于学者们对佛教领悟不足,以及限于篇幅,本章主要阐述在国内比较流行、应用比较广泛的正念冥想和去宗教化的内观冥想两个流派与技术。

第一节　正念冥想

正念,梵语 samyak-smrti,巴利语 samma-sati,英文翻译为 mindfulness,在中国被翻译为"念",也特指"正念"。正念源于古老的东方佛教的"八正道"——正见、正念、正定、正语、正命、正思维、正精进、正业,最早的文献出处是佛教《四念住经》,与佛教禅法的四念处息息相关,在 2 600 年前被佛陀释迦牟尼第一次正式介绍,是佛陀倡导的重要修行工具。

乔·卡巴金(Jon Kabat-Zinn)将正念定义为:通过有目的地将注意力集中于当下,不加评判地觉知一个又一个瞬间所呈现的体验,而涌现出的一种觉知力[1]。

一、正念冥想的产生与发展

(一)萌芽阶段

公元前 1500 年,在印度哲学史上,六派哲学中的瑜伽派思想就有与正念相似的思想,这一阶段可以说是正念的萌芽阶段;公元前 589 年,佛祖释迦牟尼在菩提树下结跏趺坐,悟出四谛,并向广大僧众传授,这一阶段可称为形成阶段;随着阿育王的影响扩大,公元前 300 年前后,正念的方法在东南亚地区和中亚地区开始流传,在 15 世纪印度佛学消失之后,斯里兰卡、缅甸等国家保存了正念的修习方法。

1940 年前后,缅甸佛教长老玛哈希等开始面向僧团之外的民间居士普及正念教学。1956 年之后,正念修习的方法开始影响到欧美国家,玛哈希本人也受邀到哈佛大学等高校进行正念教学,正念开始在欧美国家传播。20 世纪 60 年代,越南知名僧人一行禅师将"正念"的理念及方法带到西方世界,为西方心理学注入了新的内涵。1970 年,缅甸吴巴庆、葛印卡在欧洲开展了正念内观教学[2]。

(二)现代正念冥想技术的发展

在 20 世纪 70、80 年代,西方的分子生物学家、心理学家和医学家将正念的概念和方法从佛教中提炼出来,并考虑西方民众信仰等,在坚持其佛学根源的同时淡化宗教成分，强调了注意力管理的普世价值，提出了多种以正念为基础的疗法。这种淡化也打消了许多人的担心，让人们明白不需要成为佛教徒也可以修习正念。

美国马萨诸塞州立大学医学中心乔·卡巴金教授是将正念引入西方主流社会的开创者。1966年，乔·卡巴金教授开始接触佛法，并进行正念禅修，1979年，他在马萨诸塞州立大学医学中心开设了正念减压门诊（原为减压与放松门诊），与此同时，西方科学界及心理学界对正念的研究也大量开启，随后正念在西方心理治疗中开始得到广泛使用。随着正念减压项目的深入进行，一套完整的正念修习体系逐步形成，正念逐渐发展成为当代心理治疗重要的概念和技术之一，并诞生了正念减压疗法、正念认知疗法、辩证行为疗法及承诺与接纳疗法等心理疗法。

（三）正念冥想在中国的发展

在中国，正念以禅宗的修法出现，从菩提达摩开始，到六祖慧能、神秀等发扬光大。正念冥想这一领域在中国起步较晚，近些年才开始发展并有陆续的研究报道。

在1987年前后，有佛教徒陆续将正念相关教学引进中国台湾地区，在2002年左右有心理学家尝试将正念疗法带进中国台湾地区，但对于正念的关注一直都局限在佛教徒中，并未引起社会的广泛关注。直至2007年，正念逐渐被更多人知晓，中国台湾地区成功大学与其他大学举办校际合作论坛，开始介绍正念减压疗法和正念认知疗法。2010年之后，正念工作坊在中国台湾各地逐渐开设。2010年中国台湾地区南华大学开设正念认知疗法课程和本土化的正念疗愈学课程，并向社区、中小学、监狱积极推广。中国大陆的正念主流化工作，则由乔·卡巴金在2011年秋天开启。从2013年起，马萨诸塞州立大学医学中心正念中心的"正念减压"师资培训课程被引入中国大陆，并于2016年完成第一次正念减压师资培训。2017年，经由上海市精神卫生中心和加利福尼亚州健康研究院的努力，首次为中国大陆引进牛津正念中心正念认知疗法的师资培训体系。除引进西方发展出的经典正念课程体系外，华语正念学者们也在致力于发展本土正念课程体系。

2015 年 4 月,中国心理学会临床与咨询心理学专业委员会成立了正念冥想专业组。2017 年 7 月,上海市医学会行为医学分会成立正念治疗学组,该学组也经由医院员工帮助计划(employee assistance program, EAP)培训项目开展正念相关职业减压培训。2019 年 9 月,为了提高中国正念相关研究、实践、教育和传播工作的科学性和规范性,中国心理学会临床与咨询心理学专业委员会正念学组、中国心理卫生协会认知行为治疗专业委员会正念学组多名专家共同发表了《正念干预专家共识》,就正念的定义及概况、正念的身心效果、正念应用的相关要求、常见的正念练习和正念相关的干预展开讨论并达成了共识。

二、正念冥想相关概念

　　正念冥想,不同的专家学者对其称呼不同,除了"正念"之外,还有"觉知""专注力""静观"和"心智觉知"等。作为通用的正念冥想内容,目前与正念相关的提法有以下四种:状态正念、特质正念、正念训练和正念认知过程。

(一) 状态正念

　　状态正念的概念是乔·卡巴金于 2003 年提出的,他认为正念是"一种将注意力集中到每时每刻经历的状态,且对此刻状态下所经历的经验不进行判断",在这种状态下,我们只将注意力投入到当下发生的事情上。柯林斯(Collins)等也认为正念是一种专注于当下的心理状态,他还认为,既然正念是对当下的一种接纳状态,那它就可以通过练习(如正念,减压计划等)达到。布朗(Brown)和瑞恩(Ryan)强调注意力和觉知是正念的核心要素,认为正念是注意力和对当下经验的觉知两个部分的合集构成的。

(二) 特质正念

　　在状态说之外,乔·卡巴金认为正念也是一种特质,他表示"正念普遍存在于生活中,每个人无时无刻不在思考,这虽然是意识的一种持续流动状态,但是也可以被固化,也可以被看作是一种特质"。另外,正念除了被看作是一种意识状态外,还被认定为是一种特定的心理结构,当人们处于这种心理结构中时他们会关注当下并且不加判断。特质正念虽然是人人都有的，但是因为个体的差异，每个人实践正念的程度不同，也就是说每个人特质正念的水平本质上是不同的。状态正念通常被视为个体后天习得的注意力和知觉状态，而特质正念通常被视为个体的一种先天特质。

（三）正念训练

正念及正念训练法最早是在佛教领域被广泛传播和运用。后来伴随西方医学、神经科学、积极心理学等方面实验的不断验证，各种以正念核心要素为基础的正念技能训练和正念系统训练被开发出来，他们被统称为正念能力训练（mindfulness training）。正念训练起源于1979年临床治疗领域辅助治疗的一种手段，称之为正念减压疗法，适用于减轻患者疼痛、疾病与压力。随着在临床治疗领域中不断得到验证，正念训练被进一步拓宽到心理治疗领域，再到非临床的普通人群中，应用于缓解心理压力、改善情绪、提高心理健康水平等方面。正念训练一般以团体小组形式进行，常用的训练包括躯体扫描、正念观呼吸、正念散步、正念瑜伽等。这些练习强调培养对身心一刻接着一刻的觉察能力。当前主流的正念训练方法包括正念减压疗法、正念认知疗法、接受与承诺疗法和辩证行为疗法。

（四）正念认知过程

伴随着神经科学领域的发展，部分学者认为正念是一种调节注意力的认知过程。相较于人们习以为常的判断、自我中心化思考模式，正念是调动人不加判断的态度，去中心化地专注、觉察、接纳当下正在发生的事情。兰格（Langer）认为，正念还是一种自我主动化地信息处理方式，它让人们对当下的对象保持高度专注，敏锐和不加判断地接纳。综合看来，认知过程说更是从主体客体的互动动态关系上解释了人们认知自我、社会、自然界的主动、觉察、不判断和接纳的本质。

三、正念冥想相关技术

具有代表性的正念干预技术有正念减压疗法、正念认知疗法、辩证行为疗法及接纳与承诺疗法等。

（一）正念减压疗法

正念减压疗法由乔·卡巴金于 1979 年在美国马萨诸塞州立大学医学中心的"减压门诊"所创立，原名称为"减压与放松疗程"，后改为"正念减压"课程。该课程的理念是在于辅助当时医院一般的医疗行为，逐步去教导患者运用自身的身心力量，积极参与自己的疗愈和康复过程，为自己的身心健康做一些他人无法替代的事情——培育正念。正念减压课程最初应用于各类躯体疾病患者（如癌症等）的疼痛和压力管理；随后扩展到各类压力人群，如警察、企业工作人员、医护人员、服刑人员等。近年研究表明，针对普通健康人群的正念减压也能提升积极情绪和生活质量。

（二）正念认知疗法

正念认知疗法由临床心理学家乔恩·蒂斯代尔（Jon D. Teasdale）、马克（J. Mark G）、威廉姆斯（Williams）和辛德尔·西格尔（Zindel V. Segal）于 1995 年创立，是融合了认知疗法与正念减压疗法而发展出的一种主要解决长期抑郁症复发问题的心理疗法。传统的认知疗法认为，要帮助患者祛除认知上消极的不理性思维，强调"改变"而不是接纳。与传统的认知疗法相比，正念认知疗法强调的不是去屏除或改变一些歪曲的念头，而是对自己思维的接纳和认同，用好奇和平和的心态去感受，同时提倡积极的自我关照，从而达到降低负性情绪的目的。

（三）辩证行为疗法

辩证行为疗法属于认知行为疗法，由莱恩汉（M. Linehan）在 20 世纪 90 年代创立，用于治疗边缘性人格障碍，强调接纳症状与改变的辩证关系。该疗法认为很多心理疾病均涉及情绪调节、压力承受、人际关系和自我形象方面的功能不良。辩证行为疗法的技能训练帮助人改变生活中的问题行为、情绪、思维和人际模式。随着疗效的验证，治疗群体由最初的边缘性人格障碍患者逐渐扩大到进食障碍、有治疗阻抗的老年抑郁症、物质滥用、B 族人格障碍、创伤后应激障碍等患者。

辩证行为疗法技能训练包括四个模块：正念技能、有效人际技能、情绪调节技能和压力承受技能。其中正念技能和压力承受技能属于接纳维度，有效人际技能和情绪调节技能属于改变维度；正念技能处于核心地位。基本理念是：个体有效觉察当下环境、身心感受和情绪想法等，是其能及时有效使用其他各种技能应对自己问题的前提。

（四）接纳与承诺疗法

接纳与承诺疗法由美国治疗师史蒂文·海耶斯（Steven C. Hayes）提出的，该疗法旨在通过平衡接纳与改变来提高心理灵活性，它包括了六个核心过程：接纳、认知去融合、情景化自我、此时此刻、澄清价值观和承诺的行动。其中接纳、认知去融合、情景化自我、此时此刻过程属于接纳与正念技术；情景化自我、此时此刻、澄清价值观、承诺的行动过程属于承诺与改变技术。通过正念的技术达到接纳的目的，强调接纳与改变的平衡是接纳与承诺疗法的重要特征。接纳与承诺疗法的具体技术包括挑战旧思路、明确"控制是问题"、去融合练习、正念技术、情景化自我、澄清价值观、行动承诺等。研究表明接纳与承诺疗法对精神分裂、边缘型人格障碍、社交恐惧、工作压力、慢性疾病等具有显著的治疗效果[5]。

四、正念练习的基本态度

培育正念的治疗力量并不是机械性地按照一系列步骤或说明就能够成功的，只有当练习者的思维是开放的、觉察的时候才能够真正进入学习、觉知和改变的状态中。在乔·卡巴金看来，面对正念训练，有七个影响态度的因素是非常重要的。这七个因素组成了正念训练的核心。当练习者进行正念训练时，这七个因素将得到严格培养。每个因素并不是独立作用，而是相互依赖、相互影响的。每个因素练习的进程都会加快其他因素的影响。这七个因素组合在一起的时候，练习者就能为自己建立一个强大的正念训练的体系[3]。

（一）非评判

保持纯然的觉察，而不对各种身心经验（如感受、想法、身体感觉等）做好或坏的评判和取舍，即不对自己的想法、情绪、病痛等身心现象作价值判断，只是纯粹地觉察它们。当练习者在练习觉知情绪和思维的初期，经常会惊讶于自己每时每刻都会对经验产生判断，几乎所有我们看到的东西都会在脑海里进行标签和分类。那些对于我们有价值的所有东西大脑都会有所反应。因为一些事物、人和事件由于某些原因让我们感觉很好，我们就会评定这些东西是"好的"；而其他的让我们感觉不好，则我们就对等地很快评定其为"不好的"；而剩下的被我们归类为"中立的"正是因为我们认为这些并没有很大的相关性。当评判的念头出现时，识别它、观察它，搁置评判并采取一种中立的立场。

（二）耐心

对身心的各种状态和外在环境保持平常心，与之和平共处，即对自己当下的各种身心现象保持耐心。耐心告诉我们事情会按照自己的时间进行。因此，我们需要给自己空间去面对这些经验。当它们出现时，它们就是我们的现实状况，当前我们生活的一部分。而当我们的心理处于激动状态时，耐心对于唤醒自身是很有帮助的。练习耐心提醒我们不必为了使生活变得充实而刻意去用任何活动和思想来填充自己的每时每刻。耐心地对待自己的生活就是完全地将自我置身于每时每刻，在适当的时候去接受它。

45

（三）初心

面对每个当下的情境，好奇、开放，不用陈旧的习惯做出自动化反应。我们常常会被自己一些自以为是的想法和信仰蒙骗，而阻碍了去发现事物的真实存在。我们很容易去接受一些平常的东西，而难以从平常当中寻找不平常。而要从当下中发现富足，我们必须培养一种"初学者之心"，愿意去看待每一件事物都如初见，以一种崭新的眼光去认识和理解。这种"初学者之心"让我们能够去接受一切新的可能性和阻止我们陷入那些老一套的自我评价当中。

（四）信任

相信自然和生命的智慧，对练习保持信心和兴趣，相信时机成熟，相应的结果自然出现，而种种结果都是好的安排。对自己和自己的感觉有一种最基本的信任是正念训练必不可少的一部分。在遇到困难和不适的时候，为何不去相信自己的感觉呢？而又为何仅仅是因为那些权威和团体不认同，就将自己的感觉抹杀掉？信任自己、信任自己的智慧和美好，这种态度对于正念训练的任何一个方面都是非常重要的。有些练习者往往很容易受制于导师的名声和权威，而不尊重自身的感觉和直觉，这种态度与正念的精神相背离。正念所强调觉察自身的存在和理解自身的意义，我们希望做到的就是信任自己，从中理解更加完整的自己。

（五）无为

不强求想要的结果，或某种特定的经验，放下努力和希求，只是处于当下，觉察此刻的种种状况。如果我们不能以这种"无为"的态度去看待自己的正念训练，则常常会使得正念训练变得沉重起来，如我们总是会惦记着该如何放松、如何得到启发、如何控制自己的疼痛等。抱着这样的态度，将会妨碍正念的培育。假如你很紧张，就只去关注紧张；假如你很痛苦，就让痛苦伴随你身边；假如你总是在自我评价，就观想这种自我评价的思想活动。你所需要做的只是觉察，以旁观者的视角观察。

（六）接纳

接纳意味着看见事物此刻的本来面目，即接受现状，并且愿意如实地观照当下自己的身心现象。假如你有头痛，就接受你的头痛症状；假如你体重过重，为何不将其看作是对你当下身体状态的真实写照呢？在日常生活中，面对不好的事情，我们忙于去否定、去拒绝，而倾向于使事情往自己喜欢的方向去发展。其实，这种做法往往会妨碍一些积极改变的发生。我们总是忙于否定、忙于拒绝、忙于挣扎，以至于我们没有精力和时间去治愈与成长。这些种种的缺乏正是由于我们缺乏对当下的觉察而导致的。接纳并不意味着我们必须去喜欢所有东西，或者必须以积极的态度面对所有事情和放弃自己的原则与价值观，也并不意味着我们对现状满意，或者放任自己去容忍现状或者放弃改变和成长，甚至于容忍不公正的待遇。这里我们所说的接纳，只是简单地代表着我们愿意去如何地观照世界，观照现状。这种态度使得我们无论在发生什么状况之下都能安然地经营自己的生活。

（七）放下

对已经过去的经验与情境不执着和贪恋，安住在此刻的生命经验中，只是时时刻刻地觉察当下发生的身心状况。当专注于自身的内存经验时，我们很快会发现似乎我们的思维总想着去把握住某些特定的思想、感觉和状况。如果这些经历是愉快的，我们更会尝试着去尽量延长这种感觉，拼命地去抓住它，甚至使它一再出现；同样，不愉快的、痛苦的、恐惧的经历和感觉是我们极力想摆脱的。在正念训练的过程中，我们会有意地去避免这种思维倾向产生。觉察思维将某些经验紧抓或推开时，我们就会提醒自己去放下这些强求的目的，只是任其自然发生。当我们发现自己在评判自己的经验时，我们放下这种评判的思维。我们需要做的只是去认识这些经验，并且不会去进一步地追求更多。同样地，当有任何过去或未来的想法产生，我们任凭其自然发生、自然消亡，不加强求，不加判断，仅仅是时时刻刻地觉察。

五、正念冥想的作用

（一）调节情绪

47

大多数人对于压力、抑郁等负面情绪都是抗拒的，因此我们自身建立了压抑、合理化、投射、转移等多种防御模式，以减少这些不舒服的感受。然而任何负面情绪也都是一股能量，压抑或转移等并不会让这股能量消失，只会更多地储存于我们的身体中，找到合适的机会再爆发。正念的修习是让我们对于任何的情绪都能够不迎不拒，平等对待。尤其是当一些负面情绪升起时，正念让我们可以更好地观照这些情绪的流动，并且不被情绪控制，也不排斥情绪，进而让这些负面情绪自然消失，使我们与情绪和平相处。

正念在西方的实践最早就是从正念减压开始的，大量的实验研究证明了它的有效性。哈佛医学院麻省总院 Sarh Larzar 对 8 周正念减压课程的研究表明，杏仁核作为大脑压力回路中的一个关键中转站，正念练习30 小时左右后可以显示其活跃性降低；3 个月的正念练习可以提高情绪调节的能力；而长期的正念训练可以使负责管理情绪的前额叶区域和负责压力反应的杏仁核区域之间的功能联结性更强，这会使人在面对压力时更加从容。

（二）提高身心健康水平

压力等负面情绪会导致皮质醇等激素水平升高，这会严重影响我们的免疫系统,而免疫系统是人体健康的屏障,这道屏障的失效会让我们首先陷入亚健康状态,进而为各种重大疾病的滋生提供了温床。研究表明,通过长期的正念训练,不仅能够调节我们的心灵,还能够改善我们的免疫功能,从而改善身体健康状况。对于一些疾病,如心血管疾病、糖尿病、哮喘、经前期综合征及慢性病痛等有重要改善作用,甚至能够提高艾滋病患者的免疫功能,也会加速银屑病的治愈速度。

大量有关心理健康状况的研究发现,正念作为治疗策略的一个基本部分,在强迫症、边缘型人格障碍、药物依赖等治疗中必不可少。同样,正念对于预防慢性复发性抑郁症也有所助益。

(三)改善人际关系

在与人交往过程中,将心比心的能力,即能否看到或体验到别人想法、情绪及期待等的能力,是良好人际关系的润滑剂,如果没有这种能力,我们很容易陷入自己的自动化模式,包括负向思维、情绪反应及行为等模式,这些自动化反应让我们无法再掌控自我,进而破坏人际关系。长期正念训练,可以让我们的觉知力越来越高,可以让我们对自己内在反应过程的认识越来越清晰,这样就更容易避开自动化反应,更加有选择、更加身心一致地做出回应,这就如同我们把情绪及行为的方向盘牢牢地掌握在自己手中,对于人际关系的改善有较好的促进作用。

(四)提高注意力

通过正念练习,练习者能够更好地保持注意力集中、减少注意力分散,这种方式相较于使用药物更加安全有效。另有一些研究表明,正念练习者在注意力调控方面有显著效果,如在注意力集中时眨眼次数减少,或是减少对先前刺激物关注时间的延长而忽略新信息的次数。

(五)提升正念领导力

正念领导力是一种新型领导力,不同于传统领导力以控制为手段、以目标为导向的方式,其立足于当下,以自我觉察为基础,同时关注和涵盖他人与环境,从而做出身心一致的回应。脑科学试验证实,当我们过于聚焦于某个目标时,我们的感官知觉、判断及选择都容易受到局限。正念领导者可以做到既有目标,又不局限于目标,从而获得更广阔的视野、更全局的判断力及更高层次的决策能力。

（六）提升创造力

创造力最大的障碍是大脑中那些固化的神经回路，这就如同我们太习惯走某一条路回家时，我们就很难去寻找其他的新路径。另外，创造力也需要平和的心境及放空的状态，因为情绪化，尤其是一些负面情绪，更容易让我们掉入自动化反应，从而制约我们的创造力。《大学》很早就阐述这个道理了，道"知止而后有定，定而后能静，静而后能安，安而后能虑，虑而后能得"。

研究证实长期正念训练可以促进创造力。正念水平与创造力的细致性、顿悟问题的解决率等呈正相关；正念水平与 UUT - 非常规用途任务、RAT - 远距离联想测验、字谜、WPMF - 威廉斯创造力倾向测试等创造性任务表现均呈正相关，即正念水平越高的被试，在大部分创造性任务上的表现越好[6]。

（七）增强幸福感

2001 年，雷贝尔（Reibel）等针对临床患者运用正念减压疗法提升幸福感的研究取得了显著的成果。随后，出现了大量在临床患者中用正念训练提升幸福感的研究。此外，针对健康人群提升幸福感的干预研究也开始出现。安德森（Anderson）等发现正念训练对健康人群幸福感的提升出现了显著效果[7]。

六、正念课程安排

正念减压课程具有全球一致标准化内容，包含 8 周正式练习（每周 1次，每次 2.5～3 小时）与非正式练习。正式练习的形式包括身体扫描、坐姿冥想、正念瑜伽等冥想技术训练，结合小组讨论或分享、动力对话等；非正式练习是指在已经在做的活动中，不特意留出时间来，把正念融入这个活动中，譬如正念进食、正念行走、正念沟通等。每周都会布置家庭作业，每天 45～60 分钟正式正念练习，也有正念带入到常规的日常活动中，目的是让练习者在课堂外继续正式和非正式正念练习。表 2 - 1 为 8 周正念练习日程。

表2-1　8周正念练习日程表

	正 式 练 习	非 正 式 练 习
第1~2周	练习身体扫描,每周至少6天,每天45分钟,带着觉察静坐观呼吸每天10分钟,与身体扫描在不同时间进行	第1周:至少1次正念进餐;第2周:每天觉察1件愉快的事情,记录自己的想法、情感、身体感觉,并找出模式,此外将觉察带到1件日常生活中的事情
第3~4周	交替练习身体扫描和正念瑜伽45分钟,根据实际情况安排,每周6天。继续静坐观呼吸,每次15~20分钟,如果愿意,尝试扩展觉察的范围到包括身体作为一个整体,安坐和呼吸	第3周:每天觉察1件不愉快的事情,记录你的想法、情感、身体感觉及反应,并探索模式;第4周:觉察本周任何对压力的反应,不必试图去改变它们
第5~6周	练习坐姿冥想45分钟,交替进行身体扫描或正念瑜伽。尝试正念行走。第6周,可以引入站立瑜伽或正念瑜伽的其他动作混合	发现自己又在对压力做出习惯性反应或又陷入情感狭窄的时刻,带入觉知;第6周:觉察自己选择吃了什么
第7周	每天45分钟,自行选择练习的内容,可以选择1项或多项,尝试不用语音指导,如果觉得难度太大,也可以参照语音指导	在每天早晨起来和夜晚入睡时进行冥想和放松
第8周	再次使用语音指导,本周至少做2次身体扫描,继续练习坐姿冥想和正念瑜伽,时间安排在自己觉得最方便的地方,如果愿意,包括正式的正念行走	正念练习没有终点,坚持练习

（王玉花　童慧琦　刘兴来　肖健　陈亮）

第二节　内 观 冥 想

内观(vipassana)在古代印度巴利语中是洞见的意思,即观察如其本然的实相,是印度最古老的禅修方法之一,在长久失传之后,2 500多年前被释迦牟尼重新发现。

在佛陀时代的印度语中,passana的意思是"看",如平常的睁开眼看,但vapassana则指一种特别的观看,如实地观察、观察事物的真正面目,即向内贯穿表面的实相,从而深入到整个身心结构内的终极究竟实相。当体验过实相之后,我们会学习到不再盲目地起反应,不再产生不净烦恼。开始的时候，借着观察自然的呼吸来提升专注力，等到觉知渐渐变得敏锐之后，再观察身和心不断变化的特性，体验无常、苦以及无我的普遍性实相，这种经由直接的经验去了知实相的方式，就是净化的过程。

在眼、耳、鼻、舌、身、意六根接触到色、声、香、味、触、法六尘时不要有价值判断，只是保持觉知，不起习性反应。当你看时，就只是看；当你听时，就只是听；当你嗅、尝、触时，就只是嗅、尝、触；当你认知时，就只是认知。

一、内观冥想的传承

内观冥想（vipassana meditation），简称内观，又称内观禅修、内观静坐，是由释迦牟尼所传下，在阿育王时期，由须那迦（Sona）及郁多罗（Uttara）两位尊者传至缅甸。在缅甸，从 18 世纪中叶梅达维法师（Medawi Sayadaw）发扬内观禅，到 20 世纪初雷迪尊者（Ledi Sayadaw，1846—1923）把内观推向在家众进一步推动内观，奠定了现代内观禅运动并最终影响西方。其间的马哈希老师（Mahasi Sayadaw，1904—1982），是现代内观禅向西方传播阶段最有影响力的法师，还培养了当今西方内观禅的第一代领军人物，包括杰克·康非尔德（Jack Kornfiled）、乔瑟夫·戈德斯坦（Joseph Goldstein）和雪纶·纱丝博格（Sharon Salzberg）等。雷迪又将此法门依次传承乌铁老师（Saya U Thet，铁吉 Thetgyi，1873—1945）、乌巴庆老师（Sayagyi U Ba Khin，1899—1971）和葛印卡老师（Satya Narayan Goenka，1924—2013）。

葛印卡师从乌巴庆长者，是当代最伟大的佛教禅修老师之一，也是佛教史上推广禅修最成功、最有影响力的在家居士，在西方培养了数量最多的内观禅修者。葛印卡，祖籍印度，出生于缅甸的曼德勒，当年在全缅甸十年级最优秀学生的候选名单中名列第一。葛印卡在年轻的时候就创立了许多商业和工业企业，并挣得了巨大的财富，同时也创立了许多社会和文化中心，并担任印侨商务主席。然而，巨大的压力使他饱受严重的偏头痛之苦，寻遍缅甸及世界多国的医生都未能治愈。

1955 年，经由缅甸最高法院吴强敦法官引荐，葛印卡结缘内观，向著名的佛教大师乌巴庆长者学习内观技巧,不仅治好了其多年未愈的偏头痛,还净化了心灵,体验到内观法门的最终目标。葛印卡先生在老师的座下修习内观长达 14 年之久,1969 年移居印度,在孟买开办了首个内观课程,之后全心投入弘扬此法,长期举办十日内观,度化印度各阶层的人士,从而声名大噪,成功地将此法门反哺印度。1976 年,他在印度的伊格德布里举办了首个内观住宿课程,并在那里建立了第一个内观中心。

葛印卡老师所传授之技巧,追源溯始,体现出佛陀时代的传统。佛陀的教导从来不涉及宗教派系,他教的是正法、解脱之道是普遍性的。同样,葛印卡老师所遵照的传统,也无宗派之分。因此,葛印卡老师教导的内观冥想,深刻吸引了各种背景的人士,包括来自世界各地任何宗教或无宗教信仰的人。葛印卡在印度及东、西方国家传授了 300 多门课程,学生数以万计。1982 年起,他开始委任助理老师协助他指导课程,以应对课程日益增长的需求。

葛印卡老师经过 50 余年的努力,已把纯正的佛法由缅甸成功地带回到它的发源地——印度,其后又从印度传播到世界各地,并先后在世界各地成立了内观中心。目前全世界有 160 余个内观中心、120 余个非中心,遍布亚洲、欧洲、美洲、大洋洲和非洲,包括印度、斯里兰卡、泰国、缅甸、尼泊尔、日本、法国、英国、美国、澳大利亚等。内观中心使用统一的教材和课程安排,运用 59 种不同语言教授内观技巧。在我国也有中文翻译的内观课程。内观中心除了提供 10 天经典课程外,有的还提供 20、30、45、60 天的长课程。所有课程都是免费的,食宿等费用皆由从该课程受益的旧生们乐捐。由于内观课程仁爱慈悲的性质与特点,课程在世界不同地方开设,对象广泛,如在校学生、政府官员、警察、法官等,甚至还在监狱为服刑人员开设并取得了很好的效果。目前已有不少监狱将 10 天内观课程用于服刑人员,在中国及印度、以色列、蒙古、缅甸、泰国、美国、新西兰等多国的监狱开展,并得到了实证研究的支持,课程所关注的贪爱与嗔恨等问题,与偷盗、暴力、性侵等犯罪行为密切相关,帮助服刑人员净化心灵并培养积极品质,在出狱后也能更好地适应社会生活。

我国目前的内观中心都是非中心,不太固定,包括福建龙岩南禅寺内观中心、辽宁丹东双灵寺内观中心、四川都江堰般若寺内观中心、河北石家庄灵岩寺内观中心等，还曾有山东青岛内观中心、内蒙古包头内观中心、北京永清内观中心、福建三明内观中心、福建厦门内观中心、甘肃庆阳内观中心、北京云中阁内观中心、福建漳州内观中心、河南郑州内观中心、南京内观中心等。

另外，内观于 20 世纪 60、70 年代传到西方，经过一二十年的发展，于 20 世纪 90 年代起在西方风行。近 20 年来，内观禅成为当下方兴未艾的正念运动的主要理论和技巧来源，在现代心理学、神经科学、医学等现代科学研究的扶持下，其影响已经进入各专业领域，尤其是心理治疗、医学领域（见正念相关章节）。

二、内观冥想的基本过程

内观的标准模式是为期 10 天的住宿课程。参与的学员要在整个课程期间待在清净、杜绝任何干扰的场地环境，只能在指定的范围内活动，不与外界接触。学员要遵守严格的作息时间表，不可以阅读或写字，并且暂停任何宗教仪式或其他的练习。学员相互之间须在前 9 天保持完全静默，到第 10 天解除禁语，让学员稍作调整以适应回去后的生活。

课程内容层层递进。在课程前 3 天半，从观息法（anapana）开始练习，即观察自然的呼吸，练习心的专注。到课程的第 4 天，转而练习内观法（vipassana），这是以身体的感受为工具，对整个身心的现象做有系统的观察，体会和发展无我、无常等内观智慧。第 10 天练习 metta-bhavana，即慈悲观（慈心观、慈心禅），与众生分享他们所获得的功德，这是葛印卡内观的重要特色，尤其在西方获得了广泛接受，成为西方内观禅几乎不可缺少的内容。课程在第 11 天的早晨结束。

简言之，内观冥想练习就是在承诺受持戒律遵守道德规范的前提下，培养专注力，发展洞察力，探究自我实相并净化内心的不净。

三、内观冥想的特点

葛印卡老师所教导的内观法之所以与众不同，其特别之处在于它的简单、合乎逻辑，完全没有教条，最重要的是它所带来的结果，可以让人们得到内心真正的安详，过快乐、有益的生活。

内观不是基于盲目信仰的一种典礼或仪式，不是一种知识上或哲学上的满足，不是一种休闲、度假或社交的良机；不是对日常生活磨难的一种逃避。

内观是一种根除痛苦的技巧和方法；是一种生活的艺术，每个人因而能对社会有正面的贡献；是一种净化心灵的方法，使我们能以宁静、平稳的方式面对生活的压力和困难。

1. 内观冥想的方法是普适的　内观禅修以宣扬内观禅的普适性为特色，淡化佛教背景。葛印卡老师宣称内观禅及其技巧适合所有宗教背景的人士，其技术也适应任何社会和时代的人群采用。传统佛教中的佛像、仪礼等外在形式、文化、民俗的时间和地域适应性的内容几乎被彻底放弃。内观禅在西方去宗教化更加彻底，力求简洁而不掺入复杂的仪式和宗教传统，内观老师基本上不会提到西方人觉得水土不服或无法接受的佛教教义，内观被传授为一种对当下生活有益的实用性和经验性的治疗和练习。

烦恼和苦是每个人都要面对的问题。当一个人感到愤怒时，他的愤怒不分宗教，愤怒就是愤怒。随着愤怒而变得焦躁不安时，这焦躁也是不分基督教徒、印度教徒或佛教徒的。如同一种常见疾病需要普遍性疗法，内观就是这样一个疗法，因为没有人会反对下述的普遍性原则，即维护他人安详与和谐的道德生活守则，培养信念的专注，发展洞察力并借着洞察力来探究自我实相并净化内心的不净。

虽然内观法是由佛陀所开展出来，并且长久以来保存于缅甸的佛教团体中，但它本身不含宗教色彩，更非只限于佛教徒才可以修习，任何背景的人都可以接受它、运用它。1969 年，葛印卡先生由乌巴庆老师授权成为内观的指导老师，同年回到印度教授内观。在印度这个种姓制度及各个宗派强烈对立的国家，葛印卡老师的课程吸引了包括西方人在内的来自不同背景的人参加内观课程。

内观不是专属于特定的某个有组织的宗教或宗派。不管什么人，在任何时间、地点都可以练习，没有任何限制，也不会因为种族、背景或宗教的不同而有所冲突。来自不同社会、传统和宗教的人士学习这个方法，都能获得同样的利益，这些人仍可称自己为印度教徒、佛教徒或者基督徒，这些称呼不会构成任何不同，人就是人。

在缅甸的传统里，教导禅修一直是出家人的职责。然而，如同他的老师一样，葛印卡老师也是一位在家人，而且是一位大家族的一家之长。不过，他清晰的教导及方法本身的效果，赢得了缅甸、印度、斯里兰卡资深法师的认同，有些法师还曾在他的指导下参加了内观课程。

尽管葛印卡老师极具吸引力，但他并不希望弟子对他唯命是从。相反的，他教导学生要对自己负责。他说内观真正的考验来自生活，他鼓励修习内观的人应该走出去，快快乐乐地生活，不要只是一味静坐。

2. 内观冥想的结果是快乐的　葛印卡老师本人，是内观特质的最佳例证。他是一个实事求是的人，既能机智敏锐地处理日常事务，又能在任何情况下保持超凡的平静心。平静之外，对众生深具慈悲，对任何人都能悲悯其情。他绝不是不苟言笑的严肃长者，他的幽默感展现在他的教导当中。参加过课程的学生都难以忘怀他爽朗的笑声和他常挂在嘴边的话"要快乐"！很显然，内观为他带来了快乐。他殷切地希望，借着教导大家这个方法，来与大家分享他的快乐，因为内观使他受益良多。

3. 内观冥想的课程是免费的　为了保持方法的纯净，葛印卡老师坚持，禅修绝不可变成生意。他所指导的课程及内观中心都是完全非营利性的。他本人对于所做的工作无论是直接还是间接都不收取任何报酬；他所授权、代表他指导内观课程的助理老师也是义务服务。他弘扬内观法，纯粹是对众生的服务，是为了帮助需要帮助的人。

4. 内观冥想的传播是低调的　虽然葛印卡老师是少数在印度与西方都极受尊崇的精神领袖之一，但是他避免所有对他的个人崇拜，让学生专注于这个方法，发掘内在的实相。他从不自我宣传，宁愿靠口耳相传来传播内观的好处。而且他一再强调，实际修习内观，比著书立说重要。因此，他虽然指导了那么多人，但并不那么广为人知。威廉·哈特（William Hart）编著的《内观：葛印卡的解脱之道》（*The Art of Living: Vipassana*

Meditation as Taught by S. N. Goenka）出版于 1987 年，是第 1 本葛印卡老师指导与认可的有关内观的完整研究。此书由我国台湾地区内观禅修基金会翻译，不过笔者更喜欢翻译为《内观：生活的艺术》[8]。

四、内观冥想的作用原理

内观冥想的科学研究几无报道。笔者也曾多次联系内观课程老师和组织者，拟对练习内观冥想的人进行科学研究，但都无功而返，主要原因之一也是上述的低调不宣传。即使如此，我们也可以从仅有的内观报道中发现其科学的属性。

每个人都想要过快乐的生活，这是基本的人类需求。借由拥有钱财、权势和沉溺于感官享受的所谓快乐，并非真正的快乐，因为这类快乐非常脆弱、不稳定，而且短暂。为了获得真正的快乐、永恒的快乐，你必须深入自己并祛除积藏在心灵深处的所有不快乐。当你产生负面情绪时，不快乐也同时生起，便不可能感到快乐和安详。只要你继续产生负面情绪，像愤怒、仇恨、恶意和敌意，这些积留在心灵深处的不快乐就会持续地繁衍。

每当有负面情绪或不净念头生起时，我们会变得焦躁不安，安详与和谐是不能与负面情绪或不净念头并存的。当不如意的事情发生了，渴望的事情不能如愿以偿，他人某些行为不如我意等，就会产生负面情绪。人的一生不断重复这种过程，不想要的不断地发生，渴望期待的却渺不可得，生命是那么苦涩。

若要解决此问题，一个途径就是设法使生命中每一件事都尽如我所愿，没有任何不如意的事发生在我身上，但这根本是不可能的。那么，当不如意的情景发生时，如何才可以不盲目地产生反应和焦虑不安，维持安详与和谐？

很多先贤大德对人类面对的苦所找到的解决办法是，每当不如意的事情发生，内心开始产生愤怒、恐惧或其他负面情绪时，即刻把注意力转移到别处。这个办法行得通，的确可以消除内心的焦虑不安。然而，此方法只能在意识表层发挥功效，表面看来一片安详和谐，其实负面情绪被推到更深的潜意识层面，使得原有的不净烦恼在此层面中不断地繁衍扩增，积压着的负面情绪迟早会爆发。

转移注意力只不过是在逃避问题。逃避不是解决方案，要面对它。每当心中升起任何的负面情绪时，只有面对和观察它。这听起来很妙，但实际上也很难行得通，因为对一般人来说，当怒火生起时，往往未曾来得及观察已经失控了，包括伤人害己的行为或言语。更何况，不净烦恼往往是在不知不觉的情况下产生的。另外，我们也不可能请几位监督员时刻观察我们的情绪并提醒我们。

然而，当我们观察事物的终极究竟实相，就找到了真正的解决方法。每当负面情绪在心中生起时，身体上就会发生两件事：一是气息失去正常的节奏，呼吸开始加重，当然还有其他交感神经兴奋的表现，这是比较容易观察到的，最关键的是呼吸不会停止；二是在更深的层面体内会产生各种神经内分泌免疫代谢等反应，并呈现出某些感受。

也就是说，不管任何时候，当心中有任何不净杂染烦恼生起时，身体的某些部位就会随之产生各种各样的感受。虽然一般人无法观察心中抽象的不净杂染，但经过适当的训练和练习，就能很容易地观察呼吸和感受，而这两者与心理状态息息相关，也和心中的不净杂染直接关联。借由观察呼吸和感受，你便是间接地观察自己的内心，观察心中的杂染，是如其本然地面对实相而非回避问题。换言之，观察气息和感受为我们提供了一个实际的解决办法，给予了我们很好的帮助。当不净烦恼念头在心中生起，我的呼吸马上失去常态，我接受此警告。同样的，感受也传达信息给我。当接受到警告之后，我开始观察我的呼吸、我的感受，接着不净杂染会逐渐失去它的力量，烦恼念头也渐渐消逝，而你会保持安详和快乐。

这种身心现象就像一个铜板的两面，一面是心中所出现的意念或情绪，另一面是身体的呼吸或感受。任何意念或情绪、任何不净烦恼或念头，均会在当时的呼吸和感受中显示出来。借由观察呼吸或感受，我们其实在观察心中的不净。不论是气息或感受，以一颗平稳的心只是观察，不再起反应，不再增加自己的痛苦。我们没有逃避问题，而是如实地正视实相。如果我们持续地觉察，心中的不净烦恼终究会完全消失，从而保持安

57

详与快乐。被净化的心总是充满着爱,对他人的失败和痛苦充满着慈悲,对于他人的成就和快乐感到欣喜,面对任何境遇都保持着平等心。

这种直接体验自身的实相、自我观察的技巧,就是"内观冥想",是佛陀所教导的"生活的艺术",是通往真正快乐生活的一种简单、直截了当的方法。

五、内观冥想的作用

内观是往内观察自己身心实相的一个方法,以智慧洞见一切烦恼的根源,从中解脱。内观是开拓内心智慧及发展爱心的一种过程,使人能以安详的心态去面对生命的起伏;是对治身心痛苦的一剂良药,使内心达到完全的净化,对一切众生充满爱与慈悲。

当我们的身体脏了、衣服脏了,会很在意地去清洗。然而,当我们的心污染了,却不在意去净化它,从而给自己时时刻刻带来痛苦,也散播痛苦给周围的人。个人内心平静安详了,他的人生就会变得美好,从而渐渐地影响周围的人,推及整个社会也变得和谐。因此,内观是一种不需花费社会资源而能给社会创建和谐环境的方法工具。

参加内观冥想课程,我们能从中学到很多。

1. 学员以谦卑的态度及感恩的心学习 解脱痛苦的内观课程完全不收取包括膳宿在内的任何费用,不论是经典的 10 天课程还是进阶课程(四念住和 20、30、45、60 天课程)都不收费。不收费的理由是"法"是无价的。一旦法被定了价,就成了商品,则会被污染。学员到内观园地修习,如出家人一样地生活,所有生活资具都是受人供养,学员因此学习放下自我,以谦卑的态度依靠他人的供养过活并欢喜接受。

当然,在课程结束时,如果学员觉得获得收益,出自内心纯净的感激,想护持往后来修习的人,可以依自己的能力做布施。这种布施不求回报,是一种感恩品德。

2. 学员要遵守基本的道德规范 学员在内观课程中遵守五戒和中心的作息规定。五戒往往被认为是佛教徒的戒律,其实也是我们一般人应该遵守的基本道德规范。持守五戒的人,心中不会忐忑不安,行为不会受人指责，也不会触犯国法。在日常生活中要持守完好的戒律是很困难的，但在内观中心，因为有良好的环境和氛围、忙碌的作息，又有无所不在的义工从旁协助，要持守清净的戒律变得容易得多。在课程中实际获得了持守五戒的好处，回到世俗生活后也会受潜移默化的作用。

因此，到中心学习内观，过 10 天持戒清净的生活，对个人是非常有意义的。

3. 课程在完全的静默中进行　课程期间，学员需要保持神圣的静默。如有修习上的困难，可以向老师请益讨论，如有生活上的需求，可以和事务长接洽。为什么要静默？我们习惯于向外攀缘，因为攀缘，我们的心总是波动不安。如同滚滚的洪流中，我们看不清里面的砂石和树枝，非得到了缓流的地方，河水变得清澈了，我们才能看清。

所以，10 天的课程需要保持完全的静默，包括禁语和禁止任何形式的肢体语言。如果禁语成了一种仪式，"我已发誓禁语，我不会说话"，实际上你却一直通过书写或手势或眼神与他人交流，那么这个誓约是毫无意义的。在课程中，你不但从声音上保持静默，而且在内心里你努力让自己的心保持静默。没有手机、电脑、电视、书、笔、纸，不能听歌和做除了慢走之外的任何运动，禁止言语、手势、眼神上的任何交流和身体的接触。早 4 点起床，晚 10 点入睡，除吃饭睡觉和短暂的休息之外，每天能做的就是静坐、静坐、静坐。

我们的心不仅时时有过往的习性在激荡，而且又不时地在攀缘，所以一直没法平静，我们看不清内心里有些什么样的杂染。在内观课程中，学员有机会做一次深入的内省。

4. 课程以训练觉知当下开始　人心总是喜欢游荡在过去、未来和概念上，却不想活在当下，但人必须活在当下。过去的已经过去，于事无补，将来的还没到来，也无助于现在，而概念也是空幻不实。生活中很多问题是源自我们没有活在当下，从而制造出无边的痛苦。我们要让心活在当下，要培养掌握当下实相的能力，摆脱旧有习性的左右。只有充分掌握当下时我们才能做出正确的行动，而不是习惯性的反应。

内观课程前 3 天的练习以观察呼吸来训练觉知当下。采用呼吸作为

训练专注的对象,有以下几个原因:

- 呼吸是我们与生俱来的,时刻不离我们;
- 呼吸能反映我们的心理状态;
- 呼吸是连接我们身心已知和未知部分的桥梁;
- 观察呼吸很容易进入觉知感受,对内观修习很有帮助。

用观察呼吸习得对心的专注,培养觉知当下的能力,成为心的主人。

5. 开发智慧,摆脱束缚,止息痛苦　从内观课程的第 4 天开始,教导学员从头到脚观察全身所产生的不同的感受。以课程前 3 天所学得的专注力,用来觉知身体上的感受。这些感受可能是愉悦的,也可能是不愉悦的。

人们对人、事、物产生好恶时会做出惯性反应,常以身体上的感受、念头或情绪等方式呈现出来。念头很空泛,难以捉摸,但它们呈现时,身体上会有感受显现。因此,观察感受就成了一个很具体而有效的方法。内观教导我们借由观察身体上的各种感受来训练我们的平等心。一旦平等心培养出来,再加上觉知力,我们就有了掌握当下能力。在培养平等心的过程中,学员学习到客观地、不加批判地观察感受时,会发现感受有着无时无刻不在变化的特性,即无常。无常变化的现象是无法由我们控制的,即没有一个"我"。

因此,学员在课程中培养出了知无常、苦、无我的智慧。

6. 培养慈心的关爱　内观课程第 10 天上午传授慈心观,教导学员如何将慈心的关爱分享给众生。慈心观是善心的修持,清净心的自然流露。由于学员在前 9 天的精进修行,祛除了很多的不善心,心变得柔软了。为了使学员能够保持这种柔软心,教授他们练习慈心观,从而在以后的日常修持中也始终保持这份柔善、清净的心。此时,禁语也解除了,学员可以相互地交流学习心得。与此同时,如果学员想要发心护持以后的学员来中心学习,他们可以有纯净和不求回报的心,量力捐款。

以清净的心去关爱他人,是内观修行者善心的流露。

7. 将内观应用在生活中　内观是"生活的艺术",给我们的生活提供了优良的指导。10 天的课程结束后学员已培养了 2 项能力,即觉知和平等心。当我们想过如法的生活时,可能会有很多的险阻,那么"觉知"和"平等心"就会时时刻刻将我们的心导入如法的道上,这样解脱就有了希望。

这是学习内观的好处,受到法的保护,让我们过如法的生活。

总之,内观课程的作用如下:

- 内观是往内观察自己身心实相的一个方法,以智慧洞见一切烦恼的根源,因而从中解脱。
- 内观是开拓内心智慧及发展爱心的一种过程,使我们能以祥和的心态去面对生活中的起伏。
- 内观是对治身心痛苦的一剂普遍药方,可适用于任何人,与种族、性别、宗教背景无关。
- 内观的目的是使内心达到完全的净化,对一切众生充满慈爱与悲悯。
- 内观使你体验生活的艺术。

(蒋春雷)

参考文献

[1] Kabat-Zinn J. Mindfulness-based interventions in context:past,present,and future[J]. Clinical Psychology-Science and Practice,2003,10(2):144-156.
[2] 泽仁姆. 佛教正念及其修习的当代价值[D].成都:西南民族大学,2018.
[3] 陈丽珍. 乔·卡巴金的"正念修行"心理治疗探析[D].泉州:华侨大学,2013.
[4] 周洁. 正念冥想缓解高中生心理压力的应用研究[D].兰州:西北师范大学,2014.
[5] 曾祥龙,刘翔平,于是. 接纳与承诺疗法的理论背景、实证研究与未来发展[J].心理科学进展,2011,19(7):1020-1026.
[6] 徐一心. 正念促进创造力? ——观察与专注的不同作用[D].重庆:西南大学,2017.
[7] 徐慰,刘兴华. 正念训练提升幸福感的研究综述[J].中国心理卫生杂志,2013,27(2):197-200.
[8] 威廉·哈特. 内观——葛印卡的解脱之道[M].海口:海南出版社,2009.

推荐阅读

1. Al-Hussaini A,Dorvlo A S,Antony S X,et al. Vipassana meditation:a naturalistic,preliminary observation in Muscat[J]. J Sci Res Med Sci,2001,3(2):87-92.

2. Chavan D V. Vipassana：the Buddha's tool to probe mind and body[J]. Prog Brain Res，2008，168：247-253.

3. Chiesa A. Vipassana meditation：Systematic review of current evidence[J]. J Altern Complement Med，2010，16(1)：37-46.

4. Ronel N，Frid N，Timor U. The practice of positive criminology：A vipassana course in prison[J]. Int J Offender Ther Comp Criminol，2013，57(2)：133-153.

5. Szekeres R A，Wertheim E H. Evaluation of vipassana meditation course effects on subjective stress，well-being，self-kindness and mindfulness in a community sample：Post-course and 6-month outcomes[J]. Stress Health，2015，31(5)：373-381.

6. Zeng X，Oei T P，Liu X. Monitoring emotion through body sensation：a review of awareness in Goenka's Vipassana[J]. J Relig Health，2014，53(6)：1693-1705.

7. 杜继文，魏道儒. 中国禅宗通史[M]. 南京：江苏人民出版社，2008.

8. 铃木大拙. 铃木大拙禅学入门[M]. 林宏涛，译. 海口：海南出版社，2012.

9. 理查德·科克，格雷格·洛克伍德. 极简法则[M]. 李璐，译. 南昌：江西人民出版社，2018.

10. Strick M，van Noorden T H，Ritskes R R，et al. Zen meditation and access to information in the unconscious[J]. Consciousness Cognition，2012，21(3)：1476-1481.

11. Alda M，Puebla-Guedea M，Rodero B，et al. Zen meditation，length of telomeres，and the role of experiential avoidance and compassion[J]. Mindfulness，2016，7：651-659.

第三章

冥想的生物学基础

十分有趣的是,冥想的过程是一场神经元之间的战争。当我们意识杂乱时,大脑的 850 亿个神经元常处于半混乱的活动状态,每时每刻都在进行一种临时的自然选择,这种自然选择正是注意在选择意识内容的过程。英国脑科学专家丹尼尔·博尔所著的《贪婪的大脑》写道:"人类的意识总是贪婪地想要注意所有事物。"在这个"注意力经济"的时代,我们的注意力越来越不受自己控制,而是被碎片化信息、流媒体视频、个性化算法掠夺,而冥想就会成为一个很好的过滤机制。20 世纪 90 年代初,冥想科学开始走向公众。人体的奇妙之处时常让研究者惊叹。想象这样一幅画面:在你冥想之时,那些人脑上美丽的沟回、奇异的功能区、进化之手雕刻的层层神经元产生奇异的信号和独特的联系,那些细胞体内构想精巧的 DNA、RNA、蛋白质也在悄然改变。科学的浪漫主义总是让人如此着迷⋯⋯

本章将主要介绍冥想的生物学基础,引领读者对冥想的认知从大脑整体逐渐深入到分子领域,探索冥想科学之谜的独特魅力。

第一节　冥想的脑科学基础

我们都知道,脑是人类最重要的器官之一,人的一言一行都离不开脑,例如调节呼吸、心率和血压,控制饥饿、口渴、性欲和睡眠周期等。除此之外,脑还参与更高级的功能,如注意、情绪、感知和意识,并按照发出的指令执行相应的任务,自我意识的产生是最高级的表现形式。冥想是心性训练,和脑的联系最密切,本节从脑科学的角度尝试探索冥想的作用机制。

脑的功能离不开脑结构,因此,我们有必要对脑的结构进行一个简单的科普。脑可分为六个部分:端脑、间脑、小脑、中脑、脑桥、延髓。其中,端脑是位于脑最上端的部分,包括左、右大脑半球;而大脑半球又划分为额叶、顶叶、枕叶、颞叶和岛叶。每个半球表面的灰质叫大脑皮质,大脑皮质的褶皱表面覆盖着脑沟和脑回,其中凹陷称为脑沟,凸起称为脑回,例如常说的扣带回就是大脑皮质皱褶凸起的部分。大脑皮质的褶皱结构是人类与其他物种大脑最明显的区别之一,皮质折叠不仅能容纳更多的神经元,还能缩短神经通路,从而加快数据处理的速度。额叶、顶叶、枕叶和颞叶的大脑皮质又可以再进行划分。例如覆盖额叶前部的大脑皮质称为前额叶皮质(PFC),人类的前额叶皮质可以划分为两个不同的区域,即外侧前额叶皮质和腹内侧前额叶皮质。其中,外侧前额叶皮质分为背外侧前额叶皮质和腹外侧前额叶皮质,腹内侧前额叶皮质则分为内侧前额叶皮质和腹侧前额叶皮质。这些皮质还可以再细分,例如我们比较关注的内侧前额叶皮质,再细分下去就有一个经常被各种研究提及的覆盖在扣带回前部的区域——前扣带回皮质。

另外,大脑皮质的深层是白质,在白质中端脑的空腔是侧脑室,埋在白质中的核团叫基底节。基底节包括新皮质、纹状体、丘脑下核、苍白球、黑质网状部和黑质致密部。其中纹状体是基底节的最大组成部分,分为腹侧纹状体和背侧纹状体,腹侧纹状体是由伏隔核和嗅结节组成,而背侧纹状体由尾状核和壳核组成。纹状体协调认知的多个方面,包括运动和行动计划、决策、动机、强化和奖赏，可以在得到奖赏的时候释放更多的多巴胺，而多巴胺恰好是可以令人产生愉悦感的神经递质。

冥想能够改变大脑的结构。Meta分析表明，冥想会引起八个脑区的持续性改变，具体包括了元认知的关键区域额叶皮质，与外在感知和内在感知相关的感觉皮层和脑岛，与记忆巩固有关的海马，与自我意识和情绪调节有关的前、中扣带回皮质和眶额叶皮质，以及参与半球内和半球之间交流的上纵束和胼胝体。通常情况下，结构的改变意味着功能的改变。研究表明，冥想能够改变大脑功能，如激活基底节、边缘系统和内侧前额叶皮质。除此之外，冥想还能够改变一些功能网络，例如，长期冥想的人，其默认网络活动往往会减弱。

冥想的脑科学基础主要探索的是冥想对脑的高级功能及结构的影响，但冥想对脑的影响范围相当广泛，因此，结合现有研究发现，我们主要从注意、情绪控制和自我意识三个方面探索冥想的脑机制。此外，冥想强调"心"，虽然这个"心"不能等同于解剖学意义的心脏，但也有密切的关系，因此我们还探索了冥想对脑-心轴的影响。

一、冥想对注意的影响

注意是指主体有选择地持续关注一个客体。例如狮子在捕猎的时候往往会锁定目标，即便他的眼前有一只更加瘦弱的斑马，他也会继续追着先前锁定的目标而不会临时改变运动轨迹。换言之，注意就是主体在所有信息的集合中，只关注其中的一点，而主动或被动地忽略其他可感知的信息的过程。意识的聚焦、集中是注意的本质。在冥想过程中，主体即冥想者，客体可能是一些内在、外在的物体或模型（如莲花或菩萨像等），也可能是一些看不见的东西（如自身的呼吸、表象等），或是对自身本体性的觉知，这个过程也需要注意。

参与注意的脑区主要包括前扣带回、毗邻的内侧前额叶皮质和纹状体。此外，纹状体也是奖赏回路的关键脑区，在一定的奖赏条件下，这些脑区可以产生诸如多巴胺等令人愉快的物质，从而使人产生愉悦感。

初级冥想者需要集中注意力到某一点上，从理论上来讲，与注意相关的脑区在冥想的时候应该会被激活。对于初学者,他们往往需要付出很大的努力去注意,才能够进入冥想的状态。在这个努力的过程中,经常会激活大脑背外侧前额叶皮质和顶叶皮质。研究认为,此处皮质与注意的"选择性"有关,是注意力集中过程中不可或缺的脑区[2]。值得一提的是,在神经科学领域,对背外侧前额叶皮质的研究非常普遍,它与认知活动、注意力选择有关。背外侧前额叶皮质的激活可以认为是初学者在冥想的时候,需要较大认知活动和注意力参与。

对于经验丰富的冥想者来说,他可以不费力地达到相同甚至是更高级的冥想状态,而这个过程主要是激活了前扣带回皮质和纹状体。前面提到了前扣带回皮质的一个功能是注意,但事实上,前扣带回皮质的主要功能还有纠错能力。高级冥想者冥想时前扣带回皮质的激活可能与其在冥想的时候可以做到"了了分明"相对应,即便"如如不动",也可以非常清楚地辨别是非对错,甚至说,是达到了比静息态更加清楚的状态。而纹状体则可能发挥了奖赏的作用。研究表明,冥想后被试的纹状体能够释放更多的多巴胺。如果说冥想经验丰富的人可以轻松地进行冥想,而且在冥想时能够体会到极度的喜悦,那这可能说明高级冥想状态不仅能激活前扣带回的纠错功能,还能够激活纹状体的奖赏系统,进而产生愉悦感。

冥想的时候需要集中注意力到某一点上,应该尽可能地减少与冥想无关的想法,尽量避免走神。一个人在清醒状态下没有专注于外界时,大脑区域最活跃的网络被称为默认模式网络,默认模式网络与注意网络负相关。最近的研究表明,当个人思考自我或他人、回忆过去或展望未来时,默认模式网络也很活跃。从注意的角度来讲,冥想的时候强调练习者保持注意,则其默认模式网络活动减弱。既往研究表明,熟练的冥想者在冥想时其默认模式网络处于减弱状态。从注意的角度来讲,减弱的默认模式网络刚好对应一个高度的专注状态。另外须注意的是,复杂的功能往往对应的不只是某一个特定的脑区,例如注意的过程既激活了前扣带回皮质也激活了内侧前额叶皮质;与此类似,特定的脑区也可能对应多个不同的功能,如前扣带回皮质,除了与注意相关,也与纠错有关。

除了简单地分析整个冥想过程可能的潜在机制,我们也关注冥想时不同状态对应的不同机制。崔东红课题组在 2016 年到西藏的琼柯寺和四川嘉曲寺,采集了 85 名僧侣的脑电图、心电图数据。其中僧人的冥想经验至少超过 5 年,最高达到 35 年,平均冥想时间为 18.29 年。3 个派别的僧人进行冥想的方式略有不同,据僧人的主动报告,一般冥想 10～15 分钟后会进入深度冥想的状态。我们采集了僧人 10 分钟静息态的脑电图数据和 30 分钟的冥想状态的数据,并对其进行分析。

结果发现,相比于静息态,僧人(经验丰富的冥想者)在冥想的时候 δ 波段能量显著降低。δ 波段是指 2～4 Hz 的脑电信号,通常在睡眠时会有更多的脑电信号处于 δ 波段,因此 δ 波段能量较高则意味着个体处于相对放松的状态。而冥想的时候降低 δ 波段能量则说明冥想是一种觉醒的状态。同时,我们还发现了高频能量的增加:额叶的 β、γ 波段能量显著高于静息态。β 波段是 14～30 Hz 的脑电信号,通常被认为与注意力有关,有研究指出,经验丰富的冥想者 β 波段的出现是藏族僧人处于深度冥想时的标志;γ 波段则对应 30～100 Hz 的频率,被认为与执行某种认知或者运动功能有关,而在冥想的相关研究中,γ 波段能量的增加被认为是从自我意识处理向经验焦点的转变[3]。综上所述,高频段能量的上升和低频段能量的下降都是与注意有关的过程,表明冥想的过程是个强调注意和感知的阶段,而不是完全放松的状态,同时也暗示了冥想是对"自我意识"的淡化(在自我意识部分详细分析)。

而在静息态(不冥想的状态),僧人的 δ 波段能量显著高于普通藏族群众,表明僧人在不冥想的时候处于更加放松的状态。再加上前文提到的,冥想的时候僧人的 δ 波段能量显著降低,表明其处于一种觉醒的状态。结合冥想时和静息态 δ 波段能量的变化,我们可以认为,长期冥想有助于强化神经可塑性,使其在平时能够更加地放松,而在冥想的时候更加警觉。

除此之外,使用了动态分析的方法对僧人冥想过程进行分析。冥想早期(冥想开始之后的 10 分钟内),高频段能量的增加只局限于额叶脑区,而在冥想开始 15 分钟后,脑电高频部分能量开始上升,且在 15～25 分钟内一直保持较高水平。因此说明僧人冥想 15 分钟之后达到了深度冥想状态。同时,这也表明在深度冥想时注意所达到的水平比早期高。另外,还发现深度冥想时 γ 脑网络的聚类系数和全局效率显著增强,这意味着更高效的信息传递网络,表明深度冥想时大脑处于高度专注的状态,可以高效处理各种信息。这些都表明深度冥想对注意的集中比早期强。

长期的冥想训练者,注意力的持久保持能力十分惊人。崔东红课题组研究西藏长期冥想僧侣发现一个实际的案例。为一位有 30 年冥想经历的格鲁派僧人做 64 导脑电监测,监测范式是请他看前面电脑屏幕上轮流出现的"X"和"Y",告诉他只数"X",不数"Y",此时记录脑电;然后再给他戴上耳机,并告诉他会听到不可预测、没有规律出现的枪声,但如果出现枪声请不要理会枪声,仍然数"X"。检测者发现,当枪声出现时,这位僧人的脑电波竟然没有变化。这在普通人中是难以做到的。

二、冥想的情绪调节作用

在日常生活中,"情绪"指各种有意识的感觉,如快乐、愤怒、恐惧、惊讶、厌恶、嫉妒等。由于"意识"本身的定义有待确认,所以情绪的定义暂时还不完整,但现在更多地将情绪概念化为主观感受、生理反应和行为的组合,使人类和其他动物能够对内部和外部刺激做出适应性的反应[4]。

情绪调节至关重要。日常生活中对亲朋好友的感情培养与维持,对工作任务的认识与完成任务的态度,乃至对世间万物的喜好厌恶等都离不开情绪调节。在情绪调节发生问题时甚至可能出现极端的行为,如自杀。

冥想者的情绪调节可以指冥想者在冥想过程中的情绪调节过程,也可以指冥想者经历冥想训练之后对日常生活中所有刺激做出反应的改变。例如,初级的冥想者在冥想训练过程中会被要求保持专注,这就要求冥想者处理消极情绪,保持饱满的积极情绪,否则持续的专注难以做到。而高级的冥想者在冥想时,经常会出现积极的情绪,如愉悦和知足感。还有研究表明,冥想者在经常冥想之后更容易产生同情心。这都是情绪调节的作用。

尽管不同的情绪调节策略对应不同的大脑网络结构,但大多数情况下，情绪调节都会激活大脑的前额叶区域。大脑的前额叶区域，包括内侧前额叶皮质和前扣带回皮质，主要通过参与边缘系统的活动来调节情绪，同时确保当前的情绪调节策略与调节目标一致　　。不同的控制策略之间存在细微的差异，但在冥想过程中，前扣带皮质、前额叶皮质和边缘区始终参与了冥想期间情绪反应的调节。正如前面提到的，冥想训练过程中，初级冥想者需要处理消极情绪，并在漫长的冥想过程中用力保持专注；而高级的冥想者在冥想时，经常会自动出现积极情绪，如愉悦和知足感。因此对应的脑区也会在冥想训练之后得到激活，而这些脑区与前文提到的与注意力有关的脑区有较多重合。

唐一源教授开发的整体身心调节法（integrative body-mind training，IBMT）　源自古老东方的冥想传统，不强调努力控制思想，而是强调要实现一种宁静的警觉状态——保持高度的意识，并达到身体、思想和环境的平衡，相当于第一章提到的"觉观"。临床随机试验表明，IBMT 通过中枢神经和自主神经系统之间的相互作用，改善注意力、创造力、工作记忆、自我调节和免疫功能，可以减轻压力，诱导神经可塑性。IBMT 与其他形式的冥想方式有相同的关键成分，目前已经证明 IBMT 可以作为一种简单易学的冥想方法，来探索短暂的冥想（几小时）是如何改善注意力控制和情绪调节的。其实 IBMT 的实质就是冥想入门必需的"觉观"训练。觉观是冥想的入门必备技能，也是通往禅定的基础状态。

在一项研究中，大学生被随机分配到 IBMT 组或放松训练组，均进行5 次短期的训练，每次的训练时间控制在 20～30 分钟　　。在试验中，放松训练组作为对照组，是认知行为疗法的一部分——渐进放松训练。需要强调的是，放松训练仅包括身体肌肉放松，不包括冥想和与冥想（精神）有关的训练，这是将放松训练组作为冥想组的对照的必要条件。在 5 次训练之后，通过分析注意力网络测试结果发现，IBMT 组在执行注意力控制方面的表现明显优于放松训练组，同时 IBMT 组在情绪状态自我报告上显示出积极情绪增强、消极情绪和疲劳感降低。此外，IBMT 还可以降低应激激素皮质醇的水平、增加免疫反应，这些都表明 IBMT 对健康有益。在另一项研究中，利用前面所述的随机对照设计，用积极和消极情绪

69

状态量表进行分析,发现 IBMT 组比放松训练组显示出更好的积极情绪状态和较低的消极情绪状态。类似的,有研究显示,与对照组相比,为期8 周的冥想训练显著降低被试的消极情绪。这些结果表明冥想可以有效地提高自我控制能力,包括注意力控制、情绪调节和压力反应。从理论上来讲,冥想培养的"当下意识"和"非判断接受"对促进自我控制至关重要,因为它们增加了经验领域对情感线索的敏感性,并改善了对初期情感线索的反应,这些情感线索有助于及时发出控制需求的信号,包括了有效的情绪调节。

需要再次强调的是"当下意识"和"非判断接受"正是"觉观"的两个关键因素,觉观就像镜子照物,只是"照",有注意相伴,但不评价、不判断,这就是在冥想中常常强调的"观照"。此时的观照"认知不动、情感不动、判断不起",这种状态,就是觉观,不是觉知。因为"知"在某种程度上就有了主观的判断和评价,而觉观的训练正是心性的机能的训练,是"明心见性"的训练。

除此之外,脑影像研究还表明,冥想促进了前扣带回皮质和邻近内侧前额叶皮质的大脑活动,从而增强了情绪的控制。另一项研究则发现僧人在冥想过程中脑岛的激活显著增强,这种激活强度还与冥想经验显著相关;而脑岛与情感分享、同情等情绪有关[8],所以这一结果也说明冥想过程中与情感相关脑区的活动增强;除此之外,冥想还能改变大脑的中扣带回皮质和眶额皮质的活动,中扣带回皮质在情绪调节中有重要作用,而眶额皮质不仅是与决策有关,还和情绪调节(尤其是消极情绪)密切相关。

传统的心理学研究认为情绪调节是有意识甚至是故意的,但近来有研究提出情绪调节并不总是有意为之,也可以是在无意识或隐式的层面上进行(将有意识或故意的情绪调节称为"显式"情绪调节,显式情绪调节习惯的形成可能会使策略选择阶段变成隐式)[9]。这些隐式调节过程引导人们选择合适的情绪调节策略,促进情绪调节策略的制订。一些精神疾病与内隐情绪调节的缺陷有关,例如,焦虑患者在情绪处理的非指示性和自发调节方面表现出明显的缺陷。事实上,冥想情绪调节的相关研究还为无意识的治疗开辟了新道路,最近的冥想研究表明吸烟者通过内隐情绪调节不知不觉地改善了情绪并缓解了成瘾行为。这可能是因为，冥想过程能够改变内侧前额叶皮质或前扣带回皮质脑区的活动，而这些脑区对于情绪调节有重要作用，通过冥想刺激这些脑区对被试的情绪调节进行改善，从而改善其成瘾行为。从另一个角度来讲，负面情绪往往会带来不好的结果甚至是危险的后果，最典型的精神疾病就是双相情感障碍。双相情感障碍患者在躁狂状态容易因为冲动而盲目消费，在抑郁状态则容易对整个世界感到极度的悲观，甚至导致自杀等危险的后果。如果冥想的情绪调节作用能够有效增强患者的情绪调节能力、减少甚至避免冲动的行为，或许能够对双相情感障碍等疾病进行有效干预。我们会在后续章节中详细地介绍冥想作为干预手段的相关研究及其可能的机制。

如果说短期冥想可以通过增强前扣带回皮质活动进而加强注意力和情绪调节，那么随着冥想练习时间延长会发生什么呢？

唐一源课题组将本科生随机分配到 IBMT 组或放松组，使用弥散张量成像技术获取所有被试的静息态大脑图像，分析训练前后的白质变化。通过分析各向异性分数，发现大约 10 小时的 IBMT（4 周内 20 次）增加了放射冠的各向异性分数。放射冠是将前扣带回皮质连接到其他结构的重要白质束，各向异性分数越高白质完整性和传导效率越高。这项研究说明冥想训练可以提高大脑白质的效率。

为了进一步分析冥想练习时长的作用，他们测量了 5～10 小时训练的白质变化，发现与放松组相比，5 小时 IBMT 冥想只是改变了轴突，并发现情绪调节和轴突变化之间的相关性，表明冥想训练调节情绪与前扣带回皮质的结构性变化相关；而 10 小时 IBMT 冥想则使髓鞘和轴突均变化。长期冥想训练可以带来更大的好处，包括注意控制、情绪调节能力更强及免疫功能更好。冥想的训练效果与训练时间有关，可以认为部分训练效果是随训练时间累积的。

前扣带回皮质是冥想调控的关键脑区，也与许多疾病有关，如情绪障碍、物质滥用、创伤后应激障碍和精神分裂症等。通过冥想训练加强前扣带回皮质的活动或连接能力可以作为一种改善或预防各种精神障碍的方法。在后面的章节中,将论述冥想在精神健康领域的应用。

另外要注意的是,除了前扣带回皮质或内侧前额叶皮质之外,还有其他大脑区域,冥想也会激活如背侧前额叶皮质和杏仁核。

三、冥想对自我意识的影响

自我意识,译自英文"self-awareness"。在西方哲学和心理学中,自我意识亦称自我,主要是指个体对自己存在状态的认知。觉察到自己的一切(包括躯体、生理活动、心理活动)而区别于周围其他的人与物。1890年,美国心理学家、实用主义哲学家——威廉·詹姆斯(William James,1842—1910)把自我概念引入心理学。詹姆斯认为自我是个体所拥有的身体、特质、能力、抱负、家庭、工作、财产、朋友等的总和,并把自我分为纯粹自我和经验自我。纯粹自我指一个人知晓一切东西,是由不断更迭和传递其内容的当下思想构成,即把当下思想看成是纯粹自我;把作为对象的个人称为经验自我。美国社会学家、心理学家及哲学家乔治·赫伯特·米德(George Herbert Mead,1863—1931)认为自我是两种"我","客我"和"主我"("I"和"me")的结合体。"主我"是指通过角色扮演而形成的社会中的自我,"客我"是指并非作为意识对象的独立个体。米德认为,自我是后天在社会相互作用中形成的,儿童并不具有天生的自我意识。美国人本主义心理学家卡尔·罗杰斯(Carl Ransom Rogers,1902—1987)认为自我是个体对个人的特性、人际关系及其价值规范的知觉。他认同自我有"主我"和"客我",但他又把自我分成"现实自我"和"理想自我"。现实自我是真实的自我,是较符合现实的自我形象;理想自我是一个人期望实现的自我形象。一个人的这两种自我是否和谐与趋近,直接影响他的心理健康。奥地利精神科医师、心理学家、精神分析学派创始人西格蒙德·弗洛伊德(Sigmund Freud,1856—1939)把"我"分成"本我""自我"和"超我"。本我是指原始的、与生俱来的潜意识的结构部分,其中蕴含着人性中本能的冲动和生命力,它按照快乐原则行事。自我是指意识的结构部分,处于本我和超我之间,监督本我,予以适当满足,它按照现实原则行事。超我是人格中最道德的部分,代表良心、自我理想,处于人格的最高层，它按照至善原则行事。

　　综合现代心理学对自我的研究，试图从心理结构来论述自我的概念，他们都从某个角度、一定层次上揭示了自我，但尚在描述自性本体的外在现象，尚未深入到本体。只有弗洛伊德的"本我、自我、超我"理论触及本体的边缘，接近佛教的"我"和"自性"理论。佛教理论中"我"和"自性"不同，"我"是存在于"色、受、想、行、识"之中，是"自性"外在的变幻，即"戏论"，而这必将导致对真正本体的错误认识；而自性是本源、本体、本心，是那个透过形形色色的"我"的背后的本体。"我"如同镜子上的污垢尘埃或被照见的东西，而自性就是镜子能"照见"的机能。如果"我"不祛除，自性就不能显露。要体认"自性"和"本体"，必须进入"无我"的境界，才能看到那个真正的"不增不减、不垢不净"的本体。因此，强调用禅修的方法去除"我"和"我执"，去观照、体认、觉悟那个"自己的心性"，一旦体认到心性，这个时候也就是"明心见性"。正如《心经》中讲到的"行深般若波罗蜜多时，照见五蕴皆空，度一切苦厄"。即当明心见性，大智慧升起的时候，就会知道宇宙规律，包括人类社会规律、人自身的规律，人就通透、明白，就离苦得乐了。

　　冥想的初级阶段，需要较强的有意注意参与，让纷繁复杂的"我"和"我执"沉寂、消散。当冥想进入熟练和自动化程度，能够很容易地进入觉观状态，这时候有意注意（也就是念力）就不那么重要了。因此初级冥想者和熟练冥想者所激活的脑区和模式网络是不同的。

　　现有研究表明，默认模式网络除了在静息态的时候活动较强，而在大多数执行任务的时候（如注意时）则被抑制；但当涉及与自我相关的活动时，默认模式网络的活动显著增强，表明默认模式网络与自我相关的活动正相关，与注意负相关。研究表明，熟练冥想者冥想时默认模式网络的活动显著减弱说明注意增强，而自我意识减弱。据此，我们推测，熟练冥想者达到自动化状态，无须有很重的"念"（即有意注意）即可达到高度专注、自我意识减弱、杂念止息的状态。

　　此外，脑 MRI 研究结果表明，初级冥想者冥想时会引起外侧前额叶皮质的激活，而外侧前额叶皮质是参与内省的重要脑区。在冥想的初期，

73

高频能量增强仅在前额叶皮质中发生,只有在深度冥想时,高频能量增强才涉及大部分脑区,表明与自我有关的模式在冥想过程中是变化的。冥想训练改变了自我的模式,进而改变对信息的处理方式,可以认为这种自我意识的转变是冥想产生有益效果的主要主动机制之一[10]。而冥想的不同阶段(早期、中期和晚期)可能调节了前后中线网络之间的动态平衡。这些皮质结构的变化可能反映了冥想练习后的自我可塑性。而实际上,由于现代心理学对"自我"的定义比较模糊,因此,现有的生命科学对"自我"的研究也比较少,对于冥想过程对自我意识的影响,以及该过程中对应的大脑的活动,我们知之甚少。尤其是冥想最终实现的明心见性的自性体认的状态,可能需要有足够多冥想经验丰富的被试,经过一段比较漫长的冥想实验才足够深入地研究。另一方面,冥想可以提高自我控制能力、改变自我意识。因此,冥想在治疗有自我干扰的精神疾病方面有较大的潜力,我们在后续章节中会介绍冥想对于部分精神疾病的治疗作用。

四、冥想对脑-心轴的影响

冥想通过对大脑的调控可以增强注意、改善情绪调节及改变自我意识,但冥想能否对身体的其他部位造成影响呢?传统的中国文化总是强调"用心",如"用心体会""用心感受"。当然,现在我们知道"体会"或"感受",应该是脑的功能。但已有研究表明,心脏跳动可以作为一种刺激,通过稳态调节向中枢神经系统发送信息,而中枢神经系统收到该信息后也会向心脏发送信息,进行互动,我们将这个过程简单地称为脑-心轴。那如何探索"脑-心轴"的变化呢?一种常见的方法是心跳诱发电位(heartbeat-evoked potential,HEP)。其原理是,找到心电图的 R 波,确定其持续时间,再以这个时刻为基线,往前和往后一段时间,作为一个时间窗,通过叠加多个这样的时间窗的脑电信号即可得到 HEP。我们在实验中取的时间窗为-200~600 毫秒,也就是说,将心电图 R 波开始前 200 毫秒到 R 波结束后 600 毫秒时间窗的脑电信号进行叠加平均,得到一个事件相关电位。在这个过程中,我们把心跳的 R 波作为一种刺激,而大脑对这种刺激的反应作为观察指标。

　　为了明确 HEP 可能的机制,我们以常用的事件相关电位——失匹配负波(mismatch negativity,MMN)为例,简单介绍事件相关电位的原理。在一段时间内,给被试 2 种不同的刺激,则对应地产生 2 种不同的脑电信号。我们通过将这 2 种刺激引起的 2 种脑电信号相减,即可得到失匹配负波。如果 2 种刺激相近,则引起的反应应该相似。如果失匹配负波越大,则说明 2 种刺激的差异越明显,或者说,大脑认为的 2 种声音的区别越大。由此可见,MMN 是大脑对 2 种刺激的分辨能力。MMN 波幅越大说明分辨能力越好。从这个角度上来讲,精神分裂症患者的失匹配负波往往小于健康对照,这反映了患者对 2 种刺激的分辨能力下降,恰好映射精神分裂症患者认知功能的损害,因此,目前认为 MMN 是识别精神分裂症一个有效的生物标志物。

　　对于 HEP,其波幅较大,心电信号和脑电信号的区别越大,越不协调;而 HEP 的波幅减小,则可以认为脑电信号和心电信号的区别越小,脑-心的配合越有默契。上海交通大学崔东红教授、童善保教授和美国卡耐基梅隆大学贺斌教授合作研究了长期冥想的藏传佛教僧侣和普通藏族群众的脑电和心电信号[1],通过对比僧人冥想时和静息态的 HEP,发现僧人在冥想时的 HEP 在 R 波后的 340～360 毫秒显著降低;而通过对比僧人和普通藏族群众静息态的 HEP,我们发现僧人在 R 波后 280～320 毫秒的 HEP 显著低于藏族群众。HEP 幅度的下降反映了脑-心的协调,这说明冥想能够有效促进脑-心的交互,而且其效应是可积累的,长期冥想的人即使是在静息态,其脑-心的交互作用也强于健康对照。

　　而除了 HEP 之外,还有没有其他方法用于研究脑-心轴呢? 有,典型的耦合作用,通过计算心电信号和脑电信号的相关性研究冥想时脑心的相互作用。笔者团队研究了传统藏传佛教冥想背后的神经和内脏系统的整合与自发的全脑时空动力学后发现,在默认模式网络(DMN)中,神经对心跳的反应有明显的瞬时调控作用,以及冥想诱导的脑电图(EEG)活动的 γ 和 θ 波段中的大规模网络重构。此外,脑电 θ 波段的颞额网络连接性与冥想体验的持续时间呈负相关,γ 振荡与冥想期间的 θ 振荡具有唯一的定向耦合性。总的来说,这些数据表明,DMN 中的心脏活动的神经体现和大规模时空网络整合是冥想的心-脑轴的基本神经机制,并进一步提示冥想可以利用皮层可塑性,诱导大脑网络内在的组织和活动的即时与持久变化。

总的来说,我们能够在一定条件下探索冥想对脑-心轴的影响,但是由于脑和心的交互作用本来就非常复杂,目前能够得到的结论还比较浅,无法深入挖掘其中的生理意义。

五、小结

总之,冥想影响的脑区基本上都与前额叶、前扣带回皮质和默认模式网络相关,而这与注意、情绪调节和自我意识都密切相关。从不同阶段的冥想者来讲,我们可以将冥想者分为三个练习阶段层次——初级、中级和高级冥想者。这三个阶段的冥想者需要不同的努力,达到的冥想状态也不同。对于初级冥想者,他可能在试图进入冥想状态的时候会很费力,要进行注意的控制,并用精神力来避免走神。对于中级冥想者,他仍然需要一定的努力才能保持冥想状态,但是可能已经可以用较少的努力就能保持冥想状态。而高级冥想者则可以轻松地进入冥想状态,并体会到其中的愉悦感。诚然,不同的冥想阶段可能涉及不同的大脑网络。例如,初级冥想者努力集中注意力主要涉及抑制非目标的刺激或干扰,这种心理过程主要涉及外侧 PFC 和顶叶皮质的激活。然而,有长期的实践,熟练的冥想者可以较轻松地保持注意的冥想状态,这个阶段高级活动相关的外侧 PFC 活动反而减少。此外,开放监测冥想(觉观)不需要很费力地持续观照,这个过程通常涉及前扣带回皮质和纹状体网络,是他们的功能,甚至结构发生改变。

从结构上来说,高级的冥想者大脑结构可能会发生比较大的变化,而初级冥想者可能不存在大脑结构的改变或只有细微的改变。5 小时的冥想只是与轴突的变化有关,但 10 小时的冥想增加了髓鞘和轴突的变化,表明训练的时间对大脑结构的影响是逐渐累积的。

对于冥想者在冥想时的不同状态的分析,我们认为只有高级冥想者能够在一次冥想过程中实现体认自性,而初级和中级的冥想者可能都无法达到自性体认。我们主要分析高级冥想者的早期冥想状态和深度冥想状态,发现在整个冥想过程都存在与认知相关自我意识(分别念、散乱思维)的减弱,但是到了深度冥想的时候这些分别念、散乱的自我意识会进一步减弱。我们的数据及僧人的主观描述仅支持将 30 分钟的冥想状态划分为两个阶段,即浅度和深度冥想。如果说 30 分钟的冥想必定能够进入一个深度冥想的状态,那么可能单纯从能量分析的角度来看并不能区分初级和中级冥想阶段;而如果说 30 分钟的冥想可能只能达到中级冥想状态,则说明 30 分钟的测试时间还不够,没有将深度冥想的部分包含进来。虽然目前的脑科学已经在一定程度上反映了冥想对脑结构、脑功能及神经网络的影响,但我们对冥想的脑机制的认识还很肤浅,有待今后进一步深入研究。

（崔东红　唐一源　杜礼钊）

第二节　冥想的分子生物学基础

一、冥想对基因表达的影响

随着冥想已被大众广泛接受和应用,冥想的科学研究也在蓬勃兴起,并得到大量的科学数据。尤其是近年来,一些研究已从功能基因组学的微观角度探索了冥想对生理心理的影响。尽管目前的研究存在一些不足,如研究设计缺乏统一标准、样本不足、缺少合理的对照等,即便如此,研究结果仍给了我们一些启示,尤其是冥想对免疫调节产生的作用,如冥想影响免疫细胞转录、炎症及固有免疫反应相关的功能已得到了广泛验证。这些研究数据将有助于我们更好地理解冥想的生物学机制。

(一) 长期冥想相关训练的基因表达研究

冥想引起基因表达变化的研究始于 2005 年,随后几乎每年都有相关的研究成果发表。早期的几项研究(2005—2012 年)主要围绕长期进行冥想相关训练的健康人的外周血中性粒细胞或外周血单核细胞（peripheral blood mononuclear cell，PBMC）的基因表达变化。冥想相关训练包括气功、放松反应和瑜伽等。尽管早期研究的实验设计较简单，主要采用对照研究，甚至有的只采用了冥想前后的自身对照研究，总体纳入的样本量也较小，但研究者仍然认为长期冥想训练对基因表达有显著影响。表达变化的基因主要涉及免疫调节、细胞代谢及氧化应激等，而这些基因变化的方向与应激引起的基因表达变化是相反的，提示冥想在调节机体免疫功能、提高应对应激能力方面是有益的。这些研究为后面的研究者提供了参考。

2005年，研究者利用包含12 000个基因的基因芯片检测了6名气功训练者和6名健康对照血液中中性粒细胞的差异表达基因。研究发现，长期气功训练者的免疫相关基因，如干扰素-γ、干扰素相关基因和干扰素调节基因表达增加，细胞代谢相关基因、细胞应激反应基因普遍下调[12]。

2008年，研究者利用基因芯片检测了19名放松反应的训练者和20名健康对照的PBMC的基因表达变化。发现长期训练者与没有训练或者短期训练者的基因表达谱不同。差异表达的基因主要集中在氧化磷酸化、蛋白分解代谢、mRNA剪接、核糖体、代谢过程、NF-κB信号和凋亡调控等细胞信号通路，这些基因变化与应激反应引起的基因变化方向相反[13]。2013年，研究者探讨了长期放松反应（4～20年）、8周短期放松反应及新人在一次放松反应训练（或对照音乐）后基因表达的变化（训练前、训练后、训练后15分钟）。结果显示，长期训练者比短期训练者或新手的改变基因更多，而且在放松反应后15分钟差异最明显。能量代谢、线粒体功能、胰岛素分泌和端粒维持相关基因的表达增加，其中线粒体ATP合成酶亚单位γ（ATP5C1）和胰岛素是该网络中的关键基因，它们能促进线粒体能量的产生和利用；炎症反应、应激相关基因的表达降低，其中NF-κB途径中的基因MAPK14、HSPA5、PTK2B是该网络中的关键基因。值得注意的是，放松反应训练不是经典的冥想训练[14]。

2008年，研究发现Sudarshan Kriya练习（SK&P，一种结合了姿势、呼吸和冥想的瑜伽技巧)可能引起 PBMC 的基因表达变化[15]。这项研究包括 42 名经过 1 年 SK&P 的训练者和 42 名未进行任何常规体育锻炼或任何正式压力管理的健康人。结果显示，SK&P 组谷胱甘肽 S-转移酶基因、抗凋亡基因 *Cox-2* 和应激反应基因 *HSP-70* 的表达明显高于对照组。提示 SK&P 可能通过改变相关基因的表达来触发机体更好的抗氧化状态、抑制细胞凋亡，调节免疫功能，进而达到更好的应对环境压力。

2012 年，有人研究了 2 名经验丰富的冥想练习者(一人有 23 年经验，另一人有 25 年经验)入定状态时的基因表达变化[16]。研究人员将冥想者处于常态时采集的血液样本作为对照。当每个冥想者感觉他进入了"定中意识"状态时，记录他冥想时的脑电图。其中一名参与者练习禅宗和昆达里尼冥想(Kundalini meditation)，另一名参与者则冥想心灵的宁静和佛陀的可视化。这些冥想练习形式类似，均源于佛教。冥想后，在一天的同一时间(间隔不超过 1.5 小时)采集血样，以控制昼夜基因表达的变化。两位冥想者的新陈代谢、细胞周期、免疫、细胞凋亡和应激反应相关基因的表达降低，提示冥想不仅可以改善免疫功能，还有抗衰老的作用。

(二) 短期冥想相关训练对癌症群体全基因组的研究

2012 年以后，研究者们开始关注短期冥想对基因表达的影响。因为短期冥想更容易被大众采纳和训练，其中常见的是正念减压疗法(mindfulness-based stress reduction，MBSR)以及其他衍生的短期冥想课程。研究设计也较前期研究更为合理，采用了随机对照研究，匹配了性别、年龄、体质指数(body mass index，BMI)、饮食等混杂因素，这些因素可能对基因表达有重要影响。很多研究也表明冥想可以缓解癌症患者及其家属的精神压力、失眠和疼痛等症状，因此冥想对癌症群体基因表达的影响受到研究者的关注。2012—2014 年有 4 项分别基于乳腺癌患者的随机对照研究，探索了冥想相关训练对全血或 PBMC 全基因组表达谱的影响。这些研究大多设置了跟踪随访，有的甚至比较了随访时基因表达的变化，为冥想对基因表达变化的持续性影响提供了线索。4 项研究均得出较一致的结论：冥想相关的短期训练能降低 NF-κB 的活性和（或）增加干扰素反应因子和糖皮质激素受体的活性。

癌症相关性疲劳是与癌症或癌症治疗相关的疲劳，是癌症患者的一个主要症状，也是患者认为最苦恼的症状之一。大多数患者在治疗过程中将出现一定程度的疲劳，并且约 1/3 的患者在治疗后疲劳会持续多年。癌症相关性疲劳严重影响患者及其家属的生活质量，包括身体、心理社会及经济/职业等诸多方面。先前的研究发现，疲劳的乳腺癌幸存者比不疲劳的乳腺癌幸存者有更高的炎症水平。2014 年有学者研究了 12 周瑜伽干预($n=16$)或 12 周的健康教育($n=15$)对癌性疲乏的乳腺癌幸存者基因组转录图谱，发现与 I 型干扰素反应相关的基因表达下调，而 I 型干扰素之前曾被认为与癌症患者的疲劳有关[17]。相比健康教育组，瑜伽干预组 NF-κB 活性降低，糖皮质激素受体活性增加，cAMP 反应元件结合蛋白活性降低，表明瑜伽有调节炎症的作用。

2015 年，另一项研究评估正念干预对早期乳腺癌（0～Ⅲ期），在减少压力、抑郁和炎症活动方面的影响[18]。与前述研究结果类似，正念显著下调了 19 个促炎基因的表达。转录因子 NF-κB 活性显著降低，糖皮质激素受体和干扰素调节因子活性增加。

2014 年，一项太极治疗乳腺癌幸存者失眠的随机试验对 PBMC 全基因组转录图谱进行分析，发现相比认知行为疗法，为期 3 个月每周 2 小时的太极训练组 19 个促炎基因的表达减少了 9%，I 型干扰素反应和抗体产生相关的 34 个基因表达增加了 3.3%。生物信息学分析表明，促炎转录因子 NF-κB 的活性降低[19]。

（三）短期冥想对其他疾病患者基因表达的影响

2012 年，研究报道 MBSR 可降低老年人孤独感，并改变其促炎相关基因的表达[20]。孤独感是老年人发病和死亡的重要危险因素。例如，孤独的老年人罹患心血管疾病、阿尔茨海默病和各种原因死亡的风险均增加。研究发现，在基线时，有更多孤独感的老年人表现出以 NF-κB 转录因子为靶点的促炎基因的高表达。在 MBSR 之后，参与者减少了孤独感，基因分析显示促炎基因表达模式发生了逆转。进一步分析表明，改变表达的基因主要来自单核细胞和 B 淋巴细胞。

2013 年,有研究对照顾虚弱或痴呆症家庭成员进行 Kirtan Kya 冥想干预[21]。在这项随机对照研究中,23 名照顾者每天在录音指导下进行 12 分钟的冥想,练习 8 周,另外 20 名照顾者为对照组,闭着眼睛每天听放松的音乐 12 分钟。基线及 8 周后的 PBMC 全基因转录图谱分析发现,冥想组免疫球蛋白相关基因表达上调,促炎细胞因子 NF-κB 和即刻早期基因、抗病毒反应基因 IRF1 相关转录减少。

2015 年,有研究人员探索放松反应影响肠易激综合征和炎症性肠病患者的基因表达[22]。研究发现,炎症反应、细胞生长、增殖和氧化应激相关基因表达改变。

2015 年,有学者进行了一项太极干预失眠的大规模随机对照研究,检测了基线和第 4 个月的全基因组转录图谱[23],发现太极干预措施降低了 CREB 的活性、激活蛋白 1(调控细胞分化、增殖和细胞死亡)的活性,并略微增加了糖皮质激素的活性。

(四)不同冥想流派对基因表达的影响

2012 年,有人研究了不同冥想方式对基因表达的影响[16,24],发现不同冥想方式有共同影响的基因,但两者差异表达的基因更多,提示不同冥想方式对基因表达的调控不同。例如静默冥想和身体扫描冥想均能引起显著的基因表达变化,包括免疫系统/炎症、癌症及细胞结构和功能,但静默冥想和身体扫描冥想改变表达的基因数量不同。研究者认为,由于不同冥想在基因表达变化上的差异,不同冥想可能对身体的影响也不同。

(五)小结

在冥想对基因表达的影响研究中,NF-κB 活性下降和干扰素相关基因表达上调是最主要、一致被公认的关键改变。研究认为,冥想逆转了与应激相关的转录组变化,从而抵消了应激对免疫系统的影响。

目前冥想基因表达研究都是一些初步探索,存在明显局限性,研究数目也相对较少,而且其中一部分并不是冥想,而是类似的心理治疗技术。因此,还不能明确得出冥想的有效性是基于这些基因表达变化的结论。

第一，目前研究缺乏能够模拟冥想训练的阳性控制组。阳性控制组除了不采纳冥想方式外，其他过程，例如训练时间、所处环境、社会支持及训练者与受训者间的关系等都应该相似；冥想训练的有效度取决于定期练习的数量和质量，但大多数研究都没有衡量练习频率，只是简单地假设坚持程度很高；冥想是精神活动，质量也很难衡量，如注意冥想的时间和程度都会影响其效果。

第二，目前研究存在较多混杂因素。研究测试了不同的冥想方法，甚至包括带有冥想元素的相关方法（如带有运动元素的太极和瑜伽），有些甚至不是冥想（如放松反应）。此外，也没有严格评价被试所处的冥想阶段和冥想深度。最后，研究对象虽然对某些指标（如性别、年龄、种族）进行了匹配，但是还有很多混杂因素（如饮食、锻炼习惯等）没有匹配。这些混杂因素都会对基因表达谱产生重大影响。

第三，目前研究仅停留在冥想的基因表达改变层面，尚未深入到冥想对心身影响的机制。换言之，虽然研究者们看到了冥想对基因表达的影响，但对这种影响与心理、生理变量间的关系并没有展开分析，因此，仅仅是基因表达的变化，还不能直接说明冥想带来的基因变化与冥想带来的生理、心理变化之间的关系。另外，冥想相关训练改善免疫系统功能的结论是根据基因表达差异的信息，利用生物信息学分析间接得出的。尽管研究者们看到了促炎症基因表达减少，但并没有直接生物学结果表明炎症状态的改变。未来需要直接在体外研究冥想前后免疫细胞的变化与基因表达的关系。

第四，目前冥想基因表达研究的样本还较单一。大部分基因表达数据来自 PBMC。基因表达具有组织特异性，PBMC 的信息不能直接反映其他组织器官基因表达变化。因此，考虑对其他可采集到的组织（如皮肤或肌肉活检）进行研究，以及进一步分析免疫细胞亚群及细胞器（如线粒体）中的转录和功能变化，对认识冥想的生物学机制也十分重要。

第五，目前冥想的基因表达谱主要是在 mRNA 水平的信息，尽管mRNA 是调控基因表达的第一步，也是最关键的步骤，但蛋白质才是生命功能的最终执行者，因此，分析冥想对蛋白质水平的影响十分重要。笔者项目组已对 78 例长期冥想的格鲁派、宁玛派、噶举派的藏地僧侣和 47 例当地没有冥想经验的健康对照的血浆蛋白组进行了比较分析，发现长期冥想能改变免疫、心血管功能、糖脂代谢相关蛋白的表达。尽管不同冥想派别影响的蛋白质不同，但这些蛋白聚集的信号通路相同，主要集中在以上 3 个功能通路。

　　认识目前冥想分子机制研究的局限性，便于今后使用更完善的研究设计来控制多种混杂因素的非特异性影响，并在更大的独立样本中进行重复验证，从而获得更确切的结论。

二、冥想对表观遗传的影响

（一）表观遗传

83

　　经典遗传学（genetics）是指由于基因序列改变（如基因突变或多态性等）所引起的基因功能的变化，从而导致表型发生可遗传的改变；而表观遗传学（epigenetics）则是指在基因的 DNA 序列没有发生改变的情况下，基因功能发生了可遗传的变化，并最终导致了表型的变化。表观遗传包括：

　　（1）DNA 修饰，DNA 甲基化是目前研究最充分的表观遗传修饰形式。

　　（2）组蛋白修饰，可影响组蛋白与 DNA 双链的亲和性，从而改变染色质的疏松和凝集状态，进而影响转录因子等调节蛋白与染色质的结合，影响基因表达。

　　（3）非编码 RNA 调控，非编码 RNA 虽不能翻译为蛋白质，但在调控基因表达过程中发挥着很大的作用，如 RNA 干扰。

　　（4）染色质重塑，是由染色质重塑复合物介导的一系列以染色质上核小体变化为基本特征的生物学过程，是一个重要的表观遗传学机制。

　　（5）核小体定位，核小体在基因组位置的改变对于调控基因表达有着重要影响。表观遗传受环境因素的影响更大，是遗传和环境交互作用中的重要环节。

越来越多的证据表明,表观遗传事件可以是非常动态和迅速的,例如,组蛋白修饰和 DNA 甲基化可以在急性应激、营养摄入或体育锻炼后仅仅几个小时内就观察到。表观遗传效应可能是应激的体现,并影响心理生理功能和认知行为方式,以及疾病风险。如表观遗传可导致持续的认知改变、HPA 轴的激活及精神病和慢性病风险的增加。

（二）冥想对表观遗传的影响

冥想已被证明可显著减轻压力及在情感和认知层面的有益结果。在过去 10 多年里,研究者们积极探索了冥想相关训练对健康和患病人群基因表达的影响。高通量测序和后续的生物信息学预测识别了一些与免疫、炎症、代谢或氧化应激相关的候选基因和生物途径。然而,这些研究报道的冥想相关训练诱导的基因表达变化是否与表观遗传调控相关尚不清楚。冥想对表观遗传作用的研究主要集中于近几年,截至 2020 年,发现了 6 项发表的冥想表观遗传相关的初步研究。其中 4 项研究分析了长期冥想者 PBMC 中的表观遗传学特征[25-27],3 项研究探讨了短期冥想或压力管理后患有创伤后应激障碍的退伍军人、在校大学生及社会工作者的血液或唾液样本中 2 个基因的甲基化状态[29-31]。

2014 年,有学者研究了有经验的冥想者（19 人）和没有冥想经验的健康人（21 人）的表观遗传[25]。检测冥想组在经过 8 小时强化的正念静修后 PBMC 中组蛋白的修饰和染色质调节基因的表达变化。对照组不做冥想训练,仅在同一环境中进行相同时间的休闲活动。研究发现,8 小时后,与对照组相比,冥想者 PBMC 中组蛋白去乙酰化酶基因 HDAC2/3/9 的表达水平降低,组蛋白 H4ac 和 H3K4me3 的整体修饰发生变化。冥想组还表现出促炎症基因 Cox - 2 的下调,该基因依赖于 HDAC 的活性。HDAC2 的下调预示着在急性心理应激后皮质醇恢复得更好,HDAC 的药理作用目前被认为是治疗抑郁症和炎症相关疾病的一种途径,这些数据可能具有临床意义。研究团队 2017 年[26]进行了一项横断面研究,比较了有经验的冥想者（18 人）和非冥想者（20 人）的 DNA 甲基化情况,特别关注表观遗传衰老率。除了端粒酶,基因组中特定的 DNA 甲基化模式也可以准确地预测细胞衰老的速度。DNA 甲基化年龄和实际年龄之间的偏差水平表明表观遗传衰老的速度，被称为"表观遗传时钟"。"表观遗传时钟"较慢预示着长寿以及身心健康。据报道，终年积累的压力和创伤会加速"表观遗传时钟"的节奏。他们的研究结果显示年龄越大，表观遗传衰老率明显更高，而冥想可以减缓表观遗传老化。值得注意的是，冥想者的表观遗传衰老率随着正式练习年限的增加而显著下降，这表明长期坚持冥想，将冥想纳入日常生活可能会延缓衰老。2019 年，他们再次进行了甲基化组分析，发现短暂的冥想干预也可能会迅速影响与免疫功能潜在相关的表观基因组[28]。

2018 年，一项将具有 10 年以上冥想经验的冥想者（17 人）与无冥想经验的对照组（17 人）的甲基化组进行比较，发现了 64 个差异甲基化区域，这些区域对应于 43 个基因，其中大多数与神经和精神疾病、心血管疾病和癌症相关[27]。甲基化数据的生物信息学分析表明，这些差异甲基化区域参与了蛋白质折叠反应、神经传递、脂质代谢和葡萄糖稳态。通过计算机分析预测，正念练习产生的表观遗传反应可能调节肿瘤坏死因子 α 和 NF - κB 的炎症信号通路，这进一步支持了冥想在治疗慢性炎症方面的潜力。

2018 年，一项对患有创伤后应激障碍退伍军人进行 MBSR 干预[29]。发现 MBSR 干预有效者和无效者相比，FK506 结合蛋白 5（*FKBP5*）基因内含子 7 的甲基化减少，无效者的甲基化增加，FKBP5 参与 5 - 羟色胺转运体 SLC6A4 和糖皮质激素受体调控，后两者是抑郁症相关基因。该研究提示 *FKBP5* 基因甲基化可能是创伤后应激障碍患者对 MBSR 疗效反应的生物标志物，并为正念训练触发的分子机制提供了相关信息。同样针对 *SLC6A4* 和 *FKBP5* 基因，在 2017 年[30]和 2019 年[20]开展了另外 2 项独立研究。研究者[30]对 34 名受试者实施了为期 1 周的压力管理，其中 29 名受试者为对照。初步结果表明，干预组唾液样本中 *FKBP5* 启动子区域 5 个 CpG 甲基化显著增加，而对照组的甲基化没有改变。研究者[31]又将 74 名经过一场压力很大的考试准备的健康医学生随机分为 2 组，一组参加为期 3 个月的冥想训练，另一组为对照。研究发现，冥想组 *SLC6A4* 平均甲基化水平降低，而对照组几乎保持不变。甲基化水平的降低导致 SLC6A4 的表达增加,进而调控 5 - 羟色胺系统的功能。

(三) 小结

表观遗传学和冥想领域的研究虽然令人兴奋,但仍处于初级阶段。在数据收集和建模时,需要考虑到表观遗传学的特征可能在短时间内就受到环境暴露和生活方式的显著影响。与基因研究类似,我们需要更大样本、随机对照的研究设计。最重要的是,需要证实这种表观遗传的分子变化在改善健康和医疗保健方面的实际有效性。另外,表观遗传也具有组织器官特异性,在可获取的生物样本(如唾液、血液或皮肤细胞)中检测到的表观遗传变化可能不能反映其他组织和器官的状况。最后,基于计算分析得出的表观遗传结果通常需要进行进一步的实验验证。

三、冥想与端粒生物学

(一) 端粒

端粒是真核细胞染色体末端的一小段 DNA - 蛋白质复合体,由被称作端粒 DNA 的短重复非转录序列(TTAGGG)和一些结合蛋白组成,其作用是保持染色体的完整性和稳定性,以及控制细胞分裂周期。正常的端粒形成环状结构,随着细胞分裂次数的增加,端粒 DNA 会逐渐丢失,当端粒缩短到临界长度不能形成环状结构时,端粒将被识别为双链断裂,从而激活 DNA 损伤反应,诱导细胞衰老和凋亡。因此,端粒长度的维持是细胞持续分裂的前提。在正常人的体细胞中,端粒长度被认为是一个"有丝分裂钟",调节细胞可以经历的分裂次数。端粒长短和稳定性决定了细胞寿命,过度缩短的端粒通常是细胞老化的信号。人们常用端粒缩短的程度来预测人体的衰老。研究发现,端粒较短与精神障碍、压力和免疫功能低下等情况有关。

(二) 端粒酶

端粒酶是负责端粒 DNA 延长的一种逆转录酶,由催化蛋白和 RNA 模板组成。端粒酶能修复缩短的端粒,使得细胞分裂次数增加。除了这经典的功能外,最近发现端粒酶还具有多种与端粒长度无关的其他功能(也称为端粒外功能),如促进细胞存活、增强抗应激能力、保护线粒体功能、阻断细胞凋亡、DNA 损伤和促进神经保护信号转导等，这些功能在抗衰老过程中同样发挥着重要作用。端粒酶活性既可以通过 RNA 的转录调控，也可以通过催化蛋白的翻译后修饰来调节。在正常人体细胞中，端粒酶的活性受到相当严密的调控，只有在造血细胞、干细胞、生殖细胞和大多数癌细胞(约 85%)等需要持续分裂的细胞中，才可以检测到具有活性的端粒酶。研究发现，端粒酶活性易受到内外环境的影响。2016 年的一项 meta 分析发现慢性应激下端粒酶活性降低；重度抑郁个体端粒酶活性升高，这种升高被认为是对严重抑郁个体可能遇到的细胞损伤的一种可能的代偿反应；生活方式调整后端粒酶活性升高。

（三）冥想对端粒和端粒酶的影响

在过去十多年里，已有一部分关于冥想和端粒间相关性的研究，包括冥想与端粒长度、端粒酶活性或端粒相关基因表达等。这些研究在质量上各不相同，需要更多的样本进行重复和验证，但其中一些试验研究确实发现了一些让人兴奋的结果。

两项横断面研究均发现，长期冥想者与无冥想经验的对照组相比，端粒更长[32-33]。2013 年[32]开展的长期冥想研究中，纳入了 15 名有 4 年以上慈悲冥想经历的受试者和 22 名没有冥想训练经验的对照。研究结果发现长期冥想组的端粒长于对照组，但这一现象仅在女性中显著。2016 年[33]，比较了 20 名具有 10 年禅修经验和 20 名无冥想体验的健康者的血液 DNA 组。研究发现，与对照组相比，冥想组有端粒长度更长，且单个细胞中短端粒的百分比更低。

冥想与端粒酶活性间相关性的研究始于 2008 年，由 Ornish 等[34]首先开展。2013 年，Ornish 等[35]对 2008 年研究项目中的 10 名低风险前列腺癌男性冥想者进行了为期 5 年的跟踪，同时新增加了 25 名低风险前列腺癌男性患者作为对照。研究发现，5 年后，无论干预与否，端粒酶的活性均下降，两者无显著差异。而对于端粒长度，冥想者的端粒长度较基线期增加，对照则较基线期下降。2014 年 142 名乳腺癌患者随机对照研究发现 6 周的 MBSR 能显著提高 PBMC 中的端粒酶活性，但对端粒的长度没有显著影响[36]。2018 年的一项纳入了 28 名为期 3 周顿悟冥想

(insight meditation)的训练者和 34 名健康对照的研究发现顿悟冥想练习者端粒长度明显增加,平均端粒长度增加约 104.2 bp,此增加的长度约等于人类增加 4 岁时端粒减少的长度之和,但端粒酶变化差异不显著[37]。2017 年,在印度开展的一项 12 周瑜伽和冥想生活方式干预的自身前后对照研究,共纳入了 96 名健康者[38]。结果显示端粒酶活性显著增加,端粒长度有所增加,但并不显著。

(四) 小结

上述研究提示冥想训练可以改善端粒及端粒酶,可能有助于延缓衰老。冥想引起的端粒生物学的变化可能会迅速发生,也可能会延续数年。对有经验的冥想者进行的密集静修研究显示,在短短 1 周内端粒酶活性就略有增加[39]。而端粒长度在短短 3 周内就增加了[37]。冥想后 5 年,端粒长度显著增加[35]。研究提示端粒酶活性和端粒长度有不同的动力学,并不是平行变化的,端粒酶活性和端粒长度一般不具有相关性。

目前研究仍有一定局限性:① 样本量相对较小,需要更大的样本量重复研究结果。② 长期冥想者和初学冥想者在生活方式上可能本身就有所不同,在比较长期冥想与短期冥想对端粒的作用的时候,应考虑这些因素的影响。③ 个体差异可能会增强或减弱冥想对端粒生物学带来的益处。④ 端粒生物学作用也具有细胞特异性,即随细胞类型的不同而不同。目前研究主要使用血液样本外,尚需评估其他可获得的组织中的端粒生物作用。

(崔东红　薛婷)

参考文献

[1] Petersen S, Posner M. The attention system of the human brain: 20 years after[J]. Annual Review of Neuroscience, 2012, 35: 73 - 89.

[2] Fuster J. The prefrontal cortex[M]. London: Academic Press, 2015: 343 - 345.

[3] Berkovich-Ohana, Glicksohn J, Goldstein A. Mindfulness-induced changes in gamma band activity — implications for the default mode network, self-reference and attention[J]. Clinical Neurophysiology, 2012, 123: 700 - 710.

［4］Purves D，George J，David F，et al. Neuroscience［M］. New York：Oxford University Press，2018：702 - 724.

［5］Luu B，Sciences P. Cognitive and emotional influences in anterior cingulate cortex［J］. Trends in Cognitive Science，2000，4：215 - 222.

［6］Yi-Yuan T，Hölzel B，Posner M. The neuroscience of mindfulness meditation［J］. Nature Reviews Neuroscience，2015，16(4)：213 - 225.

［7］Yi-Yuan T，Yinghua M，Junhong W，et al. Short-term meditation training improves attention and self-regulation［J］. Proceedings of the National Academy of Sciences，2007，104：17152 - 17156.

［8］Lutz A，Brefczynski-Lewis J，Johnstone T，et al. Regulation of the neural circuitry of emotion by compassion meditation：effects of meditative expertise［J］. PLoS One，2008，3：e1897.

［9］Koole S，Webb T，Sheeran P. Implicit emotion regulation：feeling better without knowing why［J］. Current Opinion in Psychology，2015，3：6 - 10.

［10］Yi-Yuan T. The neuroscience of mindfulness meditation［M］//How the body and mind work together to change our behaviour. Gewerbestrasse：Springer Nature，2017：16 - 17.

［11］Haiteng J，Bin H，Xiaoli G，et al. Brain-heart interactions underlying traditional Tibetan buddhist meditation［J］. Cerebral Cortex，2020，30(2)：439 - 450.

［12］Li Q Z，Li P，Garcia G E，et al. Genomic profiling of neutrophil transcripts in Asian Qigong practitioners：a pilot study in gene regulation by mind-body interaction［J］. J Altern Complement Med，2005，11(1)：29 - 39.

［13］Dusek J A，Otu H H，Wohlhueter A L，et al. Genomic counter-stress changes induced by the relaxation response［J］. PLoS One，2008，3(7)：e2576.

［14］Bhasin M K，Dusek J A，Chang B H，et al. Relaxation response induces temporal transcriptome changes in energy metabolism，insulin secretion and inflammatory pathways ［J］. PLoS One，2013，8(5)：e62817.

［15］Sharma H，Datta P，Singh A，et al. Gene expression profiling in practitioners of Sudarshan Kriya［J］. J Psychosom Res，2008，64(2)：213 - 218.

［16］Ravnik-Glavac M，Hrasovec S，Bon J，et al. Genome-wide expression changes in a higher state of consciousness［J］. Conscious Cogn，2012，21(3)：1322 - 1344.

［17］Bower J E，Greendale G，Crosswell A D，et al. Yoga reduces inflammatory signaling in fatigued breast cancer survivors：a randomized controlled trial［J］. Psychoneuroendocrinology，2014，43：20 - 29.

［18］Bower J E，Crosswell A D，Stanton A L，et al. Mindfulness meditation for younger breast cancer survivors：a randomized controlled trial［J］. Cancer，2015，121(8)：1231 - 1240.

［19］Irwin M R，Olmstead R，Breen E C，et al. Tai chi，cellular inflammation，and transcriptome dynamics in breast cancer survivors with insomnia：a randomized controlled trial［J］. J Natl Cancer Inst Monogr，2014，2014(50)：295 - 301.

［20］Creswell J D，Irwin M R，Burklund L J，et al. Mindfulness-based stress reduction training reduces loneliness and pro-inflammatory gene expression in older adults：a small randomized controlled trial［J］. Brain Behav Immun，2012，26(7)：1095 - 1101.

［21］Black D S，Cole S W，Irwin M R，et al. Yogic meditation reverses NF - κB and IRF-related transcriptome dynamics in leukocytes of family dementia caregivers in a randomized controlled trial[J]. Psychoneuroendocrinology, 2013, 38(3): 348 - 355.

[22] Kuo B, Bhasin M, Jacquart J, et al. Genomic and clinical effects associated with a relaxation response mind-body intervention in patients with irritable bowel syndrome and inflammatory bowel disease[J]. PLoS One, 2015, 10(4): e0123861.

[23] Irwin M R, Olmstead R, Breen E C, et al. Cognitive behavioral therapy and tai chi reverse cellular and genomic markers of inflammation in late-life insomnia: a randomized controlled trial[J]. Biol Psychiatry, 2015, 78(10): 721 - 729.

[24] Rapyal R. Epigenetic changes associated with two different conceptualisations of meditation — a randomised trial[D]. A thesis submitted in fulfilment of the requirements for the degree of Masters Degree, 2016.

[25] Kaliman P, Alvarez-Lopez M J, Cosin-Tomas M, et al. Rapid changes in histone deacetylases and inflammatory gene expression in expert meditators[J]. Psychoneuroendocrinology, 2014, 40: 96 - 107.

[26] Chaix R, Alvarez-Lopez M J, Fagny M, et al. Epigenetic clock analysis in long-term meditators[J]. Psychoneuroendocrinology, 2017, 85: 210 - 214.

[27] Garcí á-Campayo J, Labarga A, Urdanoz A, et al. Epigenetic response to mindfulness in peripheral blood leukocytes involves genes linked to common human diseases [J]. Mindfulness, 2018, 9: 1146.

[28] Chaix R, Fagny M, Cosin-Tomas M, et al. Differential DNA methylation in experienced meditators after an intensive day of mindfulness-based practice: Implications for immune-related pathways[J]. Brain Behav Immun, 2020, 84: 36 - 44.

[29] Bishop J R, Lee A M, Mills L J, et al. Methylation of *FKBP5* and *SLC6A4* in relation to treatment response to mindfulness based stress reduction for posttraumatic stress disorder [J]. Front Psychiatry, 2018, 9: 418.

[30] Martin Stoffel E G, Ehlert U, Ditzen B. Alterations in DNA methylation of FKBP5 following a stress prevention program[J]. Psychoneuroendocrinology, 2017, 83 (Suppl): 45.

[31] Stoffel M, Aguilar-Raab C, Rahn S, et al. Effects of mindfulness-based stress prevention on serotonin transporter gene methylation[J]. Psychother Psychosom, 2019, 88(5): 317 - 319.

[32] Hoge E A, Chen M M, Orr E, et al. Loving-kindness meditation practice associated with longer telomeres in women[J]. Brain Behav Immun, 2013, 32: 159 - 163.

[33] Alda M, Puebla-Guedea M, Rodero B, et al. Zen meditation, length of telomeres, and the role of experiential avoidance and compassion[J]. Mindfulness (N Y), 2016, 7: 651 - 659.

[34] Ornish D, Lin J, Daubenmier J, et al. Increased telomerase activity and comprehensive lifestyle changes: a pilot study[J]. Lancet Oncol, 2008, 9(11): 1048 - 1057.

[35] Ornish D, Lin J, Chan J M, et al. Effect of comprehensive lifestyle changes on telomerase activity and telomere length in men with biopsy-proven low-risk prostate cancer: 5-year follow-up of a descriptive pilot study[J]. Lancet Oncol, 2013, 14(11): 1112 - 1120.

[36] Lengacher C A, Reich R R, Kip K E, et al. Influence of mindfulness-based stress reduction (MBSR) on telomerase activity in women with breast cancer (BC)[J]. Biol Res Nurs, 2014, 16(4): 438 - 447.

[37] Conklin Q A, King B G, Zanesco A P, et al. Insight meditation and telomere biology: the

effects of intensive retreat and the moderating role of personality[J]. Brain Behav Immun, 2018, 70: 233 – 245.

[38] Tolahunase M, Sagar R, Dada R. Impact of Yoga and meditation on cellular aging in apparently healthy individuals: a prospective, open-label single-arm exploratory study[J]. Oxid Med Cell Longev, 2017: 7928981.

[39] Epel E S, Puterman E, Lin J, et al. Meditation and vacation effects have an impact on disease-associated molecular phenotypes[J]. Transl Psychiatry, 2016, 6(8): e880.

—
第四章
—

冥想训练方法

　　冥想训练在发展过程中跨越了最初的宗教文化的鸿沟，成为人们缓解压力和保持身心健康的一项热门方法。冥想让我们挣脱心念的羁绊，去体验深层的身心放松与觉醒，包括专注与放松的和谐状态，实施不加评判的态度，培养耐心，发现信任、关爱与同情，敞开心扉，挣脱禁锢，让心灵自由飞翔。我们通过冥想把更大的觉知、平静和创造力带进我们日常生活的每个动作中，包括吃饭、工作、欢笑、吟唱或仅仅是静立。不同的冥想训练方法虽在基本步骤、修行姿势、具体技术及遵循的态度上存在差异，但最后的目标都是觉悟超然的冥想境界。本章主要介绍七支打坐冥想、正念冥想、内观冥想。无论你采用那种修持方法，你都能学会许多——冥想就是使自己变得宁静，以致能倾听到你内心深处的深切呼唤。

第一节　七支打坐冥想方法

一、七支打坐冥想的概念

七支打坐,也叫七支坐法或毗卢遮那七支坐法。七支,即坐姿的七个要点。包括足、脊、肩、头、口、眼、手七个部位如何放置。七支打坐被认为是最为理想的冥想姿势之一。也是几乎所有冥想流派都可使用的一种坐姿。

七支打坐冥想,就是采用七支打坐的坐姿进行的冥想训练,是冥想训练中最基本、最常用也非常有效的方法。

二、七支坐法的要素

七支坐法有以下七个要素(图4-1):

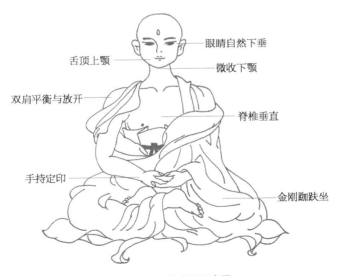

舌顶上颚　　眼睛自然下垂

微收下颚

双肩平衡与放开

脊椎垂直

手持定印

金刚跏趺坐

图4-1　七支坐法示意图

(1)足:跏趺坐,可以单跏趺坐(单盘),也可以双跏趺坐(双盘)。

先左足压右腿(单跏趺),然后右足压左腿(双跏趺),称为金刚坐;先右足压左腿(单跏趺),再左足压右腿(双跏趺),则称为如意坐。有的宗门把金刚坐作为男众的坐法,把如意坐作为女众的坐法。修学时可以各依传承,没有定法,男女坐法也非绝对的,并可以交换。

(2)脊:提腰收腹。脊椎的每一节椎体,如同算盘的算珠,竖向堆叠,自然正直。由于直立行走,脊柱形成自然弯曲,但是由于损伤或者不良坐姿的影响,有的人脊柱位置改变。打坐时要保持脊柱正直,然后由头部开始引导颈部和整条脊椎向上挺拔伸直,然后再由轻轻放松,好像轻轻拎起来的一串铜钱,再轻轻自然放下。脊柱挺直而不僵硬,处于一种松直状态。

(3)肩:肩膀放松下沉,双肩向两边舒张,胸部自然舒展,不含胸也不挺胸。

(4)头:头略低,下颌回收,不仰头、也不低头,保持脊柱竖直。

(5)口:舌抵上腭。舌头轻抵上腭,并非以舌尖用力顶上颚,而是轻舔上颚,如初生婴儿,乳牙尚未长出,舌头自然抵于上腭。喉部和脸颊、嘴唇的肌肉自然放松、舒展。

(6)眼:眼若垂帘。以双眼半开,若垂下的门帘,微微有光透过即可。目光在面前5步,3 m左右的位置为宜。南怀瑾先生曾经说,双眼也是我们入定的障碍。面有双恶鸟,倘若双眼睁开,则会外境干扰,难以入定;如果闭起双眼,静坐时容易昏沉、瞌睡。如果昏沉,也可以睁大双眼,平视前方。

(7)手:结如意手印。通常将右掌置于左掌之上,或者左掌置于右掌之上,两拇指轻触,似碰非碰。自然放于肚脐前,不要放在腿上,要悬空状态。

三、七支坐法的来历

七支坐法的来历至今无从考证,不过可以肯定的是七支坐法冥想早于佛教的出现。

南怀瑾的《静坐修道与长生不老》中记载:根据佛经上的记载,这种七支坐法,早已失传,后来有五百罗汉修持多年,始终不能入定。他们虽然知道从远古以来,便有这种静坐入定的坐姿,但始终不得要领。有一次,在雪山深处,发现一群猴子,利用这种方法度过寒冬,他们照样学习,便由此证道而得阿罗汉果。

李谨伯的《呼吸之间》中说,传说7000年前,在喜马拉雅山上居住生活着一个人数不多的部落民族。部落每年冬天都有很多因寒冷冻死的人,因此,部落的领袖就去观察动物为什么能够安度漫长的冬日。印度的学者甚至考证说这位民族领袖的名字叫阿达锡瓦,他观察到雪山上的白猴子,就是一种白猿,能在室外安然度过冬季都是盘着腿坐着过冬的。然后他就有样学样,但是学得不像,还是浑身发冷;他再仔细观察,发现了雪山白猿盘腿坐的七个要点,就是腿、腰、肩、颈(头)、眼、口(舌)、手这些部位怎么安放,所以叫"七支坐法"。后来成了通行于佛道儒各家修行的秘诀。

四、七支打坐是冥想最理想的姿势之一

据记载,2500年前,年轻的太子悉达多出家追求真理,经过七年的苦修都无法开悟,后来他放弃苦修,和两位瑜伽士学习禅定,在菩提树下悟道七七四十九天,终于开悟成佛,当时他在菩提树下就是采用的七支坐法进入甚深的禅定。许多修行者都采用这种姿势。尽管七支打坐被誉为冥想最理想的姿势,但由于这种姿势比较难,很多人刚开始难以做到,常不被接受,但只要经常训练,每个人都能做到。

(一) 七支坐的好处

(1) 稳定。七支坐法的坐姿安稳、端庄,像个金字塔,身体稳定,心也容易稳定、平静。且入静,入定后身体不会倒。

(2) 御寒。防止精气泄露,可以御寒。

(3) 通络。通常人体的气血往上走、往周身走都比较困难,但当你盘腿以后,人体就形成了环路,就能够把气血运行到周身,这才能"通关展窍",人体的气脉和经络容易通畅。使用过七支坐法的人就有体会,只要安静地坐一会儿,就会觉得身上发热、出微汗,有的甚至打嗝通气,鼻炎患者也会鼻子呼吸通畅。曾经有人问笔者,这样盘腿坐久了会不会下肢坏死?如果从西医理论来推理,下肢盘上后会麻木,进而导致循环受阻,缺血坏死。但这种情况不仅不会发生,反而盘腿后手脚发热。长期练习单

盘或者双盘,手脚冰凉的症状也会缓解。

(4)保护心脏。对心脏有保护作用,盘腿可以缓解心动过速,患有心脏病的人在盘腿不会犯病。

(5)正形。正确的打坐方式可以使脊柱正直、双肩平衡,矫正脊柱不正确的位置。

（二）"三脉七轮"理论

七支坐法与"三脉七轮"学说密切相关。"三脉七轮"是古印度的能量体系(图4-2),是早期医理,相当于中医的经络理论。

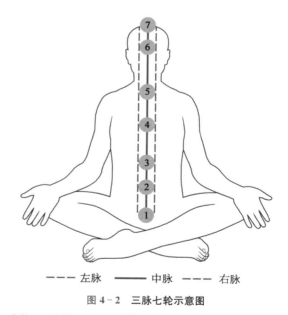

——— 左脉　———— 中脉　——— 右脉

图4-2　三脉七轮示意图
1. 底轮;2. 脐轮;3. 太阳轮;4. 心轮;5. 喉轮;6. 眉心轮;7. 顶轮

"三脉"是人体内的3种能量通道,分别是左脉、中脉和右脉。中脉位于脊柱的中部,相当于身体百合至会阴之间的一根虚拟的管道,事实上,不是大体解剖学意义上的实体管道,是能量通道。据说这是人类与宇宙能量沟通合一的唯一通道,目前尚无科技手段检测,只是一些修行水平高人的描述,描述中脉打开的状态。左脉与记忆、情感、过去相关,右脉与思维、行动、规划、未来相关。一般人由于中脉没有打开,只能使用左右两脉的能量,而且多数不能两边平均使用。有些人使用左边的能量多些,有些人使用右边的能量多些,于是形成不同的人格。倾向使用左脉能量的人往往内向、好相处,感情丰富却怯于表达,比较有艺术气质,做事优柔寡断,缺乏系统,容易受人支配。倾向使用右脉能量的人,往往性格外向好动,好作思考计划,勇于表现自己,缺乏情感及艺术方面的发展,喜欢支配他人。若左右两脉过分活跃或有阻塞,往往引致身心不平衡及人格发展受阻。各种修行流派对于打开中脉都很重视,无论禅宗、密宗都强调打开中脉。修道的人强调打开"大/小周天""任督二脉",也强调打通中脉。

"七轮"是人体中轴线上的 7 个能量中心,帮助人们承接、吸纳和传递生命能量,由下而上依次为海底轮、脐轮、太阳轮、心轮、喉轮、眉心轮和顶轮。"七轮"也不是现代人体解剖学意义上实质的存在,而是一种能量交汇点。海底轮、脐轮、太阳轮与人生存的物质基础、身体意识相关,与生物性、本能相关。喉轮、眉心轮和顶轮与人的精神境界相关。心轮位于中间,代表爱,是连接物质和精神的桥梁。

在佛陀释迦牟尼之前,就有比较原始的印度气脉学说,也有关于三脉及各脉轮的学说,在婆罗门教内传习。佛教建立以后,佛陀开示过部分关于气脉的修习方法,但由于是应机而说,并没有整理和集结,所以并不系统,只是三脉七轮学说的雏形。后来佛陀的弟子阿难❶在铁围山集结大乘经典以后,系统完整的密宗修法逐渐开始形成,出现了系统的、成熟的佛教三脉七轮学说。近现代,随着禅修、瑜伽去宗教化,让非宗教信仰者也能体会到瑜伽、禅修的乐趣,去宗教的三脉七轮学说开始在各国流行。

目前由于测量手段和技术的限制,三脉七轮理论并没有太多的科学研究数据。就好像中医的经络穴位,很难用现代科学仪器检测,但实际上是可以看到它们对人体的影响。即便是初学者,如果用七支坐法进行专注、调整呼吸、安静后,也会感觉到身体发热、微汗、通气等明显的变化,说明这种坐姿有利于能量、气血在身体中流通。因此,在多种冥想流派中都很重视三脉七轮理论以及七支坐法。在密宗禅修中,有很多观想训练都

97

---

❶ 阿难(梵语 Ananda)原是释迦牟尼佛的堂弟,后跟随佛陀出家,释迦牟尼佛的十大弟子之一,(? —公元前463)佛陀 55 岁时,选阿难为常随侍者,当侍者达 25 年。

是与中脉打开相关的,认为中脉打开是开启智慧的一个重要过程。几千年的经验表明,七支坐法是打开中脉的最佳姿势,建议学习冥想者尝试训练这种坐姿。

五、七支坐法练习技巧

(1)对于大多数初学者,七支坐法最大的困难就是盘腿疼痛或盘不上。可以从单盘开始练习,逐渐过渡到双盘。有些人刚开始单盘也很困难,可以慢慢练习,先把腿放上去,刚开始可能不标准,坚持的时间也很短,但只要坚持,就一定会做到单盘,甚至双盘。盘腿很重要,如果不盘腿,很多身体感受就不容易出现。那么,刚开始训练时,腿疼痛麻木难以忍受怎么办? 一种情况,可以逐渐延长时间,当疼痛出现时忍耐一下,如果难以忍受的时候,就放下腿休息,逐渐增加盘腿的时间,不要强行忍耐,免得对打坐升起恐惧,失去乐趣。另外一种情况,是当疼痛难忍的时候,不要放下腿休息,而是解离疼痛感觉和认知,如对自己说"疼是疼,我是我,疼和我有什么关系?"或者"我就看着你疼,还能把我疼死?"尽量熬过疼痛,直到不那么疼为止。后面这种方法需要忍耐力、吃苦能力,进步也比较快。

其实,腿盘不上去或非常疼痛麻木,本身就是气血不通的表现。所以跏趺坐训练对身体气血调理很有意义。

(2)提腰收腹,重心稳定。七支坐法的重心很讲究,当能够很好地单盘或双盘的时候,重心自然就落在会阴部和腿部,这时候脊柱是不承受压力的,身体像金字塔一样稳稳当当。但初学者,如果腿不能很标准的盘上的时候,容易重心靠后,身体重量压在脊柱上,这样对身体不利,这时候要有意重心向前,或者坐一块小宗垫,垫高一点臀部,使身体重量不要压在脊柱上。脊柱是人体很重要的部分,很多疾病都与脊柱的位置不正确有关。因此七支坐法非常注重脊柱竖直、端正。只有这样才能气血、能量运输通畅。

(3)双肩放松舒展,沉肩、坠肘。耸肩容易紧张、抠肩容易昏沉。因此,两个肩膀自然放松,但要尽量向两边外展,像鸟的翅膀展开,手放下后腋下可以放一个小球。

（4）脖子松，下巴内收，鼻子不要超出身体前面，不仰头、不低头。保持脊柱正直。

（5）初学者感觉眼睛不知道如何是好，睁开眼睛容易散乱，受到外界事物的干扰不能集中精力，闭上眼睛容易昏沉、瞌睡。其实睁眼和微睁眼都是可以的，只要能够集中注意力。密宗、禅宗修行都主张睁开眼睛，保持高度警醒。密宗在对修行人说"闭上眼睛也把智慧关闭了"。但如果睁眼干扰很大，也可以轻轻闭上眼睛。

（6）双手是悬空放在腹部前面和腿的上方，并不是落在腿上的。手悬空有利于清醒，也有利于气血运输。

（7）嘴不可紧闭，紧闭就会紧张。可以微微张开唇，牙齿要轻咬，舌顶上腭，不要用力太大，如果感到气不流畅，可以把舌的位置放上颚稍后一点。舌头上卷舔上颚很重要。舌头这种位置容易入静，容易安心。平时也可以这样做。

经常练习七支坐法的人，身体挺拔，形正才能气顺。

六、七支打坐冥想的基本步骤

七支打坐冥想训练的基本步骤包括上座、调呼吸、调意念、出坐。

（一）上座

七支打坐冥想的第一步是先上座，即七支坐姿。

（二）调呼吸

一呼一吸为一息。因此，调呼吸也叫调息。任何修行流派都非常注重调息。现代医学认为，呼吸是指机体与外界环境之间气体交换的过程，包括外呼吸（肺通气和肺换气）和内呼吸（组织细胞与血液间的气体交换）。呼吸受自主神经调控，是主动过程。在中医理论中，魄主管呼吸，魄的功能也相当于自主神经功能。七魄中的"臭肺"就是在人入睡后主管呼吸的魄，这个魄力足的人睡眠时呼吸均匀平稳，而睡眠呼吸暂停综合征的患者，这个魄力不足。自主神经系统掌握着性命攸关的生理功能，如呼吸、心跳、消化、血压、新陈代谢等。非常有趣的是，呼吸是人体中惟一——

个既受自主神经支配又受意识支配的生理功能。人的主观意识不参与，呼吸也照常进行，但主观意识也可以让呼吸快一点、慢一点、深一点、浅一点，甚至可以屏住呼吸一段时间。对于其他的自主神经支配的生理功能，如心率、血压等，主观意识则无法控制。也就是说，呼吸是连接意识与无意识的唯一的桥梁。因此，调息是修行的契入点，受到各个修行门派的重视。

调息的目的既有身体方面，也有精神方面的作用。在身体方面，中医认为，人体疾病主要是由于体内的生命之气流通发生了紊乱或障碍所致。于是，通过练习调息术，使经络系统中的生命之气畅通无阻，就能祛除疾病、保持健康。在精神方面，气息顺畅、平稳，就不会杂念纷飞。因此把调息作为练习冥想的一种前奏或准备阶段。

冥想前调息的方法很多，这里介绍几种常用的方法。

（1）顺式腹式呼吸：是瑜伽中最重要也是最基础的一种呼吸方法。它是通过加大膈肌的活动，减少胸腔的运动来完成的。刚开始练习腹式呼吸时，如果不知道如何做，可以把一只手轻轻放在肚脐上，另外一只手放在胸部，当你吸气时候，肚子鼓起了，你放在腹部的手就会被腹部抬起。呼气的时候腹部瘪下去，手也随之下去，而胸部的手没有这样的起伏。吸气越深，腹部升起就越高，呼气时，腹部朝脊柱方向内收，尽量收缩腹部，把空气呼出体外。吸气要绵长，呼气也要缓慢，细而长的吸气和呼气。在吸气后可以屏住呼吸一会儿，然后再呼出。一呼一吸掌握在 15 秒左右。即深吸气 3～5 秒，屏息 1～3 秒，然后慢呼气 3～5 秒。冥想前可以腹式深呼吸 5～10 次。身体好的人，屏息时间可延长，呼吸节奏尽量放慢加深。身体差的人，可以不屏气，但气要吸足。呼吸过程中如有口津溢出，可徐徐下咽。

（2）逆式腹式呼吸：逆式呼吸与顺式呼吸相反，即吸气时轻轻收缩腹部（缩肚子），呼气时鼓肚子。逆式腹呼吸，吸气和收腹同时进行，腹部有双重控制感，呼气时有控制地慢慢呼出，肚子有控制地慢慢鼓起来，不要一下子放松鼓起。呼吸也要深而长，呼吸绵长。

（3）逆式体呼吸：是在逆式腹呼吸的基础上加上意念观想。吸气时收缩腹部肌肉,用意念观想用全身皮肤吸气,吸进来的气从全身汇聚肚脐或丹田,然后再由丹田向四周扩散到全身,但不要扩散到皮肤外,此时腹部鼓起。

(4)九次观想深呼吸:在藏传佛教中,冥想前调呼吸用九次排气法。将双手结"金刚拳手印"放于腹股沟,然后用左手的示指(食指)压住左侧鼻孔,用力从右侧鼻孔呼出 3 次气体,并观想代表嗔恨的白色气体呼出。然后再用右示指(食指)压住左侧鼻孔,用力从左侧鼻孔呼出 3 次气体,并观想代表贪心的红色气体呼出。最后双手握金刚拳压住腹股沟,2 个鼻孔同时用力呼气 3 次,并观想代表愚痴的黑色气体呼出。呼吸配合意念,呼气的同时用意念观想自己的贪、嗔、痴的念头也随气体一起排出体外。经常进行这种观想练习,对于祛除内心的怨恨、贪婪、愚昧,增加快乐、幸福感是有帮助的。

金刚拳就是婴儿 2 只小手紧握的那种拳头模式,即拇指压在环指(无名指)下,然后另外 4 根手指将拇指紧紧握住(图 4 - 3)。《金刚顶经》说此金刚拳是"一切如为身语心金刚缚智印"。金刚拳是避免百邪入侵的手印,婴儿天生就会这种自我保护的手印,婴儿一直握着这种拳头,大人掰开,他们很快又握起来。《黄帝内经》上说"虚邪贼风,避之有时"。人天生就会这个避开虚邪贼风的方法,婴儿时期就运用纯熟了。在藏传佛教中之所以把它叫"金刚拳手印"意思是什么东西都无法破坏它。

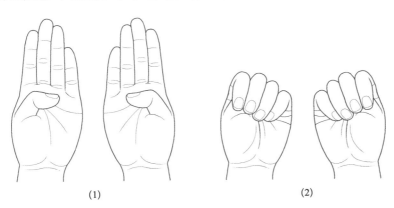

(1)　　　　　　　　　　　　　　(2)

图 4 - 3　金刚拳示意图

以上几种调呼吸的方法可以单独使用，也可以轮流使用。上座后调呼吸，是冥想前的准备工作，一方面可以让心静下来，另一方面可以使呼吸道通畅。有静心顺气的作用，为冥想的调意念做了铺垫和准备。

（三）调意念

调意念就进入了冥想的实质阶段。前面讲过冥想就是通过止观技术进行的心性修炼。最基本也是最核心的技术就是觉观，是让人像镜子照物一样的观照，仅仅是观照、察觉当下，不反应、不评价。觉观时认知不动、情感不动、判断不升。要做到这样，首先要祛除杂念。祛除杂念的过程就是调意念的过程。

《道德经》中说道"虚其心，实其腹、弱其志，强其骨"，即思想纯净、解决温饱、不好高骛远、体魄强健。天下人都能做到这几点，何愁天下不安？强调了调意念的重要意义。身体累了可以躺下休息来解除，手举着酸了可以放下来，但人常常无法控制自己大脑里的念头，就算感觉非常劳累，但大脑还是不听话地胡思乱想，甚至越不愿意想越是想个不停，久而久之，人的睡眠和情绪都会出现问题，甚至出现精神心理疾病。

现代人普遍焦虑，往往因为焦虑而忙碌，而这些忙碌多半是无效行为。就好像我们面前有一桶稀饭，都想舀到自己碗里的米多一些，有些人就一勺一勺不停地舀，结果勺中的米反而很少，因为连续搅动，米都漂浮在水中，很难舀到。正确的方法是，舀起 1 勺停一停，等米再次沉淀后再舀起 1 勺。这样无需着累，效果却很好。所以，我们需要懂得停下、取舍的重要性。调整观念，关注当下，消除焦虑，做该做的事，做有效的事。

冥想训练就是帮助人们停下来（止），集中注意力关注当下，保持清醒、提高觉性、升起智慧，让人生更加幸福自在。

那么，如何调整意念、祛除杂念呢？这里介绍最常用的几种方法：

（1）观呼吸。道家的《黄帝阴符经》有一句口诀"禽之制在气"，就是说如果妄念太多，思想不能专注，主要是因为气在乱，气乱则心乱，所以练习冥想先练气，用我们的意念守住呼吸，呼吸顺、心就静。所以后为了防止胡思乱想、思绪万千，可以把注意力放在呼吸上，这个过程就叫"观呼吸"。常用的"观呼吸"有数息（数呼吸，由粗转细）、随息（让心随着呼吸的出入随意入静）、听息（听呼吸声，让心由细转静）、止息（就是调节呼吸达到专注，如腹式呼吸、逆式腹呼吸等）。在观呼吸的时候，配合意念。呼吸的方式可以用前面介绍的几种，也可以用平时自在的呼吸，但观呼吸的时候把注意力放在丹田（意守丹田）或人中（意守人中）。

（2）观聚像。如莲花、山、树、钟摆等，有佛教信仰的，可以观佛像、种子字等。可以用眼睛看着观，也可以在脑中想象的观。不管哪一种，都要用注意力尽量观清楚，越细致越好。观的时候要调匀呼吸，集中精力，保持清醒。例如，可以把一支笔、一粒米或其他任何一个小东西作为目标。要尽量观想得很小很细，其目的是为了使注意力更加集中。此处的目标物也不能太大，而是越小越好，因为那样我们的注意力也比较容易集中。将目标物放在自己的眼睛自然往下垂视能够看到的地方，然后两只眼睛和注意力都锁定在这个目标上。眼睛要看这个物体，心里不要去分析这是一粒米或一支笔，这支笔的颜色是什么等，也不要去追究过去的任何事情，同时也不要去迎接任何未来的念头，把一切都放下来，内心要完全放松，不要紧张，也不要分析、思维，这样当下的心也就平静下来了。

（3）观心性（自性）。就是注意力并不集中到某个事物上，而是觉察、体会自己的存在状态。不想任何事情，所有的念头都放下来，并保持这种状态。不动意识、不动情感、不加判断，就这样体会存在的状态。但人要精神一点，不能太随便、太放松，不能有什么执着与念头，这样就不容易昏沉。其最重要的技巧，不是面对外境，而是心自己去看自己，让心自己去面对自己。只需在这样的境界中静下来不往外面散乱，当发现它散乱的时候，要设法让它回头，继续专注在心的本性上。观自性是开启智慧的途径。

这几种方式都是关注当下，前两种是对象性的，把某个事物当作对象进行观照，以一念压万念。这是个过渡状态，最后还是达到一念不生。第三种观心性，是非对象性的，没有观照的对象，而是体会心性存在的状态。当观察体悟到心性的时候，就是万念俱寂，但了了分明，就所谓的明心见性，智慧升起。这种状态是通过长期训练达到的。刚开始的时候可能注意力集中到呼吸或一个聚像上都很困难，会经常走神。如果走神就拉回来,反复训练,注意力就越来越容易集中,杂念也会越来越少。

（4）观法义。这是一些特别的训练,即事先准备好一些内容,在呼吸平稳后观修这些内容。最常见的就是珍惜生命、减少嫉妒、关爱他人等内容。冥想观法义时（具体见八、观修内容的选择与作用）,在脑中把这些画面可视化,反复观想,直到内心中真正解悟这些法义。佛教冥想中很多内容都与慈悲心、利他心的养成有关,可以选择性的参考,作为观修内容。利他心的树立,有助于提升幸福感。这也是冥想练习中的道德伦理内涵。

（四）出坐

冥想结束时,要有个出坐的程序,使得身心和外界有个连接的过程。这个出坐的过程很重要。《五蕴心理学》的作者惟海法师特别注重冥想结束后的出坐过程。他认为很多禅修的俗家弟子变得越来越脱离社会,就是忽略了出坐程序。

（1）唤醒身体:冥想后,不要立即起身,首先,依次放松双腿、双脚踝、双膝、腰、双手、双手腕、双肩、脖子。具体的做法是:动脚趾 5～7 次,足弓向内弯 5～7 次,脚踝分别内旋、外旋各 5～7 次,膝关节分别内旋外旋 5～7 次,下盘不动的情况下脊柱左右自旋转各 5～7 次,两个手伸直再握拳 5～7 次,手腕向内外自旋转各 5～7 次,身体不动颈部左右自旋转各 5～7 次。两个手掌轻轻触摸,再由轻到重数次后干洗脸,手指梳头数次。将双手掌搓热后按揉脸部、眼部,再轻轻地按揉头、腰、腿,直至全身,唤醒身体。

（2）唤醒感觉:让眼、耳、鼻、舌、身体与外界连接。具体的做法是:配合意念,先用眼睛观眼睛自身、内观脑海,然后再回到观眼睛、再向外观,由近至远,逐步从眼前、远处、尽量放远直到浩瀚的宇宙,再从浩瀚的宇宙至近,回到眼睛、脑海。如此反复 2～3 次。然后是耳朵连接,由内到外听,逐渐放远听,直到宇宙空间,再由远向近听回到脑海,如此反复 2～3 次;再连接鼻子的嗅觉、舌头的味觉、身体的触觉。方法同眼睛。

（3）身体复原:轻轻放下盘着的腿,按揉双腿,特别是膝盖部位。打坐后突然站起来容易受伤,不能将腿部关节一下伸开。如果练习时间比较久了,腿比较柔软,可以不揉腿,但起身时一定要先把腿部全部揉搓松。

（4）回向：冥想结束时，要观想将冥想的功德与他人分享，并期待世界更美好，人们更健康幸福。长期这种训练，有利于利他心的培养。

（5）经行：七支打坐冥想结束后，最好正念行走5分钟以上，也叫"经行"。

七、注意事项

（一）冥想前

1. 做好环境准备　找一个温暖、干净的地方，光线不能太昏暗，否则容易昏沉，光线也不宜太强，否则容易散乱。准备好冥想垫（一块大垫子上有一块小垫子，一般棕垫比较好）、一条毯子。穿着得体、以宽松、舒适为宜，有条件的情况下可以点一支香，取下眼镜和首饰等。打坐时不要让宠物进来，以免被宠物惊扰。避免在有风的地方打坐冥想（包括空调风）。

2. 做好身体准备　拉伸腿部：① 双腿并拢，双手摸地或抓脚后跟，尽量将脸贴腿，如此反复多次；② 双脚做左、右弓箭步，身体放松下沉，反复交换下沉练习；③ 坐下后，双脚心对齐，身体向下压，左右脚尽量贴近身体，双膝尽力外展、反复多次练习。

3. 做好心理准备　首先要停下来，停下日常活动、止语、止息杂念。

4. 做好时间准备　初学冥想者，避免饱食后打坐，以免影响消化，也避免饥饿时冥想，以免饥饿心慌分散注意力。初学者冥想可以从10～15分钟开始，慢慢延长至40～60分钟，有条件时可以早晚各1次冥想。

（二）冥想中

冥想时注意坐姿（见七支坐姿），七支打坐法可以双盘或单盘，刚刚初学者可以用单盘，为了保持脊柱竖直，初学者可以臀部加坐垫抬高，一般6～10 cm（2～3寸）即可。冥想的时候，尤其是双盘的时候，关节打开，容易受风寒，因此即便在夏天也要在腿上加盖小毯子，以保护膝关节，必要时腰、颈部也加盖毯子。坐稳后，身体前后左右晃动几下，调整到身体最舒适的位置，让身体更稳。

两个眼睛尽量向两边使劲，以舒展眉头。下颌收回，鼻子尽量下拉与肚脐成一条直线，头向上轻顶，眉向两边舒展是一条横线，鼻子到肚脐是一条纵线,分别舒展,感觉是个十字架。嘴巴放松,舌抵上腭,眉开眼笑。这样才能"通关展窍",目的是让全身气脉通畅,便于把气血运行到周身。

冥想时要集中注意力,要保持一定的警觉和张力,但不可过度紧张,念头不要太强,也不要松懈。观照的时候集中精力,关注当下,不回忆过去,不思量未来,不要自由联想,不要想入非非。要让注意力尽量狭窄。冥想中的这种注意是一种自然的、不急功近利的一种状态,松紧要有度。这个度需要在练习中加以体会。一个佛家小故事会给我们一些启发:一天,弟子问大师:"师傅啊,我到底要多久才能达到心灵的宁静?"片刻沉默后,大师回答说:"三十年。"吃惊的弟子抱怨道:"三十年未免太长,倘若我每日加倍努力,昼夜不息,勤修苦练,是否无需如此长时间?"沉默良久后,大师惋惜道:"若然如此,你需要五十年……"所谓欲速则不达。

冥想中,虽然杂念止息,但仍然清醒、觉知。如果脑子一片空白,对周围毫无知觉,这种状态被称为"顽空""痴定",是需要避免的。正确的状态是心无杂念但很清醒,是了了分明、如如不动的状态。著名作家雪漠先生曾经告诉笔者,这种状态是"无念头,有智慧"的状态。

(三) 冥想后

要注重冥想结束时的出坐过程,避免练习冥想没有让人更加幸福、快乐、柔和、平静,反而脱离社会,离群索居,让人感觉怪怪的。也就是说,不要在垫子上能感受到快乐,离开垫子就烦恼升起。所以要有正确的冥想指导方法,依照科学的方法进行训练非常重要。

冥想需要坚持,长期练习,仅仅停留于理论层面是远远不够的,就像学游泳,有再多的理论,如不勤加练习,到水里还是会被淹的。最好把冥想打坐作为一种生活方式,运用科学的方法长期坚持练习,就会体会到七支打坐冥想的功效。

八、观修内容的选择与作用

在入座、调呼吸、调意念、出座几个冥想步骤中,调意念这个步骤初学者最难掌握。如何调意念?前面已经介绍了几个止息杂念的技巧,这里再介绍一些改变心态的观修内容。

（一）针对抑郁、轻生情绪进行的观修

（1）思维以及可视化观想自己已经拥有的：具体而言，思维我们没有生为猪狗马牛、蛇鼠蝇虫等，而有幸生为人，故应当升起欢喜心。我们不仅生而为人，而且还六根俱全，没有残疾，这该多幸运，故应该心生欢喜。我们还有父母亲人、有吃有喝有住、还能有机会学知识……反复思维我们拥有的，直到真正升起欢喜心。

（2）思维以及可视化观想避开了不幸的幸运：具体而言，思维假如我们生而是任人宰割烹饪的鱼、鸡、猪、羊，那该多痛苦，有幸我们生而为人，应该好好珍惜，好好度过这一生。倘若我们虽然得到人身，却六根不全、身体残疾那该多痛苦，有幸没有这些先天疾患，已经很幸运。思维有幸避开的种种不幸，感到幸运，心生欢喜，理应珍惜，过好此生。

（3）思维以及可视化观想人生难得之珍贵：① 在一望无际的茫茫大海上，飘着一只木板，木板中间有个圆孔，这个木板就这么漫无目的地漂浮着，海底有一只眼睛瞎了的老乌龟，每一百年盲龟浮出海面一次，就有那么一次，偶尔的机缘，盲龟的头套进了木板的圆孔中。可想而知，这两个相遇的机会是多么渺茫，这个概率是何等的小，以此来比喻生而为人的珍贵。② 向光滑的墙壁上撒豌豆，必定统统掉在地上，颗粒难以存留，但凭借万一的机会，豌豆也可能在墙壁上停留，以此比喻人生难得的珍贵。冥想时，在脑中把这些画面可视化，反复观想，直到内心中真正感觉到人身难得，珍爱生命。

（二）针对焦虑情绪进行的观修

（1）观想世界上无论是多么成功的人士，无论拥有多少财富、威望，最终也有死亡之时。即便有暂时的权势、财富，最终也会离开人间，化为白骨，死的时候什么也带不走。既然如此，在短暂的人生中，就应该珍惜当下拥有的，不必担心未来、不必后悔当初，幸福度过每时每刻。

（2）观想高山、平地、草原、国家、城市、楼房，也都会毁灭坍塌，沧海变桑田，高山夷为平地，国家、城市不断更替，没有一件事情可以永远存在，既然如此，我们就没有必要执着，也没有必要焦虑，应该珍惜当下，过

107

好此生。

（3）思维观想我们寿命的本质是无增唯减，刹那趋近死亡。但很多人不懂这个道理，还在蹉跎岁月、唉声叹气，或者根本不在意当下拥有的，而是一直为未来作打算。如果一个人活到 70 岁，那么 70 年的时光日夜减少，一天也不可能增加，过一天少一天，过一小时少一小时，分分秒秒奔向死亡。所以人们应该珍惜生命的时光，去做对世界有意义有价值的事情。

（三）针对恐惧情绪进行的观修

（1）观想世界上万事万物都是因缘和合而成，最后会因缘散而毁灭，没有一个是常有不变的，人寿命也是如此，不管是活 70 岁还是 100 岁，心身聚合的五蕴迟早会各自分散。死亡的时间、地点都是无法预料的，不定何时因某种情况出现，很可能没有寿终正寝，也未必可知。每天早上又看见今天的太阳就是幸运！既然死亡是必然，每个人迟早都会死去，早有死亡的准备，又何必恐惧？因此，我们能做的是珍惜当下拥有的，珍惜生命尚在的时候，去关爱他人，去做有意义的事情。

（2）观想百年以前的人和动物到现在几乎一无所剩；如今活在世上的人和动物百年之后也会所剩无几。即便自己家庭中的长辈也换成了下一辈，从前的好友、熟人、兄弟姐妹，若干年后也许已不在人世，一一观察之后便会明白，我们在这个世界上的时间也不会太久，亲人朋友挚爱也不会永远陪伴。因此，要坦然面对死亡，珍爱眼前人，珍惜拥有的亲人、爱人、朋友，珍爱生的时光。

（四）针对嫉妒嗔恨情绪进行的观修

（1）观想就像希望我们自己快乐一样，愿所有的众生（包括人和动物）都得到安乐。可以先从自己的父母及喜欢亲近的人开始，观想他们得到快乐平安，远离痛苦，然后再拓展到朋友、对手、所有人、所有生命。

（2）观想面前有一例重症患者，饱受痛苦煎熬，意念自己的一切安乐、财富，甚至生命如同脱衣服般全部取出施与他，令他享受幸福安乐；而他所有的痛苦，都由自己代受，他的痛苦与自己的快乐相互交换。观想呼气时自己的快乐施与他，吸气时他人的痛苦自己代受。

（3）先观想你最亲近的人取得了成绩，你为他开心，然后再观想你的朋友取得成绩，你为他开心，再观想你的认识人取得了成绩，你为他开心，最后观想你的对手取得了成绩，你为他开心。这样反复观想，甚至出现画面感。直到当你的对手取得成绩你不难过，不嫉妒，出现为他高兴的快乐。

（4）观想加害你的对手、损害你的不悦耳的语言，以及烦恼不快的心情，都会缘起缘灭，不会长久，终会过去。因此，没有必要嗔恨苦恼。

在冥想中，对以上内容可以反复思维观想，也可以进行可视化场景想象，通过观想体会，达到亲临其境，感同身受，最后会在内心生气定解。这种观想内容对去除抑郁、焦虑、恐惧、嫉妒、嗔恨等不良情绪具有很好的作用。

无垢光尊者的《大圆满心性休息实修法》中介绍了 92 个不同的观修内容，用来引导修行者升起出离心、慈悲心、菩提心、安忍心等。本节仅选取了部分内容，尽量减少佛教色彩，保留了改变人们不良心态非常有价值的内容。如果读者有兴趣，可以阅读无垢光尊者著作原文。如果本节有不妥之处，还望读者批评指正。

（崔东红　施源）

第二节　正念冥想方法

一、正念及正念冥想的概念

正念（mindfulness），正念减压疗法（mindfulness-based stress reduction，MBSR）课程创始人乔·卡巴金定义其为："通过有意地、非判断地注意当下而生起的那份增强了的觉知。"目前正念被认为是一种个体通过有意识、非批判地将注意维持在当下的一种自我调节方式。正念相关干预源于佛教冥想，在 20 世纪 70、80 年代经由 MBSR 进入美国医疗体系，成为整合身心医学的一部分。在 20 世纪 90 年代被西方心理学界所注意，诞生了正念认知疗法（mindfulness-based cognitive therapy，

109

MBCT)、辩证行为疗法（dialectical behavioral therapy，DBT）及接纳与承诺疗法（acceptance and commitment therapy，ACT）等重要的心理治疗的技术。此外，针对特定的服务群体开发的正念癌症康复（mindfulness-based cancer recovery，MBCR），对药物滥用群体的正念复发预防（mindfulness-based relapse prevention）及正念分娩与养育（mindfulness-based child birthing and parenting，MBCP）等课程。

正念冥想（mindfulness meditation，MM），是一组以正念技术为核心的冥想练习方法，主要包括禅修（zen）、内观（vipassana）及现代的正念技术。在本节中将主要介绍现代的一些常见的正念冥想做法。

二、常见的正念冥想方法及步骤

在练习冥想的过程中，学员所秉持的态度非常重要。在很大程度上，我们在正念冥想中所秉持的态度决定它对我们的长期价值。非评判、耐心、初心、信任、不争、接纳及放下这7个态度性的因素需要有意识地在练习中进行培育。

（一）观呼吸

在冥想练习中最简单有效的方法就是将注意力放在呼吸上，觉知呼吸是各个冥想方法中的基础。当我们对呼吸保持正念的时候，它会自动地帮助我们建立起身体与心灵的平静和觉醒。

1. 前期准备

（1）环境准备：选择一个安静、舒适且不受干扰可以进行经常练习的地方，如家中的地毯上盘膝而坐，或者在椅子上，只要感到舒适就可以。选择一个相对固定的时间进行冥想练习，如每天临睡前或起床后；在身边放置计时器，初学者最开始可设定时间为5～10分钟，逐渐尝试慢慢将时间延长至15～45分钟。

（2）身体准备：在冥想过程中，身体的舒适与否以及紧张感会干扰冥想的练习。找到一个舒适的坐姿，如坐在椅子上，两脚自然平放在地面；双手放在大腿上，背部挺直但不要僵硬，身体牢牢地扎根于大地，双手放松；或选择盘腿而坐，可以让臀部坐在一个靠垫上；延长脖子，下巴稍微向下倾斜,舌头在口的边缘放松,放松双肩,眼睛闭合或注视前方将视线落在地板或其他地方,但不要瞪眼。

2. 让注意力转移到呼吸的感觉上

(1)深呼吸:做几次深呼吸,仔细地感受自然呼吸的感觉,当你感觉它的时候,放松进入每一次呼吸,留意呼吸柔软的感觉如何随着吸气与吐气而进进出出,帮助建立当下的空间。

(2)关注呼吸:将注意力聚焦于与呼吸相关的各种感觉上,感受气息流经身体的感觉,如鼻孔、胸部或腹部。不要刻意关注呼吸的长短、粗细及刻意拉长或缩短呼吸的长度,只关注当下呼吸给身体带来的感觉上。在这里介绍横膈膜呼吸的方法。呼吸时要尽量地放松腹部,吸气时,当气息进入横膈由上向下推动着腹部内容物时,腹部微微地向外扩展;呼气时,横膈变得松弛,并重新回到原先的、胸部更高的位置以减小胸腔容积,迫使胸内的空气经由鼻子出去。初学者可以尝试以仰躺的方式伸展身体,闭上眼睛,把一只手放在肚子上。让注意力温和地落在腹部,吸气时感觉腹部微微隆起,呼气时下落或回收(图4-4)。

111

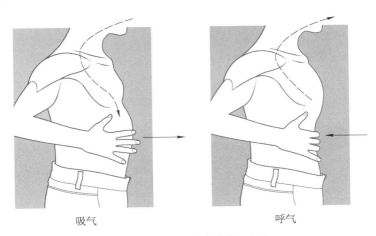

吸气   呼气

图4-4　呼吸时腹部变化示意图

(3)保持关注呼吸:当吸气和呼气时,觉知呼吸,如果思绪游离,对思绪游离加以确认,然后坚定而温和地把注意力重新带回到呼吸上。将注意力集中在呼吸的"某个点"上,感受每一次吸气和呼气时是否有不同的感受,保持对当下的敏感、协调。

3. 放松休息　当计时器结束计时,闭合眼睛保持一段时间,感受一下自己的身体,可以轻轻动一下自己的手指。中国习练者,还习惯于搓热双手敷在眼睛上,并按摩脸及全身,对自己的冥想练习怀着感激的心情。经过持续的练习,会发现觉知呼吸是帮助我们保持注意力的有用的方法,并且它可以让我们更加平静、安宁。

(二) 觉知情绪

情绪是一种内在的主观体验。正念觉知是让我们保持清醒地非评判并如实地观察情绪。学习觉知和接纳自己的情绪,不被情绪控制,能够冷静地面对生活中的一切问题。

1. 前期准备　觉知情绪的前期准备与上文中觉知呼吸的准备工作大致相同,在这里与下文中不再进行赘述。把注意力放到呼吸上,从觉知呼吸开始,感受此时此刻,当意识到自己走神了,轻轻地把注意力带回到呼吸上。

2. 让注意力转移到自身的情绪上

(1) 觉知:始终保持对呼吸的觉知,当情绪出现时,对它仅做观察,如观察它的类别(积极的、消极的或中性的)及变化,只是感受情绪的存在,不赋予它任何意义,不被情绪所左右。慢慢地,你就可以进入一种平静的感觉,感受平静和放松的状态,然后把注意力转移到呼吸上;无论何时出现何种情绪都带着好奇心去感受它,观察它,直到它消失。注意不要尝试去发现和搜索感受到了什么,而是自然地觉知已经存在的东西。

(2) 接纳:接纳意味着即使我们觉知了自身的消极、负面的情绪,不要去批判,全然地接受它,接受它的存在。如在某个时间点上,你发现了自己的恐惧,你的内心会说"我不应该有这样的情绪""我应该改变它",这些都是批判。接纳,是拿掉所有的应该或不应该。仅接受自己正处于的状态,这种状态并无好坏,我此时此刻便是如此,这便是我此时此刻的样貌,是我当下存在的方式。接纳一切,包含我们所面临的恐惧、伤痛、失落等。这些表面上看来负面的东西,它们只是此时此刻你的状态之一。接纳并不意味着我们放弃想改变和成长的想法，或者应该忍受现状，而是无论正在发生着，接纳的态度为我们在生活中采取合适的行动做了铺垫。

3. 放松休息　轻轻地睁开眼睛，继续保持觉知，温和地将自己带到外在的世界。觉知情绪可以根据自己的时间进行安排，时间越长，能观察和觉知到的信息相对也会更多、更细腻。

（三）坐姿冥想

"坐姿冥想"或俗称为"打坐"，是正念冥想练习的核心。我们日常所说的"打坐"对我们来说并不陌生，但正念打坐却与之不同，它要求我们采取一种特别的内心姿态，是我们对自身的觉知。

1. 无为之心境　无为，不是无所作为，而是轻松而为。冥想就是在练习无为，而不是坐在那里无所事事。坐姿冥想需要我们抽出专门的时间，在修习的过程中全身心地投入于此，并接纳此刻的一切。坚持这种看似不做"任何事"的修习其实是困难的，因为冥想需要我们去体验并接纳、抱持当下，渐渐地培养一份宁静之心。

2. 就坐　就坐本身也是冥想的一部分。抱着清醒、明确的意识走到静坐地点旁，提醒自己坐相要矜持、庄严，但不要"正襟危坐"、带有紧张感，只要舒适、自然即可。在就座时，让正念的能量充盈全身，对即将开始的无为体验保有尊敬、接纳之心。态度决定了我们的体验，对就坐时间、地点、姿态及当下的意识的尊重可以更好地帮助我们的身心统一，不拘泥任何特定模式但平静、警醒地坐定。

3. 坐姿　一个有尊严的静坐姿势对冥想非常有益。我们采取的坐姿会使身体由内而外散发出一种气质和态度，即不眷恋、不动摇，要像一面明镜，本身空无一物，只虚怀若谷，反映一切。一般我们可以选择在室内的椅子、地板上或是室外的长凳、草坪上进行坐姿冥想。如果选择室外练习，尽量确保环境安静、安全。

（1）椅子上：选择一把软硬合适的直靠背的椅子，保证坐姿的舒适度。椅子的高度要适中，保证双脚平放于地面，有一种"扎根"于地面上的感觉。臀部要自然地坐到椅子的合适位置，不要倾斜、扭曲；脊柱与地面保持垂直,但不要僵硬,可以通过前倾后仰来调整脊柱的位置,找到一个最好的平衡支撑位置。如果需要的话,也可以倚靠在椅子背上。

(2)地板上:选择天然的舒适材料冥想垫,如棉布垫。坐在冥想垫上让臀部距离地板 7～15 cm。保证臀部的舒适,臀部应略高于你的双脚。在这里介绍两种在地板上的坐姿,即"缅甸式"坐姿和"屈膝式"坐姿。在"缅甸式"坐姿中,自然地盘腿而坐,将一只脚跟拉近身体,另一条腿垂放在它前方。"屈膝式"坐姿是将双膝着地,把冥想垫放置在两脚之间,跪坐在地板上。

无论选择何种坐姿,挺拔、直立的坐姿可以让呼吸自如、通畅。脊柱尽量与地面保持垂直,如果挺直腰背时无法放松,需要重新调整脊椎来端正身体,以此放松感到紧张的那片区域;双肩要放松,微微向后,保持胸部挺直,头、颈与脊柱保持在一条直线上;脸部肌肉放松;双手自然地搭在大腿上或膝盖上,放松舒适即可;眼睛可以闭合也可以睁开,建议初学者最好先试着闭上双眼。闭上双眼能阻绝外界的视觉干扰,同时帮助你专注于当下。

4. 与感觉共处 坐定后,感受气息的出入。如果注意力游离到其他地方,再温和地将注意力带回到呼吸上。作为初学者很可能会由于同一坐姿时间过长而感受到身体不舒服,这时试着去抵抗想要变换姿势的想法,心动则身动,只需将注意力集中在当下的感觉与体验上,虽然它是一种不舒适的感觉。不需要尝试这种感觉消失,仅接纳这种感觉,并与之共处。与不舒适的感觉共处可以帮助我们在面对生活中的挑战时具有更高的抗逆力。需要注意的是,这种练习并不需要到疼痛的程度,只是让我们有意识地去改变面对不愉悦、不舒适时的习惯反应。

(四)身体扫描

身体扫描(body scan)是 MBSR 和 MBCT 的经典练习,练习的重点是将注意力集中在身体某个部位的感受上,清楚地体验身体此刻的感受。这种练习可以帮助我们改变日常看待身体的局限方式,重建身心的关系。在没有修习冥想前,我们是怎样看待自己的身体呢?我们可能会非常在意自己的外貌,会对自己的身材不满意,甚至不愿与自己的身体"和谐共处"。这些看待身体的方式其实都是在评判自我以及对自我的不接纳。练习身体扫描可以帮助我们培育对身体每时每刻的非批判地觉知,以一种温和友善地方式重新认识我们的身体。

1. 练习准备 对于初学身体扫描的学员,建议每天留出特定的时间进行练习,每次尽量跟随指导语,练习时间保持在 30 分钟左右。在练习的过程中,无论是客观的身体实体还是主观的身体的各种感受,尽可能地去培养对身体的不评判和接纳的态度。

一般来说,身体扫描采用仰卧的姿态进行,这样最有利于将注意力从身体的各个部位做系统性地移动。找一个环境舒适的地方躺下,最好是无人打扰的、温度适中的,可以是床上或是铺着垫子的地板上。准备好身体扫描的指导语录音。

2. 练习中 在练习的过程中,只需要按照指令说的去做,没有什么方法是感受的正确方法,也不需要用任何方式来分析或控制你的身体,只需要觉知自己的身体以及感受。静静地去体验你感受到的,不管那是什么,承认并接纳它。

首先做身体的放松,慢慢闭上双眼,感受地板或床垫在支撑我们的身体,如果身体不舒适就做必要的调整,找到一个此刻最舒适的姿势躺好。静静地跟随指导语进行练习,通常从左脚的脚趾头开始,缓慢地从左至右,从下至上扫描全身,让整个身体保持在觉知中。练习结束后,继续平躺几分钟,然后慢慢坐起来。在接下来的一天生活里,保持着这份练习时的平静和通透。

3. 练习中的困惑

(1)睡着:由于这项冥想练习可以带来深度放松,很多人发现他们在练习中睡着了。这项练习的目的是为了培养"觉醒"而不是睡着,即一种既放松,又清醒的状态。如果发现自己总是在练习时睡着,你可以尝试一下不同的时间(如饭前或早上),不同的姿势(如坐起来),或者练习时把眼睛睁开。当你注意到自己的注意力漂移时,一旦意识到,就将注意力收回,重新开始或者继续练习。

(2)毫无感觉:初学者经常反馈有一些身体部位无法感受到,无论如何地留意、关注这个身体部位都毫无感觉。其实我们只需要认真体验当下的感受，"什么感觉都没有"也是一种感觉，它只是我们在当下的一种体验。不需要刻意地去动那个我们认为"毫无感觉"的部位，接纳它，并继续跟随指导语进行下去。

（3）不舒适的感觉：练习时我们也会注意到一系列来自身体感受的反馈：疼痛、瘙痒、轻盈、沉重、温暖等。有些感觉可能会伴随着想法和情绪，无论是何种感觉，都无好坏之分。愉悦地感受使我们更加舒适。如果我们的身体在某个部位有旧疾或者疼痛，身体扫描会让我们感受到疼痛。如果疼痛地强度较轻微，我们可以把注意力带回到脚趾，慢慢地将注意力重新导向疼痛的部位，持着好奇、开放及接纳的心态重新觉知这种感受，以及随之而来的情绪，然后继续；当某个部位地疼痛感非常强烈，甚至不能将注意力集中在这个部分时，那么将注意力完全带到这个部位上，感受它的强度变化，但不需要进行扫描，只是保持在这里觉知自己的呼吸。

（五）慈心冥想

慈心冥想是培养慈心的练习。部分学者认为慈心是正念练习的一部分，常被纳入正念课程中。练习过程是按照自己—恩施—亲朋好友—持有中性情感者—困难者—众生（所有人及其他生物）的顺序将自己的祝福以此送出。注意在祝福送出时，有意识地觉知身体的感觉。

1. 慈心　慈心，指的是我们内心深处的爱心和善。慈心冥想的目的是对他人表达一种无私、利他的感情和正向的善意。我们在练习中以觉知的意识唤起心中的爱与善意。在过去的生命中，我们经常对自己、他人甚至世间万物都存有不满、冷漠之心，我们心生焦虑、烦躁和抑郁等多种负面情绪。慈心的修习，能够更好地让我们认可自己、接纳自己、珍视自己的存在。一旦自己成为爱和善意的中心，我们可以向身边的一切人和物表达爱心，与他们的苦痛产生共鸣，宽容他们的不足与缺陷。

慈心并不是要让我们去当圣人，拯救一切，而是以善意地、慈悲地心感知、祝福一切。爱和善的心境能够为我们带来喜乐的感受，身心变得放松。任何内心当中的负面种子，如恐惧、冷漠、焦虑、不安、愤怒、自私等,至少在我们冥想的过程中会远离我们。通过持续系统的有意识地修习,培育心中善意的、关怀的、阳光的、宽容的、慈心的种子,让它茁壮地成长。

2. 祝福词　祝福词包括安好、健康、安康、快乐、自在等。可以根据自己的喜好更换祝福词,只要是怀着慈心去传递爱与宽容。但注意冥想的重点是唤起我们内心的爱与善,而不是通过祝福达成某种目标。因此祝福词应是从生命的层面去祝福,而非功利化、世俗的层面的祝福,如"愿我发财"。

3. 基本步骤

(1)唤起:首先做几次深呼吸,逐渐将注意力转移到自己的呼吸和坐姿上,这个过程可以一再重复。然后,从心脏到腹部开始,唤起爱与善的感觉和意向,使它们向四周传播能量,直至善和爱充满全身。在此刻,认可自己、悦纳自己、珍视自己的存在。

(2)祝福自己:对自己保有慈心,真诚恳切地祝福自己,表达对自己的美好期许,让我们从祝福中受益。我们首先要悦纳自己,然后才能悦纳他人。

(3)祝福恩人:向在我们生活中给予到我们极大关爱、提携、帮助的师长等发送美好的祝福。

(4)亲友:当我们自己变成了爱和善的中心,我们便可以向周围去散发爱意。可以从与自己亲近的人开始,如父母、爱人、子女及朋友等,真诚恳切地祝福他们,表达自己对他们的爱,宽容他们的不足。

(5)祝愿众生:在心中想象一个普通人的形象,他既不是你的朋友,也不是你的敌人,而是芸芸众生中的一位,祝福他;继续将爱心延伸,在心里想象一个伤害过你的人,一个对你有恶意的人,你不以为然的人,祝福他;最后,将爱心指向整个星球,星球上所有人、植物、动物、环境等。当祝福响起,我们已然与整个世界融为一体。

(六)葡萄干练习

你是否会经常食不知味,忽略饭菜的味道、颜色、甚至是气味?你是否会经常忽略周围的环境,意识与环境处在"失联"的状态? 在日常生活

117

中,我们经常去关注过去与未来,却经常忽视对当下的觉知。葡萄干练习是正念静观中的一个经典练习,在吃葡萄干时持有初心,仔细观察它的颜色、形状、气味、口感、味道,通过看、听、尝、闻、摸等动作,聚精会神地关注自己正在做的事情。像第一次见到葡萄干一样,带着全然的好奇,跟随指导语,真正的体验生活在当下一刻。

1. 初心 初心是一个愿意看待万事万物都如初见的心念。无论我们的练习是什么,初心防止我们固步自封,用习惯性的价值观去看待一切。初心告诉我们:当下的每个时刻,每一种体验都是全新的,是与过去不一致的。我们吃的饭、见的人,周围的环境,时时刻刻都在变化,要以一种新鲜的、充满好奇的眼光去看待。

2. 基本步骤 选择一个温暖舒适、不被人打扰的地方,准备几颗葡萄干。整个过程大概持续 10 分钟。

首先,我们拿起一粒葡萄干,仔细地观察它,就好像我们从未见过它一样,注意它的颜色和表面,当我们注视着它的时候,我们留意到涌现上来的对葡萄干的喜欢或厌恶的情绪;触摸,感受它的质地,还可以闭上眼睛以增强触觉的灵敏度;闻,把葡萄干放在鼻子下面,在每次吸气的时候吸入它散发出来的芳香;带着觉知,我们把它带到唇边,觉察到手臂如何准确地把它放到那个位置,以及身心期待着进食时候,唾液的分泌;放入口中,用舌头去探索,体验一下它在口中的感觉;然后慢慢地咀嚼,注意一下应该如何以及从哪里开始咀嚼及葡萄干的味道;最后,觉知到吞咽意向,即使只是你吞咽之前经验性的意向;体验,吞咽过后的感觉以及完成这次练习后全身的感觉。接着,我们不带指导语地用另一颗葡萄干练习。然后吃第 3 颗。

3. 反馈 觉知自己的体验进行反馈。反馈葡萄干的味道,很多人反映这是他们吃过的滋味最丰富的一粒葡萄干或是吃完 1 颗还想去吃第 2 颗。反馈吃葡萄干过程的情绪,可以用一个词或一个句子进行描述,如焦虑、郁闷还是无所谓等。允许这些情绪的发生,尝试接纳这些情绪,无论是积极的情绪还是消极的情绪,允许它的存在,而不是评判它。葡萄干练习帮助我们对正在做的事情保持细致的关注,这个过程中,我们可以得到更多、更清晰与深刻的体验。

（七）正念行走

正念行走也是 MBSR 和 MBCT 中非常经典的练习。

1. 正式正念行走　在正式练习中，选择人员稀少的场所，如起居室、清晨的操场等。留出专门的时间练习，最开始 10 分钟即可。行走本身没有任何目的，通常是在一条小道上来来回回地行走，或者在环形路上一圈一圈地行走。正念行走的挑战在于我们要全身心地投入到每一个行走的动作中、每一次呼吸中。这种投入不需要我们盯着自己的脚，而是培育内心的观察。眼睛自然专注地凝视前方，不要四处张望。

从直立开始，觉知迈腿的冲动；然后一只脚抬起、落下、重心由一只脚转到另一只脚、另一只脚抬起、放下，将注意力集中在脚步运动的各个孤立的分解动作上；也可以将注意力集中在脚感、腿感、姿势、步态上；或者也可以交替地去感受全身的动作，也可以整合对呼吸的觉知和行走的体验。

2. 非正式正念行走　非正式行走练习可以在任何地方进行，只需正常的行走即可，不需要绕圈或来回踱步。在日常生活中，无论何时、在哪，任何发现自己在行走的时候，我们都可以有意识地将觉知带到行走中，保持清醒地行走。在行走的过程中，需要对身边的环境保持觉知，无论是室内还是室外，可以是窗外的风声、汽车的鸣笛声，也可以是路人谈话的声音。只是察觉它们，接纳它们。接下来，把注意力从声音上移开，带回到身体，顺其自然地迈出每一步，接纳行走时觉知到的一切感受。

3. 练习中的困惑

（1）行走距离：不要纠结于行走多远可以达到练习的效果。有时我们只是在家踱步也可以达到良好的练习效果。行走练习不是为了欣赏周围的风景，只是要在整个过程中保持对身体的觉知，一刻接着一刻，观察完成每一步所进行的步骤，以及整个行走和呼吸的过程。

（2）行走速度：正念行走可以以任何不同的速度进行，这让它在日常生活中有许多应用场景。对于初学者，相较于非正式行走训练，正式行走训练的行走速度相对较缓慢，用以抑制我们想加速步伐的冲动，在步行的过程中,更细微地觉知在步行时的身体和呼吸以及内心的想法。非正式行走练习以正常的行走速度或几步、快跑均可,只是要保持在日常行走中的觉知即可。

(八) 生活中的正念

《正念经》说:走路时,修行者一定要觉知自己在走路。坐着时,修行者一定要觉知自己正坐着。躺着时,修行者一定要觉知自己躺着……不管身体是什么样的姿态,修行者一定要觉知那姿态。经由这样的修习,修行者才能活在对身体的直接而不中断的正念关照中……然而,仅仅对身体姿态的抱持正念是不够的。我们必须觉知到每一息呼吸、每一瞬移动和每一件与我们有关的事物。

我们可以在任何时间、任何处境下把这份平静且清楚地觉知带到日常的生活中。如闲居在家时我们每天的任务,刷牙、做饭、洗碗、吃饭、打扫、倒垃圾、阅读、洗浴等;我们外出购物、健身、度假、乘坐交通工具、看病、与他人相处时,都可以将我们的注意力转移到此刻我们正在做的事当中,体验这件事的每一个步骤、每一个瞬间以及此刻我们的心境。

只要我们醒着,就可以保持正念,我们只需要觉知当下的时刻,即使我们正在经历的事不被我们所欢喜。打扫房间,我们就带着对身体的觉察去打扫,保持正念,对杂乱的房间与自己的动作不要做任何评判;如果沐浴,就专注于洗浴,感受此刻,感受流淌在身上的水,感受水流冲击自己的身体,留意自己在此刻的念想;如果吃饭,那仅做吃饭,专注于饭菜的香气,感受它的温度、味道、香气,认真体会此刻的感受。以上的例子可能会给你一些提示,找到将正念带到日常生活中的方法,培育一份看见自己的明晰心境。

三、注意事项

(一) 练习时走神

走神或者脑海中不断地出现各种想法、场景、事情,这种情况是正常的,即使练习了几周或几个月,思绪的游离都会存在,此时不要着急,或者自责,只需要做一次深呼吸,温和地将注意力带回到呼吸就可以了。随着练习的深入，对各种念头侵入的觉知会更加敏感，这也是正念练习的效果，在后续觉知念头想法的练习中，逐渐学会如何与这些念头共存。

（二）刻意呼吸

有的学员为了去觉知呼吸，会刻意加重呼吸或一直深呼吸，我们只需要自然地呼吸，将呼吸的焦点放在合适的位置。在前文中我们介绍了横膈膜式呼吸，它的焦点是集中在腹部，其他的呼吸方法可能将焦点集中于鼻子或喉咙等。无论选择哪种呼吸方法，只要能够自然的呼吸就是正确的呼吸。

（三）坐姿问题

正确的坐姿固然可以帮助我们更好地体验冥想的感受，但由于个人的身体形态、习惯等的差异，选择适合自己的坐姿最为重要。与姿势比起来，能够保持每一刻保持清醒的觉知更为重要。如果一个坐姿最能帮助你保持警觉，保持觉知，那这个坐姿就是较好的。

121

（王玉花　童慧琦　王垚）

第三节　内观冥想方法

内观是印度最古老的身心训练方法之一。开始是借着观察自然的呼吸来提升专注力，接着练习如实观察你的身体感受来了解自身身心不断变化的本质，以发展出提高个人素质和增进生活和谐的方法。

只是阅读书本或听演讲无法摆脱身心的痛苦，唯有实际的练习，培养出了知无常、苦、无我的智慧，才能解开捆绑我们身心的束缚。标准的内观冥想课程需要放下所有世俗责任 10 天，住到一处安静不受干扰的地方。此地免费提供基本的食宿，而且随时有人帮忙，让你住的还算舒适。你只需避免与他人接触，除了必要的活动之外，在你醒着的时候，将心专注于呼吸或感受上。

内观冥想的经典课程练习是 10 天课程。

一、课程练习的基本步骤

我们修习的目的是为了祛除痛苦,佛陀实行的"八圣道"是一条可以根除痛苦的实修之道。简言之,诸恶莫作,众善奉行,自净其意。分辨善恶好坏的放之四海皆准的方法:任何行为若会伤害他人或是干扰他人的安详和谐,就是不好的行为,就是恶行;而任何可以帮助他人令他人安详和谐的行为,就是好的行为,就是善行。进一步,心要达到真正的清净,不是靠宗教仪式或是道理分析,而是依靠自己直接体悟自身的实相。

八圣道可以分三个阶段的训练,即戒(sila)、定(samadhi)、慧(panna)三学。"戒"是道德修养的训练,戒除所有不良的言语行为;"定"是专注力的训练,培养念念分明的能力;"慧"是智慧,培养清净的洞察力以照见自己的实相。内观冥想课程就是提供这三个训练步骤。

首先,不造作任何骚扰他人安宁的言行举止。我们不可能一方面消除自己内心的不净,在另一方面又不停造作不良的言行举止,这只会增生不净烦恼。有鉴于此,遵守道德规范是修习的第一要诀。承诺遵守戒律:不杀生、不偷盗、不发生不正当的性行为、不说谎和不服用麻醉品。通过持戒心得以充分地平静下来,以便能很好地执行观察的任务。

第二个步骤是把全部的注意力集中在一个地方,将心专注于气息上,借此培育心的控制力。我们如实地观察呼吸,觉知气息进来,觉知气息出去,其他什么都不做,我们也没有什么要做的,只需要观察。这不是一种呼吸练习,不要刻意控制或调整气息,不去控制气息的进出,也不需要去改变它。如果它经过左鼻孔就左鼻孔,如果它经过右鼻孔就右鼻孔,如果经过两个鼻孔就两个鼻孔,如果气息是长的就是长的,如果是短的就是短的。如此一来,心逐渐地平静下来,不再被激烈的负面情绪所主宰。再者,当注意力集中时,心思就变得警觉、敏锐,此刻才有能力执行洞察的任务。

持戒和修定的两个步骤,对过道德生活和控制心识是十分有益的,但也会造成自我的压抑,除非练习第三个步骤,即开展洞察力、照见自身的本质和借此洞察力净化内心的不净。

第三个步骤是要选择"感受"作为观照的对象。我们对全身有系统地移动注意力,先从头到脚,然后从脚到头,从一端到另一端。同样的,在整个过程中,我们也只观察身上的感受即可,不要刻意地寻找或避免某种感受,而是如实地去观察、去觉知全身的感受,不论是什么感受。这就是内观,即体验自我实相,借着有系统的、平静的观察,观察由自身不断变化的身心现象所显现出来的感受。这就是佛陀所教导的精髓,即透过自我观察以期达到自我净化。

二、课程的作息时间表

表4-1的课程作息时间表,是为了成就学员能够持续练习而设计。建议学员确实遵守,以求达到最佳成果。

表4-1 课程作息时间表

时间	内容
04:00	清晨起床钟
04:30—06:30	在大禅堂或自己房间禅坐(静坐)
06:30—08:00	早餐及休息
08:00—09:00	大禅堂共修
09:00—11:00	依老师指示在大禅堂或自己房间禅坐
11:00—12:00	午餐
12:00—13:00	休息(可向助理老师个别会面请益)
13:00—14:30	在禅堂或自己房间禅坐
14:30—15:30	大禅堂共修
15:30—17:00	依老师指示在大禅堂或自己房间禅坐
17:00—18:00	茶点
18:00—19:00	大禅堂共修
19:00—20:30	葛印卡老师开示
20:30—21:00	大禅堂共修
21:00—21:30	大禅堂提问或回寝室就寝
22:00	就寝熄灯

三、课程老师

(一) 课程老师的定位和背景

内观课程和内观中心不是宗教或团体,也没有领导人,更不需要任何追随者,不应该存在任何偶像崇拜的行为。课程老师只是作为一个长时间实践这个方法而有丰富经验的人被请来,分享完他的经验就会离开。在日常生活中他也是一个很普通的人,只是经过内观练习,他可能发展出了比一般人更多的和谐、快乐、安详特质。

(二) 课程老师的作用

课程老师在整个课程期间不会进行任何演讲,只负责在中午和晚上的 1 个小时里解答有关练习内观这个方法的具体问题,而不进行任何理论、哲学、宗教和政治上的探讨或辩论。反之,学员在答疑时间不要向老师提出此类问题。

(三) 学员和课程中心的关系

内观中心纯粹是为了学员学习内观方法的需要而建立的一个安静场所,与任何机构没有隶属关系,也不受任何机构的指派。老师只是传授方法、工具,如果你运用好这个工具,提升了自己生活的品质,和他人、社会建立起和谐的关系,便是课程举办者最大的荣幸。课程结束后,学员可以带着从课程中学到的自我观察的方法、工具在自己的生活中应用,无须依赖本课程或继续联络内观中心,内观中心也没有义务和责任再与学员联系。

四、课程的行为规范

(一) 戒律

内观修习的基础是戒律(道德的行为 Sila)。戒律是发展禅定(心的专注力 Samadhi)的基础,然后心的净化是通过洞察的智能(实修的智能 Panna)达成。

所有参加内观课程的人在课程进行期间必须严格遵守下列五戒:不杀害任何生命、不偷盗、不淫(禁绝所有性行为)、不妄语(不说谎)、不用任何烟酒毒品。

曾参加过一次葛印卡老师或其助理老师主持的 10 天课程的旧学员,

必须加持守另外三戒：过午不食（过了中午以后不再进食）；不作感官方面的娱乐、不装饰身体；不用高大或豪华的床。下午17：00的茶点时间，旧学员要持守过午不食，所以只供应凉茶或果汁，新学员则有奶茶及一些水果。一些旧学员可能因健康原因在获得老师的允许后可免持此戒。

（二）认同老师和内观技巧

对老师及技巧的信任，是内观静坐成功的必要条件。学员必须声明他们愿意在课程期间遵守老师的引导和指示，即遵守规定和确实遵照老师的指示静坐练习，不可忽视任何一部分，也不要添加任何东西。这是经过理解及理性辨别后的认同，而不是盲目的服从。只有以信任的态度，学员才能精勤而彻底地用功练习。

（三）停止其他方法、仪式

课程进行期间必须停止任何祷告、礼拜及宗教仪式，停止其他的静坐方法等，学员从而以纯正的方式来学习内观，给予这个技巧作一个公平的尝试。有意地把其他静坐方法掺杂到内观技巧上，会阻碍学员练习的进步，甚至产生反效果。

虽然瑜伽体操及慢跑等其他运动与内观可以互相协调，但在课程期间亦应暂停。

（四）会晤老师

有关静坐技巧方面的问题或疑惑，只能找老师来澄清。中午12：00至下午13：00是个别私人面谈的时间。晚上21：00—21：30也可以公开地在禅堂向老师请示。会晤老师时间，纯粹是为了要澄清有关内观静坐技巧上的实际问题，不作哲学上的讨论或知识上的辩论。

（五）神圣的静默

从课程的开始至第10天的早上，所有的学员必须遵守"神圣的静默"，包括身体、言语及意念的静默。学员之间禁止有任何形式上的沟通，手势、手语、写便条等都不被允许。有关食物、住宿、健康等方面的问题，则可找事务长协助。

（六）男女分隔，避免身体接触

男学员与女学员必须保持完全分隔。即使是已婚的伴侣在课程进行期间都不应有任何接触，朋友、家人等也是一样。在课程进行期间，不论是同性还是异性之间都不能有任何身体上的接触，这点很重要。

（七）其他

宗教物品、念珠、麻醉迷幻药等物品不应被带到课程地点。衣着应简单、端庄且舒适。在课程进行期间学员都必须留在课程地点范围内，课程结束前都不能与外界联络。课程期间不可听音乐、阅读、书写，禁用录音机和相机。

五、课程的费用

根据纯净的内观传统，课程得以进行主要是靠捐献。只有曾完整参加过葛印卡老师或其助理老师主持的 10 天课程并从中得益的学员的捐献才会被接受，捐献依照自己的经济状况及意愿。捐献不论多寡，助人的意愿才更为重要。第一次来参加课程的学员也可在课程的最后一天或其后捐献。

这些捐献是全世界各内观中心举办课程的唯一资金来源，并非由富裕团体或个人资助。无论老师或工作人员都是自愿服务而没有分毫报酬。如此，内观得以纯正地推广，不含丝毫的商业色彩。

六、课程中可能遇到的问题或困惑

对内观修习者而言，10 天的课程中可能会有一些意想不到的事。

首先，修习并不简单。一般认为，在禅室无所事事或是放松而已。但学员很快就会发现这是错误的观念。学员必须持续不断地以特定的方式专注地觉知心理的运作过程。课程要求学员全心全意，但毫不紧张地依照指导努力练习。但是在学会如何这样做之前，这种练习可能会令人有挫折感，甚至感到精疲力竭。

其次，观察自我所得来的实相，不可能都是令人愉快喜悦的。一般说来，我们对自己的想法都是非常有选择性的。当我们看着镜中的自己时，都会小心翼翼地摆出最美的姿态、最动人的表情。同样的，每个人都有心目中的自我形象。这个自我形象强调令人赞赏的特点，将缺点减至最少，而对于自己个性中的某些部分则是完全的忽略。我们只看自己想要看到的形象，而不是实相。但是内观这个方法是从各个角度观察实相。内观修习者面对的不是一个仔细修改过的自我形象，而是整个未经删减的形象。真相的某些层面，会令人难以接受。有时在修习之后，似乎没有找到内在的平静，反而激动不安。课程的各方面似乎也显得行不通，难以接受，如密集的作息时间、中心的设备、课程的纪律、老师的指导和建议，甚至方法本身。

再次，定位于治病的目标难以实现。内观静坐的最终目标是证得完全的解脱和觉悟，而不是只为了治疗生理上的疾病。不过，许多由心理或情感因素所引起的躯体疾病会被疗愈，也就是说治愈身体上的不舒服只是内观的副产品。心身医学研究表明，当心理压力消失时，由心理和社会因素所致的躯体性疾病或症状会不药而愈。但是如果把目标定位于治病，而不是净化内心，那就两样都得不到。因为一心想治病而来参加课程的人，整个课程期间都会将注意力放在他们身体的不适上，时间也就这样浪费了。这也是为什么有人在课程开始不久就逃避离开的原因，他们不仅没有看到身体不适的改善，反而因为严格的练习姿势而感到腰背疼痛的加重。

最后，令人惊讶的事是困难都会过去。到了某个阶段，学员学会不费力地精进，放松而警觉，参与而不执着。他们不再挣扎，而能全神贯注于练习之中。这时设备的欠缺，就已不成问题；纪律成了有力的支持；时间在不知不觉中很快地过去。心变得像黎明时山中的湖水一样的静谧，完美地倒映出它周遭的一景一物。同时，也可以让细看的人彻见它的深处。当这种清澄来临时，每一刻都充满了肯定、美好与安详。

如此一来，内观修习者会发现，这个方法确实有效。接下来的每一阶段，虽然似乎都是很大的一步，然而内观修习者却发现他有能力走过去。到10天课程结束的时候他就会明白，这个旅程从课程开始已经走了多远了。内观修习者所经历的过程也可以比喻成外科的手术。就像蓄脓的伤口一样，要切开伤口，挤压伤口，除去脓液是非常痛苦的事，但若不如此做，伤口永远无法痊愈。一旦去除了脓液，以及它所造成的痛苦，伤者就能

127

重获完全的健康。同样的,借着这 10 天的课程,内观修习者除去心中部分的紧张压力,就能享有更好的心理健康。内观的过程带来内在深处的改变,这种改变在课程结束之后仍会持续下去。内观修习者发现,从课程中所获得的内心的力量,任何所学到的东西,都可以运用在日常生活上,让自己获益良多,并且对他人也有好处。生命变得更加的和谐、丰富和快乐。

最后特别需要声明的是,要学习内观这个方法,唯有参与课程。在由受过适当训练的老师的指导下,学员必须经由自己的努力,方可得到自身的体验,其他人绝不能代劳。如同游泳,看最多的书,上最多的学,掌握最多的理论知识,如果不下水学习、不学会如何游泳,再多的研究也是没有用的。本章节只是对内观的介绍,不是内观法的自学手册,否则就是在冒风险。因为内观探讨心的深处,绝不可以草率、随便地姑且一试。

七、其他内观课程

(一) 1 天课程

1 天课程是为内观旧生特别开设的课程,只招收完整参加过至少 1 期 10 天内观课程的旧生,由葛印卡老师及其助理教授,旨在为各位旧生温习技法,增强持续修习的心力。

(二) 3 天课程

3 天课程也是为内观旧生特别开设的课程,只招收完整参加过至少 1 期 10 天内观课程的旧生,由葛印卡老师及其助理老师教授,旨在为各位旧生温习技法,解决日常禅修中遇到的问题,并增强持续修习的心力。

3 天课程是 10 天课程的精简版,就像一个迷你 10 天课程,作息时间与 10 天课程一致。课程前一天下午报到,晚上开始课程,皈依三宝和观息法;课程第 1 天是观息法,第 2 天大部分时间是内观法,第 3 天是内观法加慈悲观,下午 16:30 课程结束。

(三) 其他特别课程和长课程

在内观静坐练习的传统中,某些特别课程是为旧生而设的,这些课程都规定某些资格,旧生必须具备规定的资格,才能获准参加。

这些基本的资格见表 4-2。

表 4 - 2　参加课程资格

课程	课程资历基本要求	修习年限	持恒修习	投入及其他技巧	持　戒	备　注
四念住课程	完成最少 3 次 10 天课程	至少 1 年	尽量保持每天 2 小时的静坐练习	自从最近一次的课程至今，不曾练习其他方法	尽量在日常生活中持守五戒，特别是在报名参加课程后，必须持守第三戒和第五戒	
20 天课程	完成 5 次 10 天课程，1 次 10 天课程的义工服务，完成 1 次四念住课程	2 年	过去 2 年每天 2 次静坐 1 小时	完全投入、一心一意，不作其他尝试	在过去 1 年，持守以下三戒：戒杀生、戒不正当性行为、戒所有麻醉品，并尽全力持守其他戒律	不接受参加部分课程者；必须得到伴侣支持；2 个长课程之间需有 6 个月距离；长课程与其他课程之间需有 10 天距离
30 天课程	完成 6 次 10 天课程（1 次在 20 天课程之后），完成 1 次四念住课程，完成 1 次 20 天课程	2 年	过去 2 年每天 2 次静坐 1 小时	完全投入、一心一意，不作其他尝试	在过去 1 年，持守以下三戒：戒杀生、戒不正当性行为、戒所有麻醉品，并尽全力持守其他戒律	不接受参加部分课程者；必须得到伴侣支持；2 个长课程之间需有 6 个月距离；长课程与其他课程之间需有 10 天距离；初次 30 天课程在 20 天课程后，最少完成过 1 次 10 天课程
45 天课程	完成 7 次 10 天课程（1 次在 30 天课程之后），完成 2 次 30 天课程。只接受助理老师及参与义工服务的学员	3 年	过去 2 年每天 2 次静坐 1 小时	完全投入、一心一意，不作其他尝试	在过去 1 年，持守以下三戒：戒杀生、戒不正当性行为、戒所有麻醉品，并尽全力持守其他戒律	不接受参加部分课程者；必须得到伴侣支持；2 个长课程之间需有 6 个月距离；暂准参加至第 29 天方确认作实；初次 45 天课程在 30 天课程后，最少完成过 1 次 10 天课程
60 天课程	完成 2 次 45 天课程。只接受助理老师及十分投入义工服务的学员	5 年	过去 2 年每天 2 次静坐 1 小时	完全投入、一心一意，不作其他尝试	在过去 1 年，持守以下三戒：戒杀生、戒不正当性行为、戒所有麻醉品，并尽全力持守其他戒律	不接受参加部分课程者；长课程与其他课程之间需有 10 天距离

　　以上所列的只是一些基本规定，并不保证必定能获准参加。申请参加任何特别课程、20 天课程、30 天课程、45 天课程和老师自修课程，必须

有1位相当熟悉你的助理老师及1位区域老师的推荐信。

八、课程以外的时间

将您所有的专注力集中在眼前重要的工作上,要不时观察自己是否保持着觉知及平等心。遇到问题时,尝试去觉察呼吸及身体上的感受,哪怕只有几秒钟也可以帮助您在不同的情况下保持平衡。

（蒋春雷）

推荐阅读

1. 中国心理学会临床与咨询心理学专业委员会正念学组,中国心理卫生协会认知行为治疗专业委员会正念学组.正念干预专家共识[J].中华行为医学与脑科学杂志,2019,28(9)：771-772.
2. 陈语,赵鑫,黄俊红,等.正念冥想对情绪的调节作用：理论与神经机制[J].心理科学进展,2011,19(10)：1502-1503.
3. 乔恩·卡巴金.此刻是一枝花：日常生活中的禅修[M].润秋,译.上海：文汇出版社,2008.
4. 乔恩·卡巴金.多舛的生命：正念疗愈帮你抚平压力、疼痛和创伤[M].童慧琦,高旭滨,译.北京：机械工业出版社,2018.
5. 一行禅师.正念的奇迹[M].北京：宗教文化出版社,2003.
6. 威廉·哈特.内观——葛印卡的解脱之道[M].台湾内观禅修基金会翻译小组,译.海口：海南出版社,2009.
7. 慈诚罗珠堪布.慧灯之光6[M].西藏：西藏人民出版社,2010.
8. 阿琼仁波切.前行备忘录[M].四川：喇荣五明佛学院,2010.
9. 根让仁波切.大圆满前行释修宝典[M].北京：中国社会科学出版社,2011.

第五章

冥想在精神障碍中的应用

　　精神障碍是一种以个体认知、情感调节或行为紊乱为特征的综合征。流行病学调查结果显示,目前我国精神障碍的终身患病率高达 16.6%,既往 1 年患病率为 9.3%。精神障碍不仅给患者及家庭带来了痛苦和沉重负担,而且给社会带来困扰和不稳定因素。针对精神障碍的治疗以药物治疗为主,但药物疗效不尽人意,且依从性较差的患者也经常因中断药物治疗导致疾病复发。近年来,越来越多的研究证实,冥想及其相关干预措施可有效减轻压力、改善认知功能、缓解焦虑和抑郁等症状。本章就冥想及相关干预在精神障碍中的科研与应用进行介绍。

第一节　冥想在抑郁症中的应用

抑郁症是困扰人们的最常见的精神障碍之一,临床表现主要为心境低落、兴趣或快感缺乏、精力减退或疲乏感,以及其他伴随症状(包括体重或食欲变化、睡眠障碍、精神运动性激越或迟滞、注意力减退和自杀观念等)。2015 年 WHO 估计,全球有 3 亿多人患有抑郁症,抑郁症已经成为全球疾病负担最重的疾病之一。临床上对抑郁症的治疗,尤其是重症患者,主张首选抗抑郁药物治疗,但是有相当一部分患者仍然无法治愈,存在反复发作、残留症状或不能耐受药物等不良反应,甚至有些患者需要终身服药,一旦停止用药复发率高。

目前,冥想在抑郁症中的应用受到较多的关注,有不少研究显示冥想对缓解抑郁症状具有较好的作用。研究较多的是基于正念的干预(mindfulness-based intervention,MBI),如正念认知疗法(mindfulness-based cognitive therapy,MBCT)、正念减压疗法(mindfulness-based stress reduction,MBSR)、接受和承诺疗法(acceptance and commitment therapy,ACT)可以很好地帮助抑郁症患者摆脱抑郁情绪、降低复发率、提高生活质量。与此同时,基于冥想的心身技术(mind-body,M - B)在抑郁症患者中也备受欢迎,其能促进患者情绪调节,改善人际交往和提高幸福感。近 5 年来,慈悲冥想(loving-kindness meditation,LKM)也逐渐流行起来,被初步应用于抑郁症患者,有助于提高患者的积极情绪。

一、正念冥想与抑郁

正念冥想(mindfulness meditation,MM)的本质是来自佛教的禅修,将注意聚焦冥想(focused attention meditation,FA)和开放监控冥想(open monitoring meditation,OM)融合,形成了一系列有效的干预措施,统称为 MBI。在干预过程中,我们通过专注训练获得洞察力,以一种非判断的方式观察消极的想法和感觉,培养出一种对心智自然状态的欣赏,建立一种更积极的心态,如耐心、无害、慈爱和同情。MBI 在抑郁症患者中应用较为广泛,常用的技术包括 MBCT、MBSR 及 ACT。这些干预对抑郁症急性期和缓解期均有良好的疗效,既能帮助患者缓解急性抑郁症状、减少残留症状,还有助于预防复发。尤其是 MBCT,结合了抑郁症认知行为疗法的心理教育成分和获得灵感的冥想元素,在抑郁患者中具有良好的疗效及安全性。目前,在 2016 版的加拿大 CANMET 指南中,MBCT 已经被列为抑郁症维持期的一线心理治疗和急性期的二线心理治疗。

（一）预防抑郁复发

MBCT 在预防抑郁复发方面具有良好的效果。其证据始于 2000 年,Teasdale 等[1]开展了一项初步试验,结果显示 MBCT 显著降低了有 3 次或 3 次以上抑郁发作抑郁症患者的复发风险。英国医学研究委员会的研究也发现,MBCT 可将复发性抑郁症患者的复发率从 78% 降至 36%[2];还有研究证实,在 2 年随访期内,单用 MBCT 治疗组复发率(44%)与抗抑郁药维持治疗组复发率(47%)相当[3]。之后的系统回顾和 meta 分析也显示,接受 MBCT 治疗的抑郁患者 5 年复发率(38%)显著低于未接受 MBCT 治疗的患者(49%)[4-5],其疗效与一线心理治疗(认知行为疗法和人际心理疗法)[6]相当。可见,在预防抑郁复发方面,MBCT 显示出与维持性抗抑郁药物治疗相当的疗效,并且 MBCT 对于存在残留症状或早年有创伤史的抑郁症患者帮助更大[4,7]。近期的一项 meta 分析发现,英国多个地区 5 家精神卫生服务机构的数据分析显示,MBCT 具有良好的安全性和有效性,有助于降低抑郁复发的风险、减少残余症状,研究期间 96%(n=726)缓解期患者保持病情稳定状态[8]。目前,在许多国家(英国、荷兰、加拿大、澳大利亚和新西兰)的临床指南中,MBCT 已经被推荐为一种预防复发的方案,并得到美国精神病协会的认可。由此可见,MBCT 有望成为抗抑郁药维持治疗的一种替代疗法。

（二）缓解抑郁症状

MBI 不仅有预防抑郁复发的作用,而且对抑郁症急性期和亚急性期也有良好的疗效。Meta 分析显示,包括 MBCT、ACT 和 MBSR 在内的 MBI 均可以改善抑郁症状[8-10]。研究发现 ACT 有助于降低退伍军人的抑郁程度及抑郁症患病率,减少自杀意念[11];也有研究发现 ACT 有助于减轻存在轻至中度抑郁症状的在校青少年学生的压力和抑郁程度[12];还有研究认为 ACT 在改善抑郁症状的同时提高了患者对自身情绪、思维和经验的接受度[13]。近期的 meta 分析显示[14],团体形式的 ACT 干预可以改善抑郁焦虑情绪,效果明显优于等待治疗组或常规对照组,但与 CBT 或认知治疗比较时,无法得出确切的结论。在另一项 meta 分析中[9],通过亚组分析,进一步探讨 ACT 对不同随访期、不同抑郁程度、不同年龄的抑郁症患者的有效性,纳入 4 项高质量研究,14 项中等质量研究。结果显示,ACT 干预显著降低成人抑郁症患者的抑郁程度;并且对轻度抑郁症效果显著,对于中度或重度抑郁症患者疗效并不明显;然而,ACT 疗效维持时间有限,效果持续至随访 3 个月时,随着时间的推移,当随访 6 个月时,疗效消退。在 2016 版的加拿大 CANMET 指南中,ACT 已被列为抑郁症急性期的三线心理治疗方案。可见,ACT 的确可以改善轻度抑郁患者的抑郁症状,但治疗效果的维持可能依赖于长期坚持练习。

同时,MBCT 不仅可以预防复发,也可以减轻重度抑郁症患者的抑郁程度。有研究显示 MBCT 可以明显改善经过 8 周足剂量抗抑郁药治疗效果不佳的重度抑郁症患者的抑郁症状和生活质量[15];同时,MBCT 可以减少慢性抑郁症患者的残留症状[16],减少他们的自杀观念[17],尤其是存在残留症状[18]和自杀性病史[17]的抑郁症患者的自杀意念。近期的 meta 分析进一步显示,MBCT 在抑郁症患者中具有良好的可行性和有效性[8]。MBCT 干预过程中,仅 16.93% 的患者退出治疗(参加次数<4次),干预后痊愈率达到 44.81%,有效率达到 34.42%,并且抑郁越严重的患者受益越明显。总之,目前的研究已经认可了 MBCT 在抑郁症患者中的疗效,其有望成为目前主流药物和心理治疗的有效替代方法。

然而,近几年关于 MBSR 干预抑郁症的研究并不多。有研究显示,MBSR 可以改善存在阈下抑郁症状的青少年学生的抑郁情绪[19],也可以改善老年抑郁症患者的抑郁情绪[20],还可以改善退伍军人的焦虑和抑郁症状,减少抑郁症的患病率和自杀意念,提升患者的整体健康。但是,

MBSR在抑郁症中的应用并不广泛,可能需要更多的研究来证实其对于抑郁症患者的确切疗效。

（三）机制探讨

目前的研究虽然肯定了MBI改善抑郁症患者情绪和预防抑郁复发的疗效,但对于其作用机制的探讨仍处于初步阶段。从生物学角度来看,已有研究认为,MBI可以改变健康人群的大脑结构、调节脑区功能、重构脑网络及维持自主神经系统的稳态,甚至可以调控表观遗传和改善端粒调节,但对于其发挥抗抑郁作用的具体机制需要进一步探讨。神经成像技术研究发现MBCT可调节患者额叶和皮质下脑区异常的神经化学活动[21]。MBCT干预后左前扣带回皮质（ACC）中N-乙酰天冬氨酸/总肌酸（tCr）和左尾状核中谷氨酸/tCr比值显著升高;而右尾状肌肌醇/tCr和右壳核总胆碱/tCr比值显著降低。并且,左ACC中N-乙酰天冬氨酸水平与汉密尔顿抑郁量表（HAMD-17）评分呈负相关。神经电生理研究发现,MBIs干预后新皮质额叶中线θ波能量增强,促进了情绪处理过程中对消极观念和感觉的脱离[22]。并且,MBCT干预可显著降低α波和γ波功率,增强左额顶叶中α波相关性[23],通过激活神经网络发挥作用。其中,α波与选择性注意调节和自上而下抑制控制有关,而γ波可能增强对消极情绪刺激的处理,减少自我中心和评判。总之,近来的meta分析认为,MBI对抑郁症患者的前额叶皮质、基底节、前ACC、后ACC和顶叶皮质等脑区具有调节作用,这些区域与自我意识、注意力和情绪调节有关[24]。

长期慢性压力导致下丘脑-垂体-肾上腺（HPA）轴失调、交感神经张力增高,促炎细胞因子升高,这一系列过程介导了抑郁产生。既往研究发现,MBI可以降低交感神经系统和HPA轴的激活,故而认为MBI能够帮助抑郁症患者调节抑郁情绪、减轻压力、促进康复[25]。近期的一项研究发现,MBI降低了抑郁症患者的炎症免疫指标,干预后促炎细胞因子IL-6和TNF-α表达均下降[26]。

从认知角度来看,抑郁症患者具有歪曲的认知模式,消极的自动思维降低了个体对当下的关注,而对消极思维和情绪的接纳,进一步增加了抑郁发作的风险。研究认为 MBCT 帮助康复期抑郁症患者改变悲伤情绪有关的注意过程,提高对无关信息自动加工的抑制能力,降低对抑郁有关的环境信息的易感性,从而降低抑郁复发的风险[27]。近期的一项 meta分析探讨了 MBI 对心理功能和幸福感影响的机制,表明正念的增加和重复性消极思维(反刍和忧虑)的减少介导了 MBI 对抑郁、焦虑、压力的影响,其他机制还包括了增加自我同情和心理灵活性、改善认知脆弱性等[28]。总之,随着研究的不断开展,对机制的探讨也越发深入,已有的结果为今后研究奠定了基础和提供了方向。但是,MBI 治疗抑郁症的潜在机制可能远比我们目前得知的复杂,需要不断探索,从而进一步指导临床应用。

总而言之,MBI 可以帮助抑郁症患者更好地摆脱抑郁困扰,提高幸福感和生活满意度,同时不会给患者带来明显的不良反应。尤其是MBCT 技术,不仅可以应用于急性期抑郁症患者,也是预防复发的一线心理治疗。相对于其他心理干预,如心理教育、放松训练和健康促进计划等,MBI 表现出更好的疗效,而相对于一线心理治疗(如认知行为治疗和行为激活等),MBI 也具有相当的疗效,且更能被患者所接受[10]。但是,冥想效果的维持需要依赖于我们的长期坚持练习,或许,如果我们能将MBI 课程中学习到的精髓融入日常生活中,成为一种生活方式,定将会让我们受益匪浅。

二、慈悲冥想与抑郁

慈悲冥想和正念冥想一样,需要集中注意力,然而,不同的是,慈悲冥想涉及对积极情绪的有意培养。慈悲源于佛教,指对所有人无私利他的慈悲精神。在练习时,人们会轻轻地重复某些短语,如"愿众生平安""愿众生喜乐"等,以便将慈悲的、积极的情感能量指向他人和自己。这些短语不是用来作为咒语,而是为了让人们的注意力集中在慈悲和它的目标上。因此,每次都要用心地感受这些短语,充分意识到这些短语及它们的含义。具体的方法还有很多,在一些佛教修行典籍中有具体讲解,如华智仁波切著、索达吉堪布翻译的《大圆满前行引导文》中的四无量心的练习方法。四无量心包括舍心（指断除对怨敌的嗔恨、对亲友的贪爱，而对一切众生无有亲疏、无有爱憎的平等心）、慈心（希望世上众生都喜乐平安）、悲心（希望对饱受痛苦折磨的众生远离痛苦）、喜心（对他人获得的财富、权利、地位等没有嫉妒和怨恨）。随着练习的继续，参与者被要求将这些温暖的、富有同情心的情感散发给其他人，首先是他们亲近的少数人，然后是他们所有的朋友和家人，再是与他们有联系的所有人，最后是向地球上所有的人和生物。

尽管在某些情况下，所有的情绪都具有适应功能，但消极情绪很可能成为功能障碍的根源。尤其对于抑郁症患者来说，消极情绪经常与功能失调的社会交往一起发生，产生不良的心理生理反应，引发对自我和他人的不良行为。相反，积极的情绪（如快乐、希望和敬畏）可以作为抵御压力的屏障，缓冲和消除压力相关的有害影响，减轻抑郁和痛苦。而慈悲冥想恰好可以起到这样的作用[29]，通过培养自我同情，帮助习惯于自我批评的个人减少自我批评和增加自我同情，从而增加积极情绪，减轻抑郁症状，同时，积极的情绪状态可能会引发大脑结构和功能的持久变化，进一步促进患者的适应性思维和行为。

已有研究显示，慈悲冥想可以培养积极的态度，减少对自己和他人的消极态度，有助于改善人际交往过程的各种不同的心理问题，如抑郁、社交焦虑、婚姻冲突、愤怒及应对长期压力[30]。慈悲冥想激活参与社会认知和情绪调节的大脑区域（包括下顶叶皮质和背外侧前额叶皮质），并增加背外侧前额叶皮质与伏隔核的连接，从而增加同情心和积极情绪，减少对痛苦的反应[31]。

近5年来，慈悲冥想在抑郁症患者中的应用逐渐增多。有研究发现单独应用慈悲冥想（每周1次，连续12周，每次约60分钟）对轻至中度的慢性抑郁症有一定的疗效[32-33]，干预后快乐、满足、爱、自豪、喜乐和敬畏等积极情绪显著增加，反刍思维和抑郁情绪明显减少。然而，考虑抑郁症患者的特殊性，关注积极的自我感觉可能比关注一个中立或敌对的人更困难，所以建议更改冥想对象的顺序，通常在关注中立的人之后，有时甚至在关注敌对的人之后，才能关注自己。也有研究显示，对于既往已经接

137

受过 MBCT 干预的焦虑抑郁障碍患者，再给予基于正念的同情心生活训练（mindfulness-based compassionate living training，MBCL）后，抑郁水平下降 25.4%，正念水平上升 6.8%，自怜水平上升 13.1%[34]。可见，在临床实践中，对于已经发展基本正念技能的情绪障碍患者，再结合自我同情练习可能会更有助于情绪调节。在近期的一项对照研究也发现，MBCL 对以前参与过 MBCT 干预复发性抑郁症患者的疗效优于未参加过 MBCT 治疗者。虽然研究样本量较小，难以得出确定的结论，但也可以从中得到启示，将慈悲冥想与正念冥想相结合可能会让患者受益更多[35]。其中，正念技能可以帮助患者在慈悲冥想过程中经历轻微不适的同时保持温柔和善，就像他们在基本的正念训练中所做的那样，有助于他们更好地与痛苦的经历相处，并以同情来迎接这些经历。近期的 meta 分析进一步肯定了慈悲冥想改善抑郁症状的疗效，认为正念和自我同情是其减少抑郁症状的机制，且抑郁严重的患者受益越明显[36]。可见，慈悲和同情相关的冥想的确可以减轻抑郁症患者的症状，但慈悲冥想治疗抑郁症的研究仍处于初步阶段，今后需要更多的大样本随机对照试验研究进一步验证其疗效。

总之，目前的初步研究已经提示了慈悲冥想在抑郁症患者中的应用前景，尤其与正念冥想结合时，似乎可以进一步提高对抑郁症的疗效。未来的研究仍需要进一步澄清慈悲冥想是否可以作为一项独立治疗，或者作为其他心理治疗的辅助方法。同时，有必要进一步探讨慈悲冥想治疗情绪障碍的潜在机制，以便更好地指导临床应用。

三、七支打坐冥想与抑郁

七支打坐冥想是指采用七支坐姿进行冥想。第七章第一节具体介绍七支打坐的方法。七支打坐冥想与正念、慈悲冥想不同的是，强调了坐姿的重要性，而在冥想的内容上并无差别。事实上，很多正念冥想和慈悲冥想也会采用七支坐法。

上海交通大学医学院附属精神卫生中心崔东红课题组对 107 名没有冥想经历的人进行了为期 8 周的正念冥想训练，要求所有参与者都采用

七支坐法，在这个坐姿基础上进行冥想。每周 1 次集中训练 3 小时，包括
2 小时的理论学习、0.5 小时的实际操作和 0.5 小时的讨论。理论学习和
实际操作都在散盘、单盘或双盘的坐姿上进行。具体方法参考第四章第
一节。每天要求练习者打坐冥想至少 15 分钟，不设时间上限。76 人完
成了 2 个月的训练，训练后汉密尔顿抑郁和焦虑量表评分均较训练前明
显降低，训练前评分越高者降低越明显。匹兹堡睡眠量表评分也在冥想
后降低，睡眠问题明显改善，且训练前睡眠问题越严重者改善越明显。此
外，尿酸、总胆固醇、高密度脂肪酸、血糖、甘油三酯、载脂蛋白（A、B、E）等
代谢指标也都在冥想后得到明显改善。自制问卷显示，接受训练者自我
感受也明显好转。此外，七支坐法虽然对一些初学者比较困难，但只要坚
持训练，通过 2 个月的练习，基本都能达到单盘状态。这种坐姿对改善全
身气血循环具有较好的作用，利于抑郁症状的改善[37]。

四、基于冥想的心身技术与抑郁

　　近年来，人们的注意逐渐从一般的运动疗法转向冥想运动，也就是基
于冥想的心身技术，目前比较流行的瑜伽（Yoga）、太极（Tai Chi）和气功
（Qi Gong）均属于冥想训练的心身技术。这些以肌肉骨骼伸展和放松、呼
吸控制和冥想状态为特征的心身运动对精神疾病患者的抑郁、焦虑和睡
眠问题均有改善作用。尤其在抑郁症患者中，不仅可以改善抑郁情绪，还
可以改善人际交往和社会关系，或许能成为抗抑郁药物治疗的替代或补
充治疗。

　　（一）瑜伽

　　瑜伽是来自印度的一种古老的修行方法，其含义是"相印""连接""制
控"。是通过驾驭制控，达到身心相印同一、身心联结亲和的技术。瑜伽
练习包括身体姿势拉伸、呼吸练习、冥想练习。瑜伽体位代表了一种特殊
的运动类别，强调相互感觉、本体感觉和运动感觉的体验以促进身心亲
和、平衡。练习中强调身体动作与呼吸的同步，要求练习者将他们的注意
力集中在不同的肌肉群上，直到达到最后的姿势，这个过程利用注意聚焦
冥想提升自己的注意力。同时，当身体处于不同的姿势时，要求练习者注

意每一个动作并感受身体体验,这个部分利用开放监控冥想(觉观)提高对自我的身心觉醒。目前,在抑郁症患者中,瑜伽作为一种冥想的心身干预被广泛应用,在 2016 版加拿大 CANMAT 指南中,瑜伽被推荐作为轻度至中度抑郁症的二线辅助治疗。

近年来,参与瑜伽练习的人数明显上升。研究显示,对于轻至中度的抑郁症患者,单一瑜伽干预可以明显减轻其抑郁症状[38];对于长期服用抗抑郁药物治疗的慢性抑郁症患者,抗抑郁药物联合瑜伽干预有助于减轻抑郁症状[39];同时,Sudarshan Kriya 瑜伽(SKY)对抗抑郁药治疗效果不佳的重度抑郁症患者也有良好的辅助治疗效果[40]。女性抑郁症患者往往存在高压力感和反刍思维,甚至存在反复自我批评的消极思维,瑜伽干预可以减轻她们的抑郁症状和反刍思维[41-42];尤其对于孕期抑郁症患者,瑜伽练习是一种有效且安全的治疗措施。药物治疗可能并不适用于怀孕期间的女性,而瑜伽练习则可以明显改善她们的抑郁焦虑情绪,且不会导致出现瑜伽相关的损伤[43]。近期的 meta 分析显示,在重度抑郁症患者中,瑜伽的治疗效果与有氧运动和抗抑郁药物相当;与电抽搐疗法相比,两者的缓解率没有差异;而当瑜伽与注意力控制干预相比,或作为抗抑郁药物的附加成分与单独用药相比时,结论不一[44]。但纳入的研究异质性高,样本量较小,将结论推广还需要谨慎。另一项 meta 分析显示,瑜伽是目前最常用的身心疗法,治疗缓解率和有效率明显高于被动对照组[45]。总之,瑜伽可能为抑郁症的现有药物治疗和心理治疗提供一种有用的替代或补充方案。

对于抑郁症患者来说,除改善核心抑郁症状外,瑜伽似乎也可以帮助改善社会联系。通过亲社会环境和经验分享,帮助患者与互动伙伴之间建立更好的人际联结感。研究显示,与联合健康教育相比,药物治疗联合长期瑜伽干预有助于减轻中度抑郁症患者的抑郁症状,并能促使患者表现出更好的社交和角色功能[39],可见瑜伽似乎促进了社会交往的启动,从而提高社会功能和生活质量。

(二)太极

太极作为中国传统的冥想和修身运动,具有促进精神聚焦、缓解疼痛、调节情绪等作用。由于文化背景不同，目前太极拳在亚洲国家应用较多。太极缓慢的深呼吸（细、长、匀、缓、深）有助于练习者心、性、意的培养和训练，有一定的身心健康促进作用。近年来，太极在抑郁症患者中逐步开展，有望成为抑郁症药物治疗的辅助方法。

研究显示对于从未接受过治疗的抑郁症患者，单一太极治疗的缓解率也可达到 50%，而等待治疗组和一般教育组的缓解率分别仅为 10% 和 21%[46]；对于老年抑郁症患者，抗抑郁药治疗联合太极运动可以增强治疗效果[47]，并且，太极这样的身心干预可能比没有冥想成分的普通运动更有利于老年抑郁症患者的身心健康；而且，对于阈下抑郁的青少年患者，与学校常规体育锻炼相比，太极干预能明显降低抑郁和压力水平，可见在学校进行太极运动可能更有助于学生的心理健康[48]。近期的 meta 分析进一步肯定了太极拳对抑郁症的治疗有积极作用，太极不仅有助于减少压力、焦虑和抑郁[45]，还有助于改善重度抑郁症患者的生活质量[19]。同时也发现，相对教师指导的小组练习或单独的自我练习，两种模式混合的训练方式更有效。由此可见，混合训练模式的太极可能更适用于抑郁症患者，有望成为目前主流药物治疗和心理治疗的一种辅助或替代方法。

（三）机制探讨

基于冥想的身心干预如何帮助抑郁症患者的潜在机制仍在研究中。首先，根据中医理论，气或生命能量在人体内运行通畅，则身心健康。《景岳全书》中说"夫生化之道，以气为本，大地万物莫不由之""人之有生，全赖此气"。中医体系中气分为元气、宗气、营气、卫气。元气为先天之气，藏于肾；宗气来自脾胃运化水谷和肺吸入空气，为后天之气，藏于肺；营气行于血液和经络，营养全身；卫气运行于皮肤腠理，卫护人体。抑郁症在中医上归为情志病，是指因七情而至的脏腑阴阳气血失调所致。不良心理因素超过了人体的调节范围，就会造成气机逆乱、气血失调，导致抑郁症。而身心干预被认为能培养生命的活力并增强气血运行，缓解抑郁症状。

瑜伽和太极练习者通常会使用腹式呼吸配合运动来调理气血。现代医学认为，腹式呼吸可以作为联结自主神经系统和中枢神经系统的桥梁，

141

激活前额叶和岛叶皮质的 γ-氨基丁酸（γ-aminobutyric acid，GABA）通路的迷走神经，并抑制杏仁核过度活动[50]，这可能部分解释了为什么冥想运动对抑郁有积极影响。

脑成像研究发现，身心干预可调节抑郁症相关脑区的功能、结构和脑网络，包括海马、前扣带回、腹内侧前额叶皮质和背内侧前额叶皮质及默认网络和注意控制网络等。同时，也有研究发现太极干预可能通过激活左侧前额叶改善抑郁症状，并通过增加大脑半球间和半球内 θ 相干性提高注意力[51]。

研究发现太极干预可以调控免疫炎症，通过降低促炎因子 TNF-α 及 IL-6 水平，增加抗炎因子 IL-10 水平，纠正 HPA 轴功能紊乱发挥抗抑郁作用[52]。近期的一项研究还发现，瑜伽结合正念冥想可以改变一系列神经免疫及神经可塑性相关的生物标志物，如脑源性神经营养因子水平增加，皮质醇和 IL-6 水平下降，而脱氢表雄酮和去乙酰化酶 1 水平增加，还可以减少 DNA 损伤、平衡氧化应激及提高端粒酶活性[53]。可见，身心干预或许可以通过增加神经可塑性发挥抗抑郁作用。尽管学者们已经通过各种方法探索身心干预改善抑郁症状的潜在机制，但这些传统的心身技术历史悠久，潜在机制可能远比我们想象的复杂，需要我们进一步探索。

总之，现有研究肯定了身心技术改善抑郁情绪的作用，但在众多研究中，尤其是重度抑郁症患者中，身心疗法并不被作为单一治疗手段，而是更多地作为现有干预措施（药物或心理治疗）的辅助疗法。并且，与其他心理干预相比，身心技术对抑郁症的治疗并没有显著优势。因此，临床建议仅仅在轻度抑郁发作患者中尝试单独应用身心干预，对于重度抑郁发作患者，更适合将身心干预作为药物治疗或一线心理治疗的辅助手段以进一步提高疗效和改善功能。

五、总结

冥想这一古老的技术正被应用于多个领域，缓解压力，调节情绪，促进身心健康。基于正念的干预、基于冥想的身心技术和慈悲冥想、七支打坐冥想等在抑郁症领域的应用逐渐受到重视,有望成为抑郁症的辅助和替代疗法。但在临床应用中仍存在很多问题需要我们注意。首先,冥想的方法还需规范,目前冥想研究的方法、程序等还不够详细,也缺乏对冥想效果的客观评估,因此得出的科学结论还需要进一步验证。其次,抑郁症是一种反复发作的疾病,根据其严重程度、伴随症状等细化冥想干预方案,可能对抑郁症治疗更有针对性。再者,目前身心技术和慈悲冥想训练时间长短不一、异质性高,需要我们进一步规范课程设置,明确其疗效及潜在机制。最后,对于抑郁症的共病患者,如何利用冥想干预更好地帮助他们,也是我们今后努力的方向。

(崔东红　沈辉)

第二节　冥想在精神分裂症中的应用

精神分裂症是一种重性精神疾病,多起病于青壮年,表现为感知、思维、情感和行为等方面的障碍及精神活动的不协调。由于其病因未明、治疗手段缺乏、容易反复发作,而表现慢性化特征。抗精神病药物能有效减少其阳性症状,但对阴性症状和认知缺陷的改善并不明显。药物治疗精神分裂症的有效率仅为 60% 左右,患者需要长期甚至终身服药以控制症状,多数无法治愈。并且,抗精神病药物因其不良反应多及局限性,导致依从性差,不能给患者带来有临床意义的改善。同时,阴性症状和认知缺陷的存在导致了大多数患者难以学习新的知识技能,甚至导致原有技能丧失,无法使用复杂的认知策略处理问题,从而成为精神残疾,给个人、家庭和社会带来沉重的负担。

目前,医学界在探索抗精神病药物以外的治疗方法,包括物理治疗、心理治疗、冥想治疗等。近几年,国际上以经颅磁刺激、电刺激、超声刺激等为主的物理治疗被称为神经调控,冥想也是一种神经调控。这些干预措施已逐渐成为抗精神病药物治疗的辅助或替代疗法,可以帮助减少阴性症状、改善认知缺陷、提高生活质量及促进功能恢复。冥想这一古老的心性训练技术受到越来越多学者的关注。基于正念的干预可以在一定程度上缓解精神分裂症患者的不良情绪,改善精神症状,促进康复;此外,基于冥想的身心技术(瑜伽和太极)也逐渐成为精神分裂症康复的方法,帮助患者减轻阴性症状,改善运动协调性及增加幸福感;而其他冥想技术,如慈悲冥想、七支打坐等也在精神分裂症的干预中悄然兴起,但相关的大型临床研究尚不多,有待于今后更多的实证研究。

一、基于正念、接受、同情和慈悲的冥想干预

正念是对当下时刻的有意关注,已被纳入一系列不同的治疗方法中,如接受和承诺治疗、辩证行为治疗、基于正念的压力减轻和基于正念的认知治疗等,这些疗法的共同特点是帮助人们对自己的症状和痛苦经历形成一种有意识的接受态度,而不是去努力减少、改变或消除这些症状。具体地说,基于正念的认知治疗使用基于正念的团体实践来提高注意力、意识和接受度,并与认知行为治疗相结合。接受和承诺疗法或基于接受的行为疗法更注重接受和超脱,将正念和接受与其他认知干预相结合,并在个体课程中使用较短和非正式的正念练习。以同情和慈悲为中心的疗法采用了富有同情心的意识训练,对存在情绪障碍的患者,特别是那些高自我批评程度者的情绪调节显示出良好的效果。目前,在精神分裂症的临床实际应用中,心理工作者们已经在这些疗法的基础上改编了多种适合精神分裂症患者的课程,包括基于正念的心理教育计划、基于人的认知疗法、基于接受的认知行为疗法等,这些方法也被归纳于基于正念、接受、同情和慈悲的冥想干预,并将它们应用于精神分裂症患者,有助于改善精神症状、调节情绪及促进康复。

(一) 可行性和可接受性

基于正念、接受、同情和慈悲的冥想干预能被大多数参与治疗的精神分裂症患者很好地接受。最近的一项 meta 分析显示基于正念、接受、同情和慈悲的冥想干预在早期精神分裂症患者(病程≤5 年)中具有良好的可行性,参与者招募率为 62.5%～100%(平均 83.6%),退出率为 0～37.5%(平均 18.7%),出勤率为 56%～100%(平均 72.2%)[54]。其中,大多干预以团体形式进行,干预时间长短不一(4～12 周),每周治疗时间为 1～1.5 小时,大多数参与患者认为干预措施可接受,对他们很有帮助,也有患者表示愿意向朋友推荐和(或)再次参加该课程。同样,在备受幻听困扰的精神分裂症患者中,基于正念、接受、同情和慈悲的冥想干预也具有较好的可行性和可接受性[55-56],对于这些愿意接受干预的患者,即使正经历着幻听困扰,也可以很好地参与到正念干预中,满意度高,脱落率低;并且,在正式练习以外的时间,他们还可以将正念带入日常生活中的声音听觉体验中。当然,以上结论并不能代表所有患者,还是有一部分患者不愿参与到研究中或考虑到可能会有的不良后果而被排除在研究之外。此外,在崔东红团队近期的研究中也显示,冥想训练可以被长期病程(>20 年)的难治性精神分裂症患者接受[57]。为期 8 个月的随机对照临床干预,6 个参与者无一例脱落。可见,基于正念、接受、同情和慈悲的冥想干预在部分精神分裂症患者中的确具有良好的可行性和可接受性,但今后仍需要扩大样本量,招募更广泛的精神分裂症人群参与,得出更可靠的结论。

(二) 情绪调节作用

基于正念、接受、同情和慈悲的冥想干预强调接受所有愉快和不愉快的经历,而不作判断或试图改变这种经历,帮助患者不再回避精神病症状和消极的自我批评,通过培养自我同情以消除羞耻感和消极认知,重新获得力量和建立希望,减少痛苦、恐惧和无助。在精神分裂症患者中,残留的妄想和幻觉等精神病性症状会影响患者的情绪和行为,而基于正念、接受、同情和慈悲的冥想干预可以改善这些症状相关的情绪反应,尤其是改善幻听相关的痛苦和干扰[55-56],减少各种危机情况的出现。从治疗的角度来看,这种正念技能不仅可以减少幻听相关的痛苦及抑郁和焦虑,还可以减少对命令性幻听的有害遵从。其机制可能是通过减少与声音的交互,从声音听觉体验中分离出来,从而增加了对声音的接受度[56]。可以说,初步的研究已经为我们做出了指引,今后我们可以更广泛的应用基于正念、接受、同情和慈悲的冥想干预帮助患者减轻幻听的困扰。

初步研究显示基于正念、接受和同情的冥想干预有助于改善急性期

145

精神分裂症、分裂情感障碍或双相情感障碍患者的愤怒和攻击性[58]，也可以改善慢性稳定期精神分裂症患者的抑郁、焦虑情绪[59]，还可以缓解精神疾病后的抑郁情绪[60]。总而言之，精神分裂症急性期、缓解期及康复期均存在不良情绪，抑郁和焦虑症状，导致患者不愿配合正规治疗，影响预后，而基于正念、接受、同情和慈悲的冥想干预有助于减少疾病相关的痛苦和消极情绪，更有利于患者配合治疗，提高治疗依从性，改善预后。

（三）控制精神症状

基于正念、接受、同情和慈悲的冥想干预有助于减少精神分裂症患者的精神症状，包括阳性和阴性症状。以往的研究均肯定了这些干预对整体精神病症状的改善作用，但对阳性和阴性症状的疗效存在争议。近年来，这些干预措施在精神分裂患者中的应用逐渐增多。最近的 meta 分析纳入 16 项研究（1 268 名参与者），参与者的平均年龄为 35 岁，平均病程为 8 年，结果显示基于正念和接受的干预显著改善了精神症状，且对阴性症状改善明显，而对阳性症状无显著影响，但也没有观察到阳性症状加重[61]。与以往的 meta 分析结果[62]相似，进一步证实了对阴性症状的显著影响。但对阳性症状的疗效仍存在争议，也有研究结果[63]恰恰相反，认为基于正念和接受的冥想干预对阳性症状有效，而对阴性症状无效。

一项根据传统慈悲冥想技术发展的课程被初步应用于精神分裂症患者[64]。课程持续 6 周，每周 6 次，每次 1 小时的集体练习，每次练习从专注于当下开始，然后去感受仁慈和同情。治疗中对患者进行有引导的冥想，通过使用"愿我/他们快乐/和平/健康/安全"格式的短语，依次将这些温暖、慈爱的感觉扩散到自身和其他人（如中立者、造成困难或伤害的人、全世界所有人）。同时，课程中鼓励患者每天定期冥想或在痛苦的情况下进行非正式冥想。结果显示，患者参与率高（84％），大多数参与者自我报告说，慈悲冥想能带来一种平静和放松的感觉，他们很享受集体练习时的社会支持感，通过练习，他们的自我接纳能力增强，感觉更能控制自己，对自己的生活更满意。对阴性症状，特别是快感缺乏方面有改善。另一项基于慈悲冥想的集体治疗研究也显示，慈悲冥想能减少阴性症状，如孤僻、社交减退、意志减退，同时增强与心理康复相关的因素，如生活的希望和目标[65]。但是,2 项研究样本均较少,结果可能并不能代表更广泛的精神分裂症患者群体,必须谨慎下结论。

近期,我们的研究显示,基于七支打坐的正念冥想训练也适用于 20 年以上病程的难治性精神分裂症患者[57]。我们对 5 例长期住院、服药治疗、仍然存在严重幻觉和妄想的难治性精神分裂症患者进行了为期 8 个月的七支打坐冥想训练,包括每周 1 次冥想相关讲座,每天冥想训练 30 分钟左右,并让患者每天写冥想感受。结果显示,5 名参与者无一例脱落,干预后的妄想和幻觉评分均较干预前有明显的下降。之后,我们又对 60 例长期住院治疗的精神分裂症患者进行了为期 8 个月的冥想训练的临床随机对照研究,受试者随机分为 2 组,其中 30 例接受七支打坐冥想训练,另外 30 例接受常规健康教育。结果显示,七支打坐冥想能更有效地缓解精神病性症状,尤其是幻觉、妄想等阳性症状。同时,七支打坐冥想还可以缓解便秘等躯体症状。可见,冥想干预对改善精神分裂症患者的阳性症状和躯体症状确实具有良好的作用,但仍需要扩大样本量、招募更广泛的精神分裂症人群参与,以得出更可靠的结论,并且配合神经影像学和分子生物学探索冥想干预精神分裂症的生物学机制。

既往的多项研究肯定了基于正念、接受、同情和慈悲的冥想干预对幻听的改善作用[55-56]。近期的一项功能磁共振成像研究发现,精神分裂症默认模式网络过度激活,默认模式网络与中央执行网络之间的高联结性与幻觉等阳性症状密切相关,而冥想能调节脑网络整合,导致默认模式网络激活减少,降低内侧前额叶皮质和颞上回的联结,降低默认模式网络与中央执行网络之间的高联结性,有效减少了幻觉[66]。此项研究结果为基于正念的冥想干预与幻听频率及严重程度降低之间的直接因果关系提供了首个经验证据,也为临床应用指明了方向。

(四) 促进康复

病耻感和孤立感的存在对精神分裂症患者康复的影响似乎比精神病性症状更明显。因此,在精神分裂症等严重精神障碍的治疗中,需要的不仅仅是症状的减轻或消失,还包括发展一种更有利的方式让患者接受自己,改善自我形象,提升自我价值。高水平的正念和元认知与高水平的自我同情密切相关,高水平的自我接受和同情有助于患者康复。由此可见,基于正念、接受、同情和慈悲的冥想干预可以增加患者对自身的接受度,降低与自己思维和情绪间的压力感,从而改善整体功能。一项为期 18 个月的基于正念的心理教育干预研究显示,干预后患者的疾病洞察力和整体功能得到改善,症状严重程度减轻,住院次数和时间都有所减少[67]。近期的 meta 分析也进一步证实了基于正念和接受的冥想干预可以缩短住院时间,改善生活质量及社会功能,并且相对基于接受的冥想干预,基于正念的冥想干预对阴性症状、社会功能和整体症状的改善效果更佳[61]。

对于精神分裂症患者来说,持续存在的认知功能障碍也是导致他们无法回归家庭和社会的原因。认知功能障碍被认为是精神分裂症的核心症状,涉及注意力、工作记忆、执行功能和语言学习等多个方面。目前无有效措施能很好地改善精神分裂症患者的认知功能障碍,而基于正念的冥想干预将给认知障碍的预防和康复带来希望。正念练习有益于改善健康成人的认知功能,包括提高注意力,改善认知灵活性和流畅性,以及改善视觉空间处理、工作记忆和执行功能等。近来的一项研究显示,移动设备上的正念注意力训练可以提高健康年轻人的持续注意力和工作记忆,同时发现与注意控制相关的关键神经信号(额叶 θ 一致性和顶叶 P3b 潜伏期)发生积极变化[68]。近来的核磁共振研究也显示,正念冥想能降低精神分裂症患者默认模式网络与中央执行网络(前额叶背外侧皮质)之间的高联结性,这将有助于改善注意力和工作记忆障碍,并且与初学者相比,经常冥想的患者可能受益更大[66]。近来,笔者课题组的对 60 例长期住院治疗的精神分裂症患者的 8 个月的冥想干预的临床研究显示,基于七支打坐的正念冥想训练可以改善精神分裂症患者的认知功能,冥想 3 个月后重复性成套神经心理状态评定量表(RBANS)总分显著提高,并维持至冥想 8 个月时[57]。目前,虽然正念干预改善精神分裂症认知功能障碍的研究还没有大量开展,但根据目前冥想对健康成人认知功能的改善作用及我们前期的研究结果,在精神分裂症患者中开展冥想训练或许可以帮助他们改善认知缺陷,促进他们康复和更好地回归家庭社会生活,这也是我们今后进一步探索的方向。

　　总之，基于正念、接受、同情和慈悲的冥想干预在精神分裂症患者中的应用已经初步开展，并取得一定的成绩，但目前的研究仍存在一些缺陷，主要是样本量较小、样本代表性不全、课程设置异质性高、训练时间较短，导致很难就其确切疗效进行全面评价。尽管如此，现有研究也为我们带来了希望，冥想干预有望成为精神分裂症患者的全面康复的一种有效方法。

二、基于冥想的心身疗法

　　目前比较流行的太极（Tai Chi）、气功（Qi Gong）和瑜伽（Yoga）均属于基于冥想的身心疗法，将运动和正念相融合，具有促进精神聚焦、缓解疼痛、调节情绪等作用。近期的 meta 分析针对身心疗法的所有随机临床试验进行了系统回顾，结果显示以冥想为基础的身心疗法对精神分裂症患者的精神症状、运动功能及认知心理方面均有肯定的疗效[69]。初步认为身心疗法可以作为抗精神病药物治疗的辅助治疗，同时作为一项康复护理措施，对住院患者有良好的作用。身心疗法可以作为改善患者整体功能的辅助手段而得到推广。

　　（一）瑜伽

　　瑜伽起源于印度，是一种古老的身心练习手段，将身体姿势与呼吸练习结合起来，力求在精神和身体状态之间实现平衡，练习内容包括身体姿势和运动、呼吸调节技术、深度放松练习及涉及注意力控制的正念技术。它的姿势（体式）练习提高了力量、柔韧性、协调性和耐力，它的呼吸练习（调息）提高了呼吸控制和注意力。十多年前，瑜伽作为标准护理的补充被应用于精神分裂症患者。一项系统回顾显示，与常规护理或运动相比，瑜伽没有对阳性或阴性症状及社会功能有更好的改善效果，但表现出对生活质量有短期改善作用[70]。之后，随着瑜伽研究的逐渐开展，更多的随机对照研究分析发现，瑜伽不仅可以减少精神症状，还可以改善认知功能（包括注意力和工作记忆等）[71-72]，并且，瑜伽还可以调节情绪、改善精神分裂症患者的面部情绪识别缺陷。近期的一项 meta 分析纳入了更全面的随机对照研究,结果显示瑜伽对精神分裂症的阴性症状有显著的改善作用,但存在高度异质性;在改善阳性症状方面,瑜伽也有明显的优势,异质性中等;瑜伽对一般精神病理症状也有显著的改善作用[69]。同时,瑜伽还有助于减少焦虑和压力、增加主观幸福感及减少再住院的频率和持续时间[73]。

瑜伽作为一种辅助治疗,对改善精神分裂症患者的社会认知缺陷和阴性症状有一定帮助,但对于背后的具体机制研究仍处于初步阶段。首先,瑜伽具有正念效应,它注重放松的呼吸,这种内在的专注可以减少对外部压力源或威胁的精神专注。同时,瑜伽注重直觉感受,从感受自身身体开始,体验身体与思想、情感和行为之间的关系。其次,瑜伽通常是讲师集体教授,参与者通过主动学习和模仿的方式获得完成这些姿势的能力。在此过程中,患者不仅观察讲师的身体姿势,还观察到自己的姿势被其他人(讲师和/或其他参与者)模仿。由此,患者和治疗师一起体验到一种增强的连接和共鸣的状态,这是一种身体感觉和情感体验的自动分享。在此过程中,可以激活催产素的释放,催产素与伏隔核和腹侧被盖区的多巴胺能神经元相互作用,调节复杂的社会信息处理和反应。再者,瑜伽可以改善精神分裂症患者的生活质量,可能受益于瑜伽能调节社交大脑,社交大脑包括一个心理网络和一个经验分享网络。心理网络(内侧前额叶皮质、后扣带回和颞顶交界处)与默认模式网络重叠。经验分享网络(腹侧运动前皮质、额叶下回、顶叶下小叶和脑岛)通过经验分享促进更自动或自发的意图和情绪处理。这些网络与精神分裂症的阴性症状和认知缺陷有关,在精神分裂症患者中都显示出功能失调[74]。以上均是一些假设而已,对于瑜伽有益于精神分裂症的具体机制尚不明确,需要进一步探索。

(二)太极

太极是中华民族集体智慧的结晶,融合了中医基础理论,是我国的优秀文化遗产。太极这样的身心锻炼不仅能恢复肌肉力量和协调性,还能进一步培养心理专注力。目前,太极在精神分裂症患者中的应用主要集中于中国,欧美国家应用较少。先前的一项 meta 分析(包含 6 项随机对

150

照研究)显示太极能一定程度上改善阴性症状,对阳性症状的改善不明显,研究期间均未出现不良反应[75]。但根据 GRADE(The Grading of Recommendation Assessment Development and Evaluation)评估,主要结局指标的证据等级"很低",不足以认为太极是精神分裂症的辅助治疗,需要有高质量的随机对照研究才能做出临床建议。在之后的 meta 分析进一步显示,相对于常规治疗和健康宣教,太极可以改善阴性症状中的各因子,包括注意力缺陷、意志缺乏、社交障碍、情感淡漠和思维贫乏,但阳性和阴性症状的总分并无显著差异,可见太极训练对精神分裂症患者阴性症状可能存在积极作用[76]。最近的身心疗法的 meta 分析评估了 2 项太极拳的随机对照研究,结果显示太极有助于防止运动协调能力的下降,减轻运动缺陷,同时有助于缓解人际功能的下降,改善短期记忆和注意力,但对精神症状的改善并不明显,可喜的是,参与的患者主观上表示喜欢太极运动,并认为这是一项愉快的运动[69,73]。最近的研究发现太极训练可能通过优化额中回的半球化功能特性增强了锻炼者的认知能力,进一步肯定了太极对大脑可塑性的影响[77]。

以上研究结果表明瑜伽、太极在缓解精神症状方面的有效性,尤其是阴性症状和运动协调性。然而,目前的研究仍有许多局限性,首先,课程设置存在广泛的异质性,限制了研究结果的可比性。其次,对训练效果缺乏有效的评估,由于太极和瑜伽都需要长期的训练和坚持,初学者往往无法达到应有的训练效果,不同的人经过同样的训练,学会的程度也不尽相同,影响研究结果的可比性。将来,我们期待更多方法学严谨、质量高的大型随机对照研究,以得出更为可靠的结果,指导身心训练在精神分裂症患者功能康复中的应用。

三、总结

几个世纪以来,冥想在各种文化中以不同的形式被实践,在这一漫长而复杂的历史中产生了各种各样的定义、形式和技巧。现代冥想技术已脱离宗教范畴,在心理学和临床医学中都获得了广泛应用。尤其近年来,我们可以看到,冥想技术在精神分裂症患者中的应用已经初有成效,尤其

151

是正念冥想和身心技术，由于文化背景不同，西方国家更多地应用了基于正念、接受、同情和慈悲的冥想干预及瑜伽技术，而在我国，太极则更流行。目前，我们可以认为，冥想对于控制精神分裂症患者的精神症状、调节情绪、改善认知是有帮助的，但就目前的证据尚不能将冥想定义为一种对精神分裂症有确切疗效的干预方法，仍需要大量严谨可靠的证据加以验证。因此，我们谨慎建议在抗精神病药物控制阳性症状后，辅以基于正念、接受、同情和慈悲的冥想干预进一步改善患者残留症状、阴性症状及认知功能等更为合适。瑜伽和太极等身心干预适合作为康复护理措施的补充，能够更好地帮助患者改善运动协调性、促进人际交往和提高生活质量。

（崔东红　沈辉）

第三节　强　迫　症

一、强迫症概述

强迫症（obsessive-compulsive disorder）是一种主要以反复出现的强迫思维和（或）强迫行为为基本特征的精神障碍，常严重影响患者的生活质量、认知水平和社会功能，被 WHO 列为十大致残性疾病之一。强迫症患者常会有闯入性和反复的想法、冲动、意象出现，伴有重复的仪式性行为来减轻内心不安，之后仪式性行为会随之得到强化。近年来，随着人们对强迫症的认识逐渐深入，《美国精神障碍与诊断手册》第 5 版（*Diagnostic and Statistical Manual of Mental Disorders* - 5，DSM - 5）将强迫症从焦虑障碍中分离出来，与其他一些相关障碍归为一个独立的诊断类别——强迫及相关障碍，反映了学术界对该疾病本质的认识不断深入[78]。经过多年的临床研究和实践，目前已有一些治疗强迫症的药物和心理干预方法，但由于强迫症的异质性和症状的多样化，以及部分患者存在药物和心理治疗相关不良反应等，目前传统的治疗方法在依从性和疗效方面仍存在局限性。研究以冥想为基础的心理治疗方法在强迫症中的应用,有助于探寻治疗强迫症的新方法。

（一）目前强迫症的治疗方案

强迫症的治疗方法一直仍处于发展和探讨阶段。从弗洛伊德时期开始,已有大量的临床工作者和研究者关注强迫症的治疗。目前,强迫症的治疗方式主要为药物治疗和心理干预。美国精神病协会（American Psychiatric Association，APA）将选择性 5-羟色胺再摄取抑制剂（selective serotonin re-uptake inhibitor，SSRI）和认知行为疗法（cognitive-behavioral therapy，CBT）,包括暴露与反应预防（exposure and response/ritual prevention，ERP）,列为强迫症安全、有效的一线治疗方案。SSRI 类药物可在短期内改善强迫症状,耐受性相对较好,长期治疗也有一定的预防复发的功效。个体和团体的 CBT（包括 ERP）是有最多循证证据的强迫症心理治疗方式。理想的干预方式为每周 1~5 次,每次 90~120 分钟,疗程一般为 12~20 次。较严重的患者可能需要更长时间和（或）频率较高的会谈。总体来说,个体设置和团体设置的疗效相当。

153

在面对强迫症患者时,主要是根据患者症状的性质和严重程度、共病精神障碍和躯体疾病的性质及治疗情况、CBT 的可获得性和患者的治疗情况,来选择使用单一的 CBT（ERP）、SSRI 类药物或 CBT 和 SSRI 联合治疗方式。

此外,森田疗法和心理动力学治疗也常被用于治疗强迫症。

在心理动力学治疗的框架中,强迫症患者常有隔离、合理化、抵消、反向形成的防御机制,与弗洛伊德所说的肛欲期冲突有关。在治疗中治疗师会应用自由联想、解释、释梦等技术帮助强迫症患者。

基于东方文化的森田疗法在我国强迫症治疗中应用很广泛,其核心理念"顺其自然,为所当为"一直是被广泛应用的治疗原则,表现出浓厚的东方文化色彩。治疗的着力点在于情绪和行动的改变,而不是认知的改变。症状较轻的患者可以阅读森田疗法的自助读物,同时定期通过门诊接受医生指导。症状较严重的患者可以住院治疗[79]。

（二）目前治疗方案的局限性

尽管这些治疗方法的有效性已经得到了大量研究的证明,但是长期研究表明,强迫症的药物治疗有效率并不理想,仅为 40%～60%,30%～60%的患者因不能耐受药物治疗的不良反应而放弃治疗或过早中断治疗,且停药后有很高的复发风险(24%～89%)。因此,研究和发展强迫症的心理治疗方法,以及心理治疗和药物治疗相结合的方法,为广大的强迫症患者提供有循证支持的有效治疗,具有重大意义。

目前传统的强迫症一线心理治疗方案在依从性和疗效方面也存在局限性。临床研究显示,接受 CBT 治疗的强迫症患者中有 65%～75%的患者有显著的改善,并有 75%的患者在随访中疗效维持,但临床不依从率极高,约有 25%的患者会拒绝 ERP 治疗方法,20%～25%的强迫症患者会在干预过程中过早地脱落,而完成该疗法的未脱落患者中有 15%～40%的疗效不佳,或仍有残留症状。

这一状况在中国也有出现,并且因东西方文化差异,中国人更习惯于表达身体上的痛苦和不愉快体验,CBT 治疗结构化和针对症状为主的特性让很多中国患者不适应,常因依从性差而脱落。此外,临床医生不熟悉或不能使用 CBT,或一些患者无法忍受 ERP 程序引起的焦虑等也导致了中国强迫症患者的脱落率高和疗效差[80]。

因此,关注和发展新一代的治疗强迫症技术,改进传统 CBT 技术的缺陷,特别是寻找更被中国强迫症患者接受的有效治疗方法,具有重要意义。

二、冥想治疗强迫症的理论基础

近几十年来,西方心理学界一直在尝试应用冥想治疗强迫症,其中最有成果的是正念冥想。

巴利文(用于记录佛陀教义的文字)中的 sati 是正念这一概念的起源,并在 1912 年被译作为 mindfulness 这一英文单词。对于正念这一概念的具体定义,目前接受最为广泛的是由卡巴金提出的"一种带着意识地、不加评判地将注意力集中于此时此地的方法",其具有 3 层含义:注意、意识和记忆。

在正念这一概念及正念训练的技术和方法不断完善的过程中,结合其他心理治疗方法整合而成的各种基于正念的心理治疗方法也在不断地发展。最早是 1979 年由乔·卡巴金在马萨诸塞州立大学医学中心创立的正念减压疗法(mindfulness-based stress reduction，MBSR)，帮助患者减轻压力和痛苦，在此基础上不断发展出了一系列以正念为基础的干预疗法，包括正念认知疗法(mindfulness-based cognitive therapy，MBCT)与接纳承诺疗法(acceptance and commitment therapy，ACT)。这些以正念为基础的干预方法的核心是发源于佛教的正念冥想，但不限于同样的历史文化与宗教背景，并在不断的实证研究中得到科学依据。

　　在过去的十多年中，一些学者已开始讨论运用基于正念的干预方法治疗强迫症的理论基础，以及正念元素与强迫症状缓解之间的关系，尤其是将其作为 CBT 的增效干预应用于临床实践。同时也有一些研究已经证明了以正念干预治疗强迫症的可行性。费尔法克斯(Fairfax)等提出正念可以提高传统 CBT 的疗效，可能通过处理思想行为融合的问题来防止强迫症复发。霍利(Hawley)等研究表明正念能够通过培养允许思维与感受的出现和消失而不做出反应与评判的能力来减少强迫症状。

155

　　最有效的强迫症心理治疗方法都会把重点放在减少对体验的回避方面，帮助患者接受暴露于内心恐惧的状态中，鼓励患者直面痛苦或可怕的想法和情绪。回避体验是强迫症的核心问题，也是患者采取的一系列寻求安全感的行为仪式的原因。正念冥想鼓励患者暂停与他们的想法和情绪做"斗争"，放弃无效的回避体验策略，直到他们接纳自己的体验。更具体地说，正念冥想让患者获取和发展一种能力，有意识地识别和接纳不受欢迎的想法和情绪，替代那些自动和倾向于延续困难的回避和穷思竭虑的模式。此外，它教患者如何"观察"他们的体验而不是进入评判模式。

　　法布里奇奥·多多那(Fabrizio Didonna)教授提出，强迫问题可以被定义为严重缺乏正念技巧，它与激活和维持强迫问题的认知偏差有关。这些认知偏差包括注意偏差、思想行为融合、穷思竭虑、过度诠释、缺乏信任、拒绝接纳的态度及感知体验的自我失效，从危险或威胁出发对个人体验作出偏差性的解释。而无论是在机制还是现象上，正念可以看作是强迫的对立面。正念的态度不是反复思考的，更不是逃避的，正念让你直接感受体验本身,而非反复"思考"体验。同时正念有助于对注意力的自我调节,学习如何带着觉知去观察事物,帮助你对负面思想、情绪、感觉的去中心化、去融合化、去认同化,对抗思想行为融合,提高内省力。同时,正念会帮助我们发展、建立高层次认知,不要对闯入的认知和感知经验赋予意义,发展更多具有功能的、更真实的责任感。练习正念,可以帮助强迫症患者的情感系统在无害的情境下稳定运作,减少预警系统的启动,接纳并自我验证内在状态,对问题刺激采用非反应性的模式和仪式行为,提高自我信任[81]。

三、冥想治疗强迫症的研究和应用

早在 2004 年,辛格(Singh)等就采用正念冥想练习对 1 例女性强迫症患者进行干预,干预前后测量及 2 年的随访结果表明正念冥想练习对强迫症状有较好的疗效。2008 年,汉斯特德(Hanstede)等对 8 例无临床强迫症状的患者进行了 8 周以正念为基础的团体干预,结果显示成员们的强迫症状显著减轻,并提示正念可能是通过提高"放下"的能力来起作用。在此之后,陆续有一些小样本预初研究和质性研究证明了以正念为基础的干预对强迫症状的疗效,并发展出了一些结构性的治疗方案。研究结果显示,参与者认为 MBCT 对其强迫症及强迫症相关的问题有显著的帮助,2/3 的参与者报告了其强迫症状的减轻。而参与者认为自身的获益主要在于提高了面对不愉快情绪及更有觉察地活在当下的能力。国内也有采用多基线个案设计对小样本强迫症进行 MBCT 干预的研究,其多基线个案设计的图形观察分析表明,治疗后参与成员的强迫症状都有明显的减轻趋势,并且治疗效果在随访追踪期有较好的维持。

然而,也有一些相互矛盾的临床结果表明正念技术可能不是结果改变的主导因素。索利姆(Solem)等研究发现,与元认知相比,正念在抑郁、焦虑和强迫症状上只能解释 0~2% 的差异,是一个较弱的预测指标。克劳迪亚斯(Cludius)等的研究显示,87 例强迫症患者分别接受了为期 6 周的在线自助正念练习和渐进式肌肉放松练习,虽然接受了在线自助正念练习的参与者表示正念很有用,但量表结果显示差异无统计学意义。

施特劳斯（Strauss）等则设计了一个预初的随机试验（randomized controlled trial，RCT）研究（$n=37$），探索为期 10 周的正念暴露与反应预防干预（mindfulness-based approach to ERP，MB－ERP）是否和 ERP 不同。最近发表的结果表明，MB－ERP 和 ERP 都能够缓解患者的强迫症状，但是和 ERP 相比，MB－ERP 在强迫症状严重程度的改善方面并未达到临床显著，并且在抑郁情绪、幸福水平和相关强迫信念上，这两组只表现出微弱的差异，也就是说 MB－ERP 和传统的 ERP 相比并没有显出优势[82]。

（一）接纳承诺疗法

同样以正念练习为基础的接纳承诺疗法（acceptance and commitment therapy，ACT）已经被证明对强迫症的治疗与 CBT 是等效的。

ACT 由美国治疗师 Hayes 创立，是行为疗法第三浪潮的一部分。它是一种基于关系框架理论的行为疗法，是一种人类语言如何影响经验和行为的理论。它旨在改变个人与自己的想法、感受、记忆和身体感觉的害怕或回避的关系。ACT 策略的目的是帮助患者减少回避，活在当下。治疗中患者会学会明确自己的目标和价值，并实践行为改变策略。

在过去 20 年，ACT 获得很大发展。一项 meta 分析表明，ACT 的疗效与其他形式的认知行为治疗相比没有显著差异，它对慢性疼痛和耳鸣很有效，也对抑郁、精神病性症状、强迫症、混合性焦虑、滥用药物和工作压力有效。

ACT 对强迫症的治疗效果目前已被研究认可。Twohig 等于 2010 年开展的一项随机对照研究得出，使用 ACT 治疗强迫症的临床反应率为 46%～56%，3 个月后随访保持在 46%～66%。Bluett 等于 2014 年所做的 ACT 治疗焦虑障碍的 meta 分析中，其治疗成人强迫症的疗效优于对青少年和儿童强迫症的治疗效果，青少年的 YBOCS 减分率为 40%，3 个月随访为 44%；儿童青少年 YBOCS 减分率为 28%，3 个月随访为 42%[83]。APA 将其列为推荐治疗强迫症的心理治疗方法之一。

ACT 治疗强迫症的着眼点主要是改善患者与自己那些恐惧、焦虑的想法、感受和身体感觉的关系，患者会更认清自己的价值和目标，并关注

157

当下和承诺改变行为。根据已发表的研究描述,ACT 针对强迫症的治疗性会谈主要分为 8 周,每周 1 小时。第 1 周主要是帮助来访者细化自己的强迫思维和强迫行为,介绍治疗和确立治疗协议。第 2 周聚焦在强迫症状的"洞中人"的隐喻上,表明调节如强迫一类的内在体验,是最终无效的努力。第 3、4 周聚焦在试图控制强迫症状反而会导致恶化,不如允许强迫现象的发生。第 5、6 周聚焦在从危险地到简单地认知事件,改变强迫心理结构。第 7、8 周会讨论每位来访者的价值,讨论如何提高行动实现的可能,并在生活中一直坚持。

目前 ACT 在国内相关实践才刚刚起步,只有一些介绍 ACT 理论背景和相关研究的综述,对于其在中国本土背景下的适用性和未来发展进行了展望。但以目前所发表的中文文献来看,ACT 在中国主要应用在了医学领域,其在强迫症方面的应用和研究前景有非常大的空间[84]。

(二) 正念认知疗法

正念认知疗法(mindfulness-based cognitive therapy,MBCT)是 Zindel Segal 等基于 MBSR 将 CBT 的认知疗法元素和正念的理念与练习相结合,发展出的 1 个 8 周的心理治疗策略,主要用以预防抑郁症复发。英国卫生部国家健康和护理卓越研究所(National Institute for Health and Clinical Excellence,NICE)在 2009 年的抑郁症指南中已经将其列为预防抑郁症复发的有效治疗方法之一。

MBCT 是一种结构性的心理治疗方案,通常以 12 人左右的团体形式进行,持续 8 周,每周 2 小时。它的目标是使参与者更好地觉知当下的体验,帮助参与者形成自由灵活的思维模式,以及选择更有效的技能来处理不愉快的想法和情绪。

除了抑郁症及其相关问题之外,目前已经有了大量的证据支持 MBSR 和 MBCT 缓解身心症状的作用,以及将 MBCT 应用于癌症、心血管疾病、慢性疼痛、健康成人和儿童,作为干预抑郁及焦虑情绪的辅助与预防手段。一篇纳入了 12 项随机对照试验的系统综述显示了 MBCT 对治疗抑郁和焦虑症状有显著疗效。同时还有一些研究证明了该疗法对其他多种相关心理障碍的疗效,包括能显著减轻双相情感障碍患者的焦虑症状，以及疼痛障碍与广泛性焦虑障碍，社交恐惧等。

作为一个新兴的很有潜力的治疗方法，MBCT将东西方的治疗元素整合起来，形成易于操作和推广的治疗方案，并且在研究中证实了它对精神障碍的疗效。MBCT防止抑郁症复发的优势也提示了我们它在治疗强迫症和防止复发上可能具有的优势。

为了获得更多的实证结果，目前国际上有一些团队的临床研究正在进行当中。意大利正念中心的Fabrizio Didonna教授团队针对强迫症的特点改进了原有的抑郁症MBCT方案，结合了正念减压疗法、传统的暴露与反应预防和认知行为疗法框架，将原先8周的治疗方案扩展成10周，重点在于调整强迫症患者与自己的想法的关系，培养他们对自己、他人和世界的信任与接纳。Fabrizio Didonna等的初步研究结果显示，采用本方案治疗强迫症患者后其耶鲁布朗强迫量表（Yale-Brown Obsessive-Compulsive Scale，YBOCS）分数降低（$P<0.05$），且在6个月随访期间持续降低。Kulz等的大样本（$n=128$）研究中，研究对象为完成传统CBT治疗后仍有残留症状的强迫症患者，并且对8周的MBCT干预与心理教育干预进行对比。另外Selchen等则采用时间序列设计，将强迫症患者分为2组，一组先接受14周CBT干预，再接受8周的MBCT干预，另一组则相反，在每组的不同的时间点及两组之间比较MBCT与传统CBT的疗效差异[85]。而作为目前唯一已有结果的评估MBCT对OCD临床疗效的随机对照试验研究，Key等的研究表明MBCT可以作为已完成CBT治疗但是仍然残留有强迫症状的患者的增效治疗。相较于等待对照组，MBCT组患者的强迫症状显著降低，并且参与者的自我慈悲、正念技巧与满意度均有增加[86]。同时，他们的质性分析具体描述了OCD患者是如何从MBCT中获益，减轻强迫症状，提高正念与应对水平，并保持了较高的治疗接受度与整体生活质量的提高。而在我们看来，除了作为增效治疗，MBCT仍然有可能是潜在的OCD一线治疗方法，因此进行大样本的随机对照试验研究很有必要。

上海市精神卫生中心强迫症课题组（负责人：张海音、范青）引进了意大利正念中心Fabrizio Didonna教授的MBCT方案，并研究探讨了适用于中国强迫症人群临床推广的强迫症 MBCT 方案。随机对照试验研究结果表明，10 周干预后药物治疗、MBCT 和心理教育干预对未用药轻中度强迫症患者的强迫症状、焦虑水平与抑郁水平的改善都具有疗效，药物治疗与 MBCT 均优于心理教育干预。具体治疗方案见下文。

总之，已有越来越多的大样本 RCT 证明 MBCT 治疗强迫症的安全性和有效性，其疗效是可预期的。

（三）其他冥想相关治疗

Shannahoff-Khalsa 带领其团队一直在进行昆达里尼瑜伽冥想（Kundalini Yoga meditation)对强迫症治疗的疗效研究。经过多年发展，他们制定了一套标准化的治疗方案。整个治疗包含 8 项基本技能和 3 项可选技能，第 1 天治疗中他们会教授 1 个针对强迫症的技巧，除了 1 项针对愤怒的技能外，所有的技能都会在团体中教授并经常练习。技能和练习时间随着时间的推移而发展。患者在家中可以选择性的练习，第 1～10 个练习的总时间为 65 分钟。随机对照试验研究结果表明，与放松冥想相比，接受了昆达里尼瑜伽冥想的患者强迫症状明显改善，并接下来的 6 个月后持续改善[87]。

还有一种冥想也被尝试用于强迫症中，但使用并不广泛，即超验冥想。在一些初步研究中表明超验冥想是通过治疗强迫症的根源之一来起效的，即强迫症患者缺乏自我意识的整合，帮助患者整合自身对心智、感觉、身体和环境的体验，为患者从强迫中获得真正的自由打下基础[88]。

然而，昆达里尼瑜伽冥想和超验冥想对强迫症的治疗的研究比较小众，应用并不广泛。

佛教冥想中的慈心禅是新的引起关注的方法，目前有一些强迫症治疗方案中加入了自我慈悲冥想，也有一些初步调查研究结果显示，症状严重程度和强迫信念与自我慈悲呈负相关，与情绪调节困难呈正相关。自我慈悲与情绪调节困难呈负相关。当控制了强迫信念和抑郁变量时，情绪调节困难（不是自我慈悲）可以预测症状的严重程度。虽然有临床工作者关注到了佛教冥想中的慈心禅，但还未有成熟的研究和临床方案。

四、正念认知疗法治疗强迫症的治疗方案

（一）方案的背景

意大利 Fabrizio Didonna 教授针对强迫症的特点发展了新的团体 MBCT 方案，这一治疗方案是以抑郁症 MBCT 方案为基础发展而来的，结合了东西方的心理治疗元素（东方的正念冥想、内观冥想、佛教冥想中的慈悲冥想、西方传统的暴露与反应预防和认知行为治疗），适用于强迫症的临床特点，将 8 周的方案扩展成 10 周（包括 11 次治疗会谈），治疗重点在于调整强迫症患者与自己的内在体验和想法的关系，培养他们对自己、他人和世界的信任和接纳。

这一方案是目前较成熟的强迫症 MBCT 方案，因此上海市精神卫生中心强迫症课题组（负责人：张海音，范青）将之引进到国内，组织翻译了治疗方案的相关材料，并分别于 2016 年和 2018 年 2 次邀请 Fabrizio Didonna 教授到中国进行了 MBCT 治疗强迫症的连续培训，培训了一批有能力使用 MBCT 治疗强迫症的心理治疗师。同时，团队进行了历时 3 年的大样本 RCT 研究，结果显示了本方案的疗效，对探索适合中国强迫症患者的冥想治疗方法有着重要的意义。

下文会具体介绍本方案的大纲和主要内容，相关内容来自 Fabrizio Didonna 教授所著 *Mindfulness-Based Cognitive Therapy for OCD: A Treatment Manual*[89]，方案中所用练习录音可通过在喜马拉雅平台搜索"强迫症正念认知疗法"获得（*https://www.ximalaya.com/jiankang/16228295/*）。

（二）大纲和主要内容

治疗师依据治疗手册进行标准化治疗。每收集 6～10 例患者即建立封闭式团体。每组患者均接受 10 周团体治疗，每周 1 次，前 9 周每次 2.5 小时，第 2 周会增加 1.5 小时的家属心理教育，第 10 周为 7.5 小时的正念日。治疗期间会配有正念练习录音，患者每天需完成约 1 小时的家庭练习。

通常，每次治疗都遵循一个标准的结构和时间安排（偶尔会有一些活动和内容的细微变化）：

- 静态冥想练习（静坐或躺下）。

- 回顾练习，分享上个练习的体验。

- 家庭作业回顾，这是课程中最重要的部分之一。此环节可以激励患者每天练习，并帮助他们克服在做作业时可能遇到的困难，也提供机会让他们报告所体验到的好处。

- 休息 10 分钟。

- 动态冥想练习：动态练习可以让参与者觉察到他们的身体，并重新激活、拉伸和放松肌肉，从而有利于身心的整合。

- 阅读和分享书面材料：更深入、更好地理解本节内容。

- 阅读和分享名人名言：与课程内容和主题相关的名人名言会被用来激发参与者的元认知过程，促进对课程内容的洞察和理解。

- 布置家庭作业：说明接下来的 1 周内每天都要做的练习和活动，并鼓励他们报告他们可能有的任何练习体验。

- 冥想总结：此冥想是一个团结、连接和共享静默的过程。

（1）第 1 周和第 2 周：最初 2 周主要是正念的初体验，以及对患者和家属进行关于强迫症和正念的心理教育。这里的重点是理解什么是正念，开始理解它如何能成为强迫症的"解药"，理解强迫机制（仪式、寻求安全的行为）和自动导航的关系。通过葡萄干练习、身体扫描和正念呼吸静坐，患者可以觉察到自己心灵的自动导航模式，练习不断地把自己的注意力带回到此时此地。

理解正念和强迫症的关系是另一个重点。强迫症可以被定义为是缺乏基本的正念技巧（注意偏差、思想行为融合、穷思竭虑、过度诠释等）。通过正念练习和心理教育，患者学习更好地理解激发和维持强迫问题的认知机制，以及正念练习在改变这些机制上是怎么起作用的。聚焦在呼吸和身体上，可以帮助患者觉察强迫思维和控制他们的强迫行为。

这 2 周的家庭练习与原版的 8 周 MBCT 一致，而且由于加入了家属的心理教育，更能够促进患者在家中练习。

（2）第 3 周和第 4 周：这 2 周是以信任为主题做工作，理解不信任，用感官培养信任。强迫症可以被理解为一个"信任障碍"。有强迫问题的人们一般缺乏自信,不信任他们的个人体验,很少注意到他们自己的感受,因此当他们尝试去理解现实时,他们只能够信任他们熟悉的扭曲想法和信念。发展自我信任,第一步是用正念来培养对内在体验的觉察。

在这次治疗之前,患者将完成一份调查问卷《不信任成因调查表》,这份问卷会帮助他们探索缺乏信任的不同层面和其在强迫症中的作用,并开始去发展一个健康的信任。

在这个会谈中,焦点在于觉察感观体验和如何用确认和使用感观体验从而确认真实的现实世界。在这里,我们使用了一个专门针对强迫症患者(特别是强迫检查)的技术,即感知经验验证技术,这个技术让我们在不确定发生了什么想去检查时,信任我们感官感知的经验,而不是头脑中怀疑的想法和焦虑的情绪。

（3）第 5 周和第 6 周：这 2 周的主题是信任与接纳,尝试与想法建立健康的新关系。思考是心灵的正常功能,想法是思考的正常产物,这本不是问题。问题在于强迫症的人与他们自己的心灵的关系。被强迫症影响的人们通常与他们的想法有一个不寻常的关系。通过观察心冥想的练习,患者会更好地学习觉察他们的想法,对想法中的评判、认同、想法行为融合等现象有更多的觉察,与想法、情绪和身体感受发展一个适应性的态度。

接纳是强迫患者的另一个核心问题。接纳一些正常的、没有威胁的经验对强迫患者而言是很困难的,如侵入性的或强迫的想法、消极情绪（焦虑、内疚、羞耻和厌恶）和身体感受。因此,不接纳通常是他们疾病的出发点。对强迫症患者来说,接纳意味着有意识地放弃习惯性的回避行为,直接去体验他们唤起的情绪和想法,而不带任何评判和解释。练习REAL 接纳练习,允许体验如其所是,不加判断或尝试用回应来修饰（如强迫、回避和寻求再保证）,会帮助患者照顾好自己和看清楚什么需要改变。

（4）第 7 周：本周治疗重点是进行正念式暴露练习,这也是整个治疗中最核心的技术之一。暴露技术是公认的对强迫症非常有效的技术,任何针对强迫症的治疗都不能忽略这一技术。但在传统的暴露与反应预防

163

的治疗中,这一技术会引起患者极大的焦虑,导致很多人放弃治疗。在这里,我们把正念加进暴露技术中,让患者在暴露中更好地觉察自己的想法和情绪,有意地使用现实检验技术来体验当下的感受,发展信任和安全感来保持与刺激情境的联系。

这周中,会请患者来重点练习正念式暴露,每天练习正念式暴露,穿插练习 REAL 接纳练习和观察心冥想。

(5)第 8 周:本周的重点是培养自我接纳和自我宽恕。培养慈悲心,特别是自我慈悲,对强迫症患者有治愈力。它会帮助他们开始去尊重他们体验到的痛苦。本周进行的练习是借鉴于慈悲聚焦疗法(compassion-focused therapy,CFT)的练习,是结合了 CBT 和佛教冥想中的慈心禅发展而来的练习。培养自我慈悲和自我宽恕可以帮助学员将功能失调的罪疚感和责任感正常化。

(6)第 9 周和第 10 周:这 2 周是为接下来治疗的结束做准备。第 9 周是教导患者从行动上学会冒险,用正念的方式承担有建设性的风险,包括与强迫问题无关的风险。这种冒险行为可以带来接纳,也可以帮助我们预防采取回避和寻求安全行为。第 10 周是一个正念静修日,回顾治疗中所学内容,团体成员通过加强的正念练习,去回顾他们通过治疗已经学到了的东西,并且去更深入地练习。患者也可以分享所有的改善或困难,并讨论在过去这些周里他们如何成功处理困难和挑战,讨论他们如何能更好地准备好来处理真实的生活。

(三)方案的讨论

此方案的后续质性研究表明,患者普遍反映除了强迫症状减少外,个人状态、情绪管理、家庭关系和社会功能都有改善,正念练习带来的益处、个人生活中的积极事件、团体治疗中的积极氛围和实际运用正念时的困难影响了患者的获益。根据质性研究结果提出了在应用 MBCT 治疗强迫症时的有效策略,即对治疗方案适时调整,促进治疗关系,觉察当下,增强教学技术。

总体来看,这些策略背后的一个核心问题是当团体状态与治疗手册冲突时的选择。研究结果表明,即使没有言语沟通,但治疗师和团体成员对每次治疗会谈节奏安排的感受是共通的。MBCT 虽然是标准化结构性的治疗方案,但团体动力依然存在,一直按治疗手册实施而忽略团体成员的负面动力,会影响到团体治疗的进行。

　　而另一个核心问题是利用正念技术本身的优势。正念所强调的觉察和接纳,如其所是,这与强迫症患者对治疗的期待是不一样的,而患者期待与实际内容的差距随之而来带来的失望感几乎是不可避免的。患者不仅要接纳自己的现状和症状,也要接纳治疗本身,甚至是通过接纳治疗本身来接纳自己的现状。而在这一点上,促进治疗关系和增强教学技术是重要的策略。对治疗方法的信任是由对治疗师的信任而来,在治疗中以治疗关系为基础,通过治疗师的举例讲解和对当下团体问题的觉察将正念传递给强迫症患者,患者通过正念练习更深入的学习和体会。增强教学技术策略也同样重要。从强迫症来说,完美主义、情感隔离和信任障碍是比较普遍的特点,在 MBCT 中也根据强迫症的特点融入了信任、接纳、觉察和自我慈悲的部分,因此跟随治疗进程不断地学习本身就是最好的策略。

165

　　大样本随机对照试验研究结果表明正念水平的提高是 MBCT 起效的主要因素之一。同时在研究中,作为对照组的药物组和心理教育组被试的正念水平同样有了一定的提高,这可以理解为正念水平和症状的减轻之间并不是因果关系,而是存在相互影响的关系,症状的缓解帮助强迫症患者更好地专注于当下,从而提升了正念水平。因此,对于 MBCT 来说,正念水平的提高使强迫症患者的强迫症状减轻、焦虑和抑郁情绪改善,从而进一步提升正念水平,形成不断改善的良性循环。

　　值得一提的是,团体的不同并没有显著影响到强迫症患者的疗效。也就是不同的治疗师、不同的团体成员对治疗效果并不会造成显著的差异,这也侧面体现了此治疗方案的一致性与有效性,并且适合大样本的临床研究与实践,也适合结合中国国情发展本土化的强迫症治疗方案。

(范青　陆璐)

第四节　冥想在注意缺陷多动障碍中的应用

一、注意缺陷多动障碍概述

注意缺陷多动障碍（attention deficit hyperactivity disorder，ADHD）是儿童期最常见的神经行为障碍之一，其主要特征为与发育不相适应的持续的注意力不集中和（或）多动或冲动症状，全世界患病率为 5%～7%。尽管症状通常是在儿童时期首次出现，但有 30%～60% 的患儿症状会持续至青春期和成年早期，并伴有多种共病（如焦虑、抑郁、双相情感障碍、反社会型人格障碍、物质滥用和依赖等），造成患者多个功能领域的严重受损，包括教育、职业、人际及家庭关系等。根据美国《精神障碍诊断与统计手册》第五版（DSM-Ⅴ）的诊断标准，ADHD 分为 3 种类型：主要表现为注意缺陷障碍（ADD）；主要表现为多动或冲动；两者的组合表现。

尽管被诊断为多动症的儿童和成人表现出的症状具有异质性，但有 2 个主要症状组是具有诊断性的：注意力不集中和行为控制差，即表现为多动和冲动症状。ADHD 患者的临床表现可能会在整个生命周期内发生变化，并在很大程度上取决于患者当前的发育阶段。在幼儿期注意力不集中与多动的症状呈高度正相关。通常情况下，与多动症相关的症状会随着年龄的增长而减少，而注意力不集中的症状却在整个生命周期中表现得更加明显。注意力不集中是指在组织和计划任务或活动及长时间保持注意力方面的困难。维持注意力的困难不是处理信息的问题，而是无法抑制和控制会干扰执行功能的外部和内部刺激，这些执行功能有助于自我调节的持久性。尽管一般性的过度活动通常会在成年后消退，但分心和冲动行为可能会持久存在。

ADHD 最常用的治疗手段包括药物治疗和非药物治疗。药物治疗（尤其是中枢兴奋剂）是全世界儿童多动症的首选治疗方法，但由于兴奋剂只在短期内有效，一旦停药症状就会复发，且有 30% 患者对兴奋剂无效，加上患者对其可能的不良反应诸如失眠、食欲不振、腹痛、头痛、焦虑、压力和紧张的担忧，以及持续、长期积极作用的不确定性，导致越来越多的患者和家属希望减少药物的使用,对非药物替代治疗方案的需求很大。研究表明,药物治疗和行为干预相结合的多模式治疗(multi-modal treatment,MTA)能更有效地改善儿童和成人 ADHD 多个功能领域的症状,提高整体功能。然而,对于治疗成人 ADHD 非药物治疗方案的有效性研究目前尚不足,对于 ADHD 儿童和青少年,尽管有认知行为治疗和父母技能培训等非药物治疗选择,但他们的应用缺乏经验支持。因此,开发新型的非药物治疗方法即替代治疗已越来越受到重视,在近十几年中,越来越多的研究者将冥想干预作为 ADHD 的一种可能的治疗手段,通过在当下有目的地注意增强意识,加强非判断性观察,减少自动反应,以增强觉察、存在感和更完整的自我意识。

二、冥想在注意缺陷多动障碍中的作用机制

冥想强调通过训练注意和觉知来增强对心理加工过程的自主控制,进而提高整体的心理幸福感,培育出诸如平和、清明、专注等特定的能力。所有的冥想方法都要对注意进行管理,注意是冥想的核心机制之一,冥想能显著提高注意品质和注意功能。研究发现,冥想对 ADHD 的三大核心症状——注意缺陷、多动、冲动行为,以及伴发的情绪问题都有改善作用。

(一)冥想对注意能力的作用

注意指个体将觉知集中于一个刺激、思想或行为,同时忽略其他不相关的刺激、思想或行为的能力。注意不是一个独立的心理过程,其与感知觉、记忆和思维等心理过程相互影响,具有广度、集中性、稳定性、选择性等特点。近年来,大量研究显示冥想会对多种注意能力产生积极影响。

1. 持续性注意 2010 年加州大学戴维斯分校 MacLean 等探讨了冥想提高持续性注意的潜在机制。该研究采用了持续性注意任务(sustained-attention task,SAT),在为期 3 个月的聚焦冥想训练前、中、后,测量视觉分辨率、注意警觉性和知觉敏感度的变化[90]。在任务中,当低频率垂直短线出现时,要求被试快速准确地进行按键反应,而高频率垂直长线出现时不做反应,反应对错有提示音反馈。任务以长线和短线之间的视角差异作为视觉分辨率的评判标准。研究结果显示,被试在冥想

后视觉分辨率、警觉性均提高。研究者认为,在信息加工过程中长时间注意聚焦会导致注意资源耗竭、知觉敏感性下降,从而使注意警觉性减退,持续性注意失败。而冥想会提高与知觉敏感度有关的视觉分辨率,减少目标分辨过程中所需要的认知资源,从而使持续性注意更容易。笔者课题组发现长期冥想的藏族僧侣具有惊人的注意集中与保持的能力。

之后(2015 年)有研究将 48 名成人 ADHD 患者分成接受正念觉知训练(mindful awareness practice,MAP)干预和非干预组,采用注意网络测验(attention network test,ANT)和康纳斯持续绩效测验(CPT -Ⅱ)对患者的注意力进行评估,结果发现 MAP 明显增强了患者的持续注意力[91]。这些结果表明冥想练习会提高一般性的、非特定方式的注意过程。

2. 执行功能及警觉系统 注意可以分为警觉、定位和执行 3 个功能相互独立的子系统。研究结果一致发现冥想会提高注意执行功能,而冥想是否会对警觉和定位子系统产生积极影响,目前结论并不一致。研究表明聚焦冥想提高了注意执行能力,降低了执行和警觉注意网络之间的功能连接[92-93]。执行和警觉注意网络之间存在相互竞争共享的神经资源,而聚焦冥想可能通过降低两者联结而使两者能够同时运行,最终提高了 2 种注意子系统的功能。

唐一源等(2012 年)[94]采取综合心身干预(IBMT)(包括身体放松、心理想象和正念练习 3 部分),针对中国大学生、中学生、学龄前儿童的 3 项随机对照试验发现,接受 IBMT 练习的学生执行注意改善明显高于对照组,主要包括持续注意、自我控制、选择性注意这些成分,同时,处于 IBMT 状态的个体在情绪状态方面具有更多的积极感觉。

目前研究认为聚焦冥想和开放监测冥想可能对注意子系统产生不同影响。2016 年一项探索长期不同类别的冥想对注意子系统的影响差异的研究发现,与对照组相比,聚焦冥想和开放监测冥想组都有更高的执行注意能力,后者还有更好的定位能力[95]。短期聚焦冥想可提高注意执行功能,而开放监测冥想同时提高了注意执行和注意定位功能。有研究报道一些坚持更长时间训练的人注意力定向能力显著增强。例如,3 个月修止(Samatha)冥想训练改善了个体警觉性,而 8 周的聚焦冥想没有显著改善持续注意力。从冥想技术来讲,聚焦冥想是冥想的最初级阶段,而开放监测冥想往往是在聚焦冥想的基础上实现的。因此,冥想技术或阶段越高,对注意的作用越大。

3. 选择性注意分配　冥想会影响选择性的注意分配,通过使注意资源分配更合理的方式扩大注意范围。主要表现为冥想不仅提高了对即将出现的目标刺激的识别,降低了注意瞬脱,而且也提高了对非目标的意外刺激的觉察,降低了非注意盲视。运用快速序列视觉呈现任务对比开放监测冥想和聚焦冥想对冥想新手注意瞬脱的影响差异[96]。研究结果显示,开放监测冥想组比聚焦冥想组表现出更少的注意瞬脱,这说明了简短的冥想练习会改变注意分配方式。我们猜测开放监测冥想通过削弱自上而下的注意控制形成了并行信息加工方式,使任务相关及无关信息间的竞争减少,从而扩大了注意范围,降低了注意瞬脱。而聚焦冥想则相反,它增强了自上而下的注意控制形成了串行单通道信息加工方式,使任务无关信息及相关信息竞争增加。与这一研究相类似发现,冥想经验丰富组开放监测冥想比聚焦冥想有更少的注意瞬脱,而经验较少组两者则没有显著差异[97]。另外,正念吃葡萄干训练减少非注意盲视[98],说明正念训练促进了主动而非被动注意,提高了对目标任务中意外刺激的觉察。

4. 冥想对注意影响的脑神经基础　随着脑神经科学的快速发展,脑电图(electroencephalogram,EEG)、事件相关电位(event-related potential,ERP)和功能磁共振成像(fMRI)等神经影像学技术的日益普遍应用,这在很大程度上为冥想对注意的潜在神经机制探求提供了证据。

ERP 是一种特殊的脑诱发电位,通过有意地赋予刺激以特殊的心理意义,利用多个或多样的刺激所引起的脑的电位,反映了认知过程中大脑的神经电生理的变化。2006 年,研究者曾在冥想和非冥想状态下测试了16 名开放监测冥想训练者的被动听觉 ERP,结论是冥想会降低自动反应性和处理与任务无关的注意要求刺激[93]。有研究表明,与非冥想者相比,冥想者(包括新手和长期冥想者)在非冥想期间具有较大的 N2❶和

169

---

❶ N2,即 N200,是在刺激开始后 200~350 毫秒出现的负波,反映的是对冲突的处理反应。

P3❶反应,在冥想期间具有较小的 N2 和 P3 反应;与非冥想者相比,冥想和非冥想状态下引起的 N2 和 P3 振幅存在较大差异,这些发现被解释为冥想者可以更好地控制注意力[99]。2018 年,另一项研究结合了多目标追踪任务(multiple object tracking,MOT)与稳态视觉诱发电位(steady-state visually evoked potential,SSVEP)研究了 8 周观呼吸是否能够提高持续性视觉注意神经网络的效率[100]。结果显示,冥想组在 MOT 任务中的表现提高,而 SSVEP 峰度降低,对照组则没有发生显著变化。这说明了观呼吸训练可能使神经资源得到了更有效的利用。

神经影像学研究发现,冥想促进了与注意相关的脑区的神经可塑性,改变了注意执行网络与注意相关的脑区之间的功能联结。冥想能促使与注意相关的前额叶皮质密度增加,增强了中央执行网络(central executive network,CEN)相关脑区的功能联结,提高了突显网络相关脑区的活动。研究(2017 年)发现 3 天 MBSR 训练提高了静息状态下背外侧前额叶皮质与背侧网络(顶叶上区、辅助视野、中额回)、腹侧网络(右下额回、颞中区、角回)之间的功能联结[101]。前扣带回皮质是的冥想训练效果变化最为突出的脑区。前扣带回皮质和前额叶皮质构成注意神经网络的一部分,参与冲突监控和认知控制,通过与其他大脑区域的长距离神经联结来促进认知处理。冥想也能改变默认网络(default mode network,DMN)的联结性,在冥想练习中,冥想者减少了部分 DMN 的功能活动。研究发现,与对照组相比,静坐冥想者后扣带回和背侧前扣带回皮质及背外侧前额叶皮质之间的联结增强;冥想者的内侧前额叶皮质与梭状回、颞下回和海马旁回以及左后岛的联结增加[102-103]。

此外,冥想可能影响 ADHD 症状的一个潜在机制是通过多巴胺的调节。研究(2002 年)发现在瑜伽静坐练习期间腹侧纹状体多巴胺释放显著增加,通过 PET 发现参与者的多巴胺含量增加了 65%[104-105]。由于治

---

❶ P3,即 P300,是在刺激开始后约 300 毫秒出现的正相事件诱发电位,反映了许多高级心理活动,如感知、理解、记忆、判断、情感等。P300 的潜伏期会根据刺激模态、任务条件、受试者年龄等而变化,在一些情况下可能达到 500 毫秒。P300 可以细分为早期成分 P3a 和晚期成分 P3b。其中,P3a 主要反映任务处理过程的大脑活动,在前额叶有最大的波幅;P3b 主要反映注意相关的大脑活动,在顶叶有最大的波幅,但这 2 个成分都与记忆操作有关。

疗 ADHD 的药物主要以多巴胺和去甲肾上腺素转运体为靶点增加突触内浓度水平,冥想可能会通过同样的机制表现出与这些药物相似的效果。

（二）冥想对控制冲动的作用

由于正念冥想强调觉察到事物而不加评判,鼓励个体对当下所觉知到的事物(包括各种想法与情绪感受)采取接纳的态度,不管积极还是消极的。通过这样的密集练习,个体学会对刺激有觉知地回应而不是习惯性的自动化反应。因此,已有研究表明基于正念的心理干预技术能在一定程度上改善 ADHD 儿童的多动或冲动行为。有研究者对 22 例 8～12 岁 ADHD 儿童及其父母进行基于正念减压疗法和 MBCT 的 8 周正念课程(每周 1.5 小时),结果显示与对照组相比,干预组儿童多动或冲动行为在干预后 8 周内均有显著下降[106]。另一项研究对 40 例 9～12 岁儿童进行为期 8 周、每周 45 分钟的正念瑜伽训练,结果显示与对照组相比,训练组儿童多动冲动症状有显著降低[107]。又有研究对 19 例 8～13 岁 ADHD 儿童进行每周 60 分钟持续 20 周的正念瑜伽训练,结果显示正念瑜伽能有效改善 ADHD 儿童的对立违抗行为[108]。

三、冥想在注意缺陷多动障碍中的临床应用研究

研究认为包括 MBCT、MAP、MBSR 等在内的正念治疗(mindfulness-based therapies，MBT)可以改善 ADHD 患者的注意力不集中、多动或冲动的核心症状。有 4 项研究得出的较一致结论是 MBT 对成人 ADHD 的疗效,对儿童青少年 ADHD 疗效的评估结论却不一致,提示 MBT 对不同 ADHD 人群存在异质性。如最近的一项 meta 分析研究表明,MBT 对成人 ADHD 注意力和执行控制的改善优于儿童、青少年,其效应值更大,但 MBT 减轻 ADHD 的多动或冲动症状并不存在年龄的显著差异。

2017 年纳入 9 项 MBT 用于不同年龄阶段 ADHD 研究的系统综述(5 项研究针对成人 ADHD,1 项研究以成人和青少年 ADHD 患者为研究对象,2 项针对 10～19 岁的青少年的准试验性前后对照研究,仅有 1 项针对儿童 ADHD 的研究),发现 MBT 可改善成人 ADHD 患者的注意力不集中症状;对 3 项青少年 ADHD 的分析结果发现 MBT 训练前后患

171

者自我报告的注意力变化无差异,但其他信息提供者(父母和教师)均报告了 MAP 或 MBCT 后他们的注意力显著提高[109]。2012 年对 ADHD 儿童和他们的父母进行 MBCT 及 MBSR 训练半随机对照研究发现儿童的注意力显著提高[110]。因此,研究总体上支持 MBT 对各发育阶段的 ADHD 患者都有临床价值。

造成儿童和成人 ADHD 疗效异质性的一个可能解释是各种基于正念技术最初用于成人人群,涉及较高的认知需求,成人可能比儿童更容易掌握冥想基本技术,因此比儿童更容易从正念训练中获益。因此,需要开发"儿童友好"的冥想技术。

四、其他心身调节方式

心身调节方式包括各种非侵入性技术,目的是利用积极的思想和情感促进健康,方法包括但不限于瑜伽、太极等。

(一)瑜伽

瑜伽由体式(身体姿势)、调息(呼吸技巧)和禅(冥想练习)组成。瑜伽可促进个体自我控制、注意力、觉察和适应能力。目前研究认为瑜伽可作为 ADHD 的辅助治疗。有人研究(2013 年)了 9 例年龄为 5～16 岁的 ADHD 住院患儿(其中 8 例患者同时接受药物治疗)接受了 8 次瑜伽训练,结果显示 ADHD 症状在出院时均有明显改善[111]。还有研究发现,与对照组相比,8 周的瑜伽训练显著改善了 8～12 岁 ADHD 儿童的持续注意和辨别功能[112]。每周 2 次、每次 30 分钟,为期 3 周的瑜伽练习对 6～10 岁儿童在学校完成任务的时间具有积极影响。通过瑜伽学习的呼吸和放松技巧有助于提高患儿注意力、减少多动症状[113]。作为家庭治疗的霎哈嘉(Sahaja)瑜伽练习可能对 ADHD 症状有积极影响,并且在某些情况下可能减少药物的用量[114]。提示瑜伽可作为接受药物治疗的儿童 ADHD 的一种有效辅助治疗。此外,瑜伽作为 ADHD 儿童家长减压的一种形式,也是一个值得进一步研究的课题。

(二)太极

太极是包含冥想的技术中国传统养生拳法。定期练习太极可能对改善 ADHD 的焦虑和多动症状有一定的疗效。对 13 例 ADHD 青少年患者 5 周太极练习每周完成 2 次 30 分钟的课程,结果发现经太极干预后,青少年患者焦虑、分心、不适当情绪、多动症状均得以缓解,行为动力增加。即使在干预结束后 2 周的测试中,改善效果仍然显著[115]。

五、小结

目前研究表明冥想对 ADHD 具有积极的作用,可以作为辅助治疗,对成人的效果优于儿童。因此,需针对儿童的年龄和认知特点,从练习设置、奖励系统、解释方式和家长纳入等方面进行改编。

（1）冥想练习宜简短：小学儿童的正念课程每次不宜超过 30 分钟,中学儿童的正念课程则应依年龄层分别以 40～60 分钟为原则。儿童每天家庭练习时长应以 5～15 分钟为原则,静坐和身体扫描练习以 3～10 分钟为 1 个练习单元。

（2）注重趣味性：利用可视化技术（沉浸式画面、虚拟现实技术等）、将冥想融入活动将注意力吸引到当下的正念技巧（如正念进食、正念绘画或正念书写）增加练习的趣味性。

（3）运用隐喻解释方式的冥想：如"像小青蛙一样安稳地坐着"练习来觉察注意力是否走神,意大利练习来感受身体扫描的放松过程。

（4）家长同时参与：当 ADHD 儿童家长参与正念练习,可能促进家长的行为改变,减少拒绝、控制和自动化反应的风险,提高家长养育能力,也能更好理解正念并和孩子一起练习,这有利于支持儿童养成正念行为。

在讨论正念或冥想治疗多动症时要考虑的一个重要因素是所使用的冥想类型。研究发现,冥想对注意的不同处理方式（注意聚焦冥想、开放监测冥想）对注意能力的影响不同,不同的冥想方法（如佛教慈悲冥想、瑜伽、正念冥想等）对注意力作用的机制和效果也有差异,这些变量都可能影响冥想对 ADHD 的疗效。目前尚不清楚干预时间长短、训练强度、冥想技巧、练习频次、家庭作业量、家庭作业依从性和治疗培训师资质等因素如何影响治疗效果。

此外,ADHD 有不同的亚型,目前尚不明确处于不同发育阶段的

ADHD 患者或不同亚型的 ADHD 患者对冥想是否存在疗效异质性。已有更多的证据表明冥想对注意力不集中型 ADHD 的效果可能显著于多动/冲动型,且相较于冥想在成人 ADHD 中的应用,在儿童 ADHD 中的应用尚较少,也缺乏足够样本的 RCT 临床研究,因此,需要进一步的研究探讨冥想治疗减轻 ADHD 症状的变量和特征,以及更多的研究来评估冥想对改善儿童 ADHD 的疗效。

(崔东红　朱俊娟)

第五节　冥想在物质使用障碍中的应用

物质使用障碍(substance use disorder,SUD)是指长期使用或滥用成瘾物质导致个体认知、情绪、行为受损所引起的一系列问题,主要包括物质滥用和物质成瘾。这些成瘾物质包括酒精、烟草及海洛因、苯丙胺等非法成瘾物质等。物质成瘾在医学上被定义为一种慢性复发性脑疾病,目前已经成为全球性的公共卫生问题和社会问题。据 2018 年全球毒品使用报告,在过去的 1 年中全球吸食毒品人数超过 2.75 亿人,约占 15~64 岁总人口的 5.6%,2016 年全球约有 45 万人死于毒品使用相关事故。中国毒品形势报告显示,截至 2018 年底,我国现有吸毒人员高达 240.4 万。物质使用障碍者常伴随的严重身心理健康问题和自伤自杀行为,也给国际社会均造成了严重的影响。针对物质使用障碍的治疗主要包括脱毒、康复、社会回归三个阶段。脱毒阶段通过药物控制患者的戒断症状,从而减少或控制成瘾物质的使用。而康复和回归社会阶段主要面临的是如何有效预防"复吸"行为的发生。

复吸是指停止使用成瘾物质一段时间后又恢复原来的物质使用行为。复吸的影响因素包括生物、心理、社会因素,负性情绪、压力、冲动特质都可能增加复吸风险。目前针对复吸的预防干预主要以非药物干预为主,包括物理治疗、心理治疗及行为治疗等。其中冥想也在成瘾干预治疗领域中得到了推广应用。冥想是能够改变意识状态的练习形式,它通过帮助练习者

174

达到深度的宁静来增强自我认知和改善身心健康水平。近些年以正念冥想为基础的正念防复吸干预技术在不同种类成瘾物质中都得到了相应的验证,并发展了一套系统化的操作手册。本章节将对正念防复吸技术进行全面介绍,同时也对其他冥想模式在成瘾领域中的应用进行简要介绍。

一、正念防复吸技术

正念防复吸技术以正念冥想为基础。正念冥想又被称为正念禅修,指个体自觉地将注意力集中于体验其思想、情绪和身体感觉上,并以觉察、接纳、非批判的态度关注于当下体验的训练方式。在进行正念冥想训练时,个体可以将注意力集中在某一客体上,如呼吸,并且持续性地对这一活动进行监测,如果思维开始漫游,就要有意识的对此进行觉察,并且不加任何评判地将意识带回到当前客体上来,即个体要将注意力从觉察到不由自主的内心活动转移到当前的经验上,并以好奇、开放和接纳的态度待之。

(一) 正念防复吸技术的理论基础

自乔·卡巴金教授于 1979 年创建正念减压疗法以来,以正念为基础的干预方法受到越来越多关注,正念防复吸技术是 Witkiewitz 等[116] 于 2005 年在正念冥想和认知行为防复吸技术的理论基础上,结合两者中有效的作用成分组成针对成瘾行为的康复期治疗方法。正念防复吸技术对物质成瘾有效的原因在于其采用非批判性的态度接纳负性的想法和情绪(而非通过滥用药物来压抑不良的体验),从而降低负性情绪、渴求和复吸之间的自动联系。它的心理作用机制主要表现为 3 个方面:① 觉知能力。成瘾者对此时此刻的想法,情绪和躯体等的觉察可以使其更好地识别渴求及高危情境中自身的反应,从而有意识地选择更合理的方式解决自身的问题。② 注意控制能力。主要是帮助成瘾者从行动思维模式转向存在思维模式,将注意力维持在当下的感受和体验,提高成瘾者的执行控制力,减少自动化的觅药行为。③ 接纳态度。非批判性地看待现实世界,开放地接纳当下所有体验,减少成瘾者的负性情绪,接纳不舒服的状况,更好地管理自我,减少对成瘾线索的反应。

认知行为防复吸技术是由 Marlatt 和 Gordon 提出的治疗物质成瘾

的行为干预方法,主要强调解决问题的技巧和健康的生活方式在防复吸中的重要作用,包括2种心理作用机制:① 行为机制。认为高危情境中的有效解决策略在防复吸中有重要的预测作用,主要的解决策略包括压力应对方式、情绪管理及人际交往技巧、健康的生活方式等。② 认知机制。认为对渴求的认知重构和自我效能在认知中有重要影响,渴求是对刺激的一种认知方面的反应,强调对渴求的认识和触发因素的识别。

基于正念的防复吸干预技术相较于矫正成瘾行为的传统疗法表现出了巨大的优势。首先,在对待成瘾的态度上,传统疗法将成瘾视作个体的一种道德短板,是一件耻辱之事,而正念观点却认为这只是个体错误的将成瘾行为视为摆脱痛苦的方式所致。其次,在治疗方法上,传统疗法旨在引导成瘾者压制和改变非适应性的认知、情绪和行为,而正念训练则通过增强个体非评价、元认知意识和觉察自我的能力,改变人与其认知情绪之间的关系。而且,它也不对认知进行理性或扭曲性的评价,也不试图改变或质疑思想。它只是教授人们觉察自己的即时体验,认清它们的暂时性,并且将这些体验与某一心理事件而非事实相联系。最后,在治疗目标上,与传统疗法的目标导向式意图(改变行为或思维模式)相比,基于正念的干预是以接纳为导向,以无为、不干预的态度接近感觉、情绪和思想,尤其是不愉快的体验,借以增强个体与痛苦相处的能力。

(二) 正念防复吸治疗的基本内容

正念防复吸技术以团体形式展开,包括8个阶段,每个阶段训练2小时,每次训练都包括20～30分钟的冥想练习。主要内容有:正式的正念冥想练习(全身扫描、静坐冥想、山式冥想),非正式的正念冥想(日常生活中的正念冥想),以及应对策略(呼吸技术、健康的生活方式等)和家庭练习[117]。8个阶段包括:① 识别自动化反应和惯常思维模式;② 识别触发渴求的因素及认识渴求;③ 将正念练习应用到日常生活中;④ 在诱发复吸的高危情境中使用正念练习;⑤ 学习接纳出现的任何体验;⑥ 讨论想法和信念在复吸循环中的作用,接纳痛苦的想法和感受;⑦ 学会建立更加有意义和健康的生活方式;⑧ 获得社会支持及维持正念练习。这8个阶段的内容紧密衔接,操作时按照上述顺序进行即可(表5-1)。

表 5-1 正念防复吸三维度内容

阶　段	主　题	活　动
1	自动化反应与复吸	进食练习、身体扫描、放松冥想
2	识别触发渴求因素和认识渴求	身体扫描、放松冥想
		家庭练习回顾和常见问题
		渴求感体验及渴求讨论
		高山冥想
3	日常生活中的正念	听觉意识
		家庭练习回顾
		呼吸冥想与回顾
		SOBER 呼吸空间
4	高危情境中的正念	视觉意识
		坐式冥想：听、呼吸、感觉、思维
		个别和普遍复吸高危因素
		SOBER 呼吸空间
		散步式冥想
5	接纳与技巧性反应	坐式冥想：听、呼吸、感觉、思维
		SOBER 呼吸空间（2 人 1 组）
		在高危情境中运用 SOBER 休息
		主题讨论
		注意运动
6	视思为思	坐式冥想：思维
		思维与复吸讨论
		SOBER 呼吸空间
		结束准备与家庭练习
7	自我保健与生活方式的平衡	坐式冥想：慈爱
		复吸从哪里开始？
		SOBER 呼吸空间
8	社会支持与继续练习	身体扫描
		支持网络的重要性
		未来打算
		总结冥想

注：SOBER 呼吸空间是指 Stop Observe Breathe Expand Respond Breathing Space。

(三)正念防复吸技术临床效果评估

正念主要是通过作用于认知功能、应激环路、情绪相关环路达到降低渴求预防复吸的作用(图 5-1),因此临床效果的评估也可以通过上述几个方面进行评估。

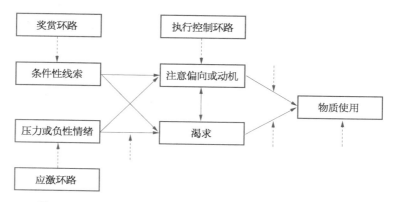

图 5-1　物质使用的心理机制及以正念为基础的干预手段作用的环节

注:实线代表各种因素与物质使用之间的相互作用,虚线表示以正念为基础的干预手段主要作用的心理过程。皮尔森(Pearson)等[118]认为条件性线索(物质使用相关线索)和压力或负性情绪是渴求的先导因素,而注意偏向、动机等自动化过程也与复吸密切相关。这个模型就提示了干预手段作用的部位——直接作用于先导因素,或致力于改变先导因素和物质使用之间的联系。

(1)认知功能:有研究显示正念冥想能有效改善成瘾患者的认知功能。通过正念练习能有效改善成瘾患者的注意力,提高工作记忆及执行功能,提高选择性注意和持续性注意的能力。通过改善认知功能从而间接达到预防复吸的目的。

正念干预对物质使用和预防复吸所产生的作用效果,可能受到正念干预对成瘾相关的神经认知机制的改善情况所介导。从机制角度来看,正念干预可以被理解为一种旨在锻炼成瘾相关认知神经障碍的心理训练计划。通过正念训练提高认知控制能力,可以帮助个体重新获得对物质使用冲动和行为的自我控制。例如,其可增强前额叶(涉及执行控制功能)和纹状体(涉及奖赏过程和习惯性反应)的功能联结,进而帮助患者重塑因成瘾而失调的奖赏过程。正念练习还可以提高个体对渴求、物质寻觅和使用相关的自动反应过程的元认知能力,并增强对物质使用触发因素和使用冲动的注意,从而帮助患者使用积极的应对策略打破物质使用相关的认知、情感和心理生理机制的循环。正念练习也可有助于将注意力从与物质有关的线索中分离出来,减少对与物质使用相关线索的注意力偏向。此外,正念练习可通过增强个体对当下体验的元认知能力,来培养个体不对痛苦、压力或使用物质的冲动做出反应。对当下体验的元认知意识可以帮助个体发展对不良适应思想和使用物质冲动的不反应能力,从而防止出现抑制物质使用相关认知后的反弹效应,这种反弹效应通常会引发复吸。此外,正念练习(如正念呼吸和身体扫描练习)可以帮助个体降低对痛苦体验的敏感性,这些痛苦体验通常会触发物质滥用,并教授练习者将注意力转向呼吸或其他健康的刺激上。已有大量神经生物学研究证实正念练习可以改变患者与物质使用相关的思维游走和认知反应,从而降低渴求与复吸风险。

（2）情绪：大量研究显示高社会压力、紧张的家庭关系或人际关系等负性事件及心理因素都与患者复吸行为相关。例如,焦虑、抑郁或创伤后应激障碍及其他伴有负性心理特征的个人更倾向使用大麻缓解负性情绪。负性情绪通常意味着需要采取有效的情绪调节策略来控制其产生的负性影响。与其他干预措施不同,正念并不教授患者忽视或压抑负性情绪体验,而是帮助患者能够察觉负性情绪的产生并不加评判的接纳它。正念所培养的对此时此刻的注意与意识和非评判性接纳对于促进情绪调节和自我控制至关重要,因为首先它们提高了个体对情感线索的敏感性,并改善了对情感线索的初始反应,这能够帮助个体在觉察到自己面临负性情绪后迅速决定是否需要调动有效的情绪调节进行控制。情绪调节并不总是刻意为之,也有可能在无意识或内隐的水平上进行。这些内隐过程也许帮助个体决定是否进行情绪调节、指导人们选择合适的情绪调节策略,并督促情绪调节策略的执行。很多临床试验证明正念干预在有助于改善被试的外显和内隐情绪量表得分。情绪调节过程主要涉及大脑前扣带回、内侧前额叶、背外侧前额叶、杏仁核、岛状岛和海马等,也有很多研究发现正念干预对这些大脑区域的活动异常具有改善作用。同时还有研究发现正念冥想可以降低吸烟者的皮质醇水平并提

179

高免疫反应性。这都提示了正念干预对于情绪调节及应激反应的效果。

（3）渴求：渴求指渴望再次体验过的某种精神活性物质的强烈愿望和需求。当个体处于渴求状态时，即使知道使用成瘾物质的严重后果，依然无法控制使用药物的渴求和行为倾向。因此渴求是药物成瘾者难以戒断，戒断后又不断复吸的重要原因。很多针对成瘾的治疗都将关注点放在减少和管理渴求方面。例如，对于成瘾患者，环境中的正性或负性线索会诱使个体产生相应的情绪，这种情绪会进一步引发使用成瘾物质的渴求，而现有的很多研究证实了渴求与物质使用之间的关联，这会致使个体去维持或加强正性情绪状态，避免或减少负性情绪状态。通过持续的物质使用行为，这种联结变为习惯化和自动化，因而个体的行为很大程度上是出于无意识。由此可知，成瘾者对物质会产生强烈的渴望，这种渴望个体难以抗拒，以致不可避免地发生觅药和用药行为。

从正念角度来看，成瘾被视为是一种坚持或避免某些认知、情感或身体感受而做出的努力。面对痛苦体验时，个体通常寻求可以让自己快乐的行为或能够减轻痛苦的行为，物质使用能够满足成瘾者的这 2 点需求，因而出现渴求就成为成瘾者面临痛苦时的自动化反应。正念练习教授患者观察渴求，把它视为一种短暂的认知和情感经历，而不是从道德等其他层面去谴责和压抑它。因此，正念练习的目的是使人们对渴求体验有所了解，并学会在不做任何反应和不施加任何道德评判的情况下观察它。

正念练习的另一目的是增加对自己经历的接受度，使个体认识到他当前的身体和情感状态是无常的。在认识到无论是积极的还是消极的状态都不会持久时，个体就会认识到为了改变或延长某一特定的状态所做出的努力不仅是徒劳的，而且会造成痛苦。接受当前身体和情感状态是一种帮助减少渴求的十分必要和有效的干预方法。

在神经生物学方面，已有大量临床试验证明正念练习可以帮助减少渴求的神经活动。例如威斯布鲁克（Westbrook）等[119]研究发现，在要求吸烟被试注视吸烟图片时，使用正念注意可以较普通注意减少渴求相关大脑区域（包括亚属前扣带皮质）活动；同时，前扣带回皮质与其他渴求相关的区域（包括腹侧纹状体和双侧岛叶）之间的功能联结也显著减少。综上所述，基于正念的干预方法具有在神经生物学、认知和情感方面治疗渴求的潜力。

（四）正念冥想及正念防复吸技术的作用机制

正念防复吸与降低渴求、预防复吸间的关系可通过两条神经通路解释，自上而下的通路反映了个体对于渴求的执行控制；自下而上的通路反映了其渴求主观体验的变化。即高级皮层区通过抑制的方式对低级皮层进行调节进而发挥作用。自下而上通路是以反应性的方式激活与渴求相关的脑干皮质下边缘脑区。例如，若正念减少了个体对渴求相关刺激或某压力源的反应，那么自下而上的加工就会起作用。此外，由于正念训练的主要目标之一是通过增强自我意识和接纳水平而非压制线索诱发的体验以打破习惯性的"刺激-反应"联结。正念禅修亦可通过自上而下和自下而上影响习惯性"刺激-反应"环路的神经基础。当面对厌恶刺激（如负性情绪）时，接受正念禅修的个体表现出了对自身体验的觉察和接纳，而非采取习惯性的回避行为（使用成瘾物质）使联结得到强化。为了解个体在正念训练时其自上而下及自下而上加工的脑机制，研究者们对正念禅修的神经机制进行了探索。对正念训练前后的大脑变化进行纵向随访研究发现，正念禅修与大脑结构及功能变化显著相关。在脑结构变化方面，长期正念禅修者大脑某些区域如岛叶、前额叶皮质、海马皮质厚度强于非禅修者。Lazar 等[120]认为，岛叶皮质厚度的增加可能与自下而上的内感线索加工有关，而前额叶皮质厚度的增加可能与自上而下的执行控制相关。由于现有结果多为横断面研究，因而并不能断定大脑皮质的厚度差异与正念训练的因果关系。Carmody 等[121]进行了一项纵向研究，探索被试在接受为期 8 周的正念练习后其皮质密度的变化。基于感兴趣区域的分析结果发现，正念练习组被试左侧海马的皮质密度增加；全脑分析结果显示，正念练习组被试的海马、后扣带回、左侧颞顶联结区和小脑的皮质密度显著增加。而这些脑区与学习、记忆、情绪管理相关。这表明大脑具有高度的可塑性,即便是仅接受 8 周的正念禅修训练也能使大脑结构发生变化。然而,正念禅修练习时间的长短与脑结构是否确实存在因果关系,目前尚未取得一致意见。尽管如此,大脑结构的研究为我们了解正念的神经机制提供了初步证据。功能性脑成像研究发现,正念训练个体对环境刺激、痛苦、情绪等表现出了与众不同的神经功能反应。正念训练使个体内侧前额叶皮质和前扣带回的激活水平上升。一般来说,两者在情绪管理中扮演重要角色,因而,以上的激活形式反映正念训练增加了个体对情绪的皮质加工及可能的自上而下的情绪调节。Taylor 等[122]则发现接受为期 1 周正念训练的被试在观看积极或消极情绪刺激时其左侧杏仁核的激活减弱,但是有经验的正念禅修者并没有表现出这种激活减弱趋势。另外,两者在正念训练时都认为情绪刺激带给他们的强度感受性减弱。表明正念训练可能改善了个体自下而上的情绪加工,但是神经机制的变化则是依据其经验水平而有所不同。因而,有研究者推测,初步接触正念禅修者可能需要更多的认知控制改善其情绪反应;而有经验的正念禅修者则更加擅长于自下而上的情绪调节,较少需要对其反应进行自上而下的执行控制。另外,功能联结研究也证实,正念训练个体与非禅修个体的神经联系激活也具有很大差异,例如,Farb 等[123]发现接受为期 8 周的正念禅修被试的右侧岛叶和内侧前额叶的神经联系减弱,背外侧前额叶皮质的激活增强,而未接受正念训练被试的岛叶与内侧前额叶间的功能联系依旧较强。他们推断,功能性联系的减弱可能反映了个体与其内感线索的分离;而背外侧前额皮层活动的增强能代表着个体当下意识的增强,并且背外侧前额叶活动的增强也说明了个体自上而下的情绪调节。由此可知,正念禅修的主要关注点在于提高个体的当下意识,前额叶和岛叶、前扣带回环路的神经激活形式则证实了个体意识水平的增强。

在研究正念对成瘾行为干预效果的神经机制时,可重点探索前额叶执行控制系统、情绪管理系统和有关自我意识脑区之间的自上而下与自下而上加工的交互作用上,因为这些系统的功能性缺陷可能与成瘾行为有关。并且在这种大脑系统缺陷的基础上,压力、渴求和负性情绪等因素会对患者产生更具破坏性的影响。正念训练引起大脑可塑性改变,有利于大脑的功能性恢复,进而改变、修复或补偿由成瘾所致的具有危害性质的神经适应性变化。

二、其他冥想模式在成瘾领域中的应用

(一) 超觉冥想

超觉冥想(transcendental meditation,TM)由印度瑜伽教练 Maharishi Mahesh Yogi 于 1955 年开发,该练习方法源自吠陀(印度教)传统,他从 1957 年开始教授和传播这一技术,之后 TM 在许多西方名人中迅速流行开来。关于 TM 对物质滥用障碍的干预效果,很早就有研究者进行了探索,发现 TM 有助于减少患者的物质使用行为。与对照组相比,TM 在减少香烟、酒精和非法药物的使用方面产生了显著的改善作用,并且对成瘾较严重的个体效果更加明显。TM 的练习过程共包含 7 个标准化步骤。它由 2 个入门课程和 1 个简短的访谈开始,接着是连续 4 天的 4 次培训课程,每次持续约 2 小时。课程中由讲师向学员传授有关 TM 的知识与信息,以帮助练习者有效地进行正确练习。TM 的练习既不涉及专注,也不涉及沉思;修行者以放松的姿势坐着,闭上眼睛,在心中重复已指定给他们的祷文。TM 宣称祷文是根据一个精确的系统为练习者选择的,为了使 TM 练习有效,练习者只能使用某些特定的祷文。

自 19 世纪 70 年代开始,越来越多的研究对伴随 TM 练习所产生的生理变化进行探索。一些研究发现它可导致副交感神经活性增加而交感神经活性下降的低代谢觉醒状态,相应的躯体反应表现为呼吸频率降低、潮气量减少、血清乳酸盐水平下降。这种由 TM 冥想过程中诱发出的低代谢状态起到了类似冬眠的作用,可以使个体在环境变化及压力中成功地适应并锻炼出对环境改变的可塑性。

(二) 辩证行为疗法

辩证行为疗法(dialectical behavior therapy,DBT)是由美国心理学家 Marsha M Linehan 教授于 19 世纪 80 年代创立的一种实证基础的心

183

理治疗方法，最初被应用于治疗边缘性人格障碍。早期研究发现 DBT 除了帮助减少边缘性人格障碍患者的自伤、自杀行为外，还有效地减少了患者的物质使用行为，显示了 DBT 应用于物质使用障碍者的前景。

DBT 起源于传统的认知行为理论，它是一项综合的心理治疗，共包括 4 个模块：正念、情绪调节、人际效能和痛苦忍受。DBT 理论认为，通过 DBT 练习可以帮助患者用"目标导向性行为"替代"不良适应行为"（如自伤、自杀、酗酒、吸毒、暴饮暴食）。已有很多临床研究证明了 DBT 治疗可以提高物质成瘾患者参加治疗的依从性，降低复吸率，也可以改善患者的情绪调节能力。

在作用机制上，DBT 四大模块与成瘾行之间存在功能联系。具体来说，第一，最关键的正念技能可以帮助提高注意控制能力，而这是维持戒断、调节与渴求相关的冲动和想法、减少药物摄入的一项至关重要的能力。同时，正念态度的建立还可以帮助患者处理因物质使用而产生的羞耻感和内疚感。第二，痛苦耐受技能可以控制与戒断症状相关的痛苦感受，而较低的痛苦耐受性通常能够预测治疗后的早期复发。此外，痛苦耐受技能也可减轻患者的抑郁症状。第三，情绪调节模块则帮助患者提高了一系列的广泛技能，可帮助患者识别并减少极端情绪，并改变令人痛苦的情绪。同时还有研究发现情绪调节能力的改善可以间接导致成瘾患者维持戒断行为和改善痛苦情绪。第四，DBT 还利用人际关系的改善替代物质使用的奖励作用，从而提高了戒断行为的正性强化作用。

冥想练习是一种针对物质成瘾行为的具有前景的新疗法。冥想的作用机制表明，它在减少线索反应、降低渴求、减少不良适应和强迫觅药行为及促进健康良性选择方面具有潜在效果。此外，冥想在精神和宗教层面可能对促进戒断产生重要影响。然而，缺乏 RCT 使其在这些领域的疗效很难得出明确的结论。虽然正念冥想练习也许是最有可能获得临床支持的冥想练习类型，但目前尚无证据证明专门的正念治疗针对成瘾的有效干预效果。对于患有药物滥用疾病的人，哪种冥想练习（集中、分散或哲学性的)最有效还有待明确。也尚不清楚冥想在哪一过程中具有特殊作用(预防复发、提高动机或促进戒断)。此外,药物治疗也可能是冥想练习的辅助手段。后续需要开展进一步的研究以更加明确其疗效、机制和局限性。

(杜江 张靓颖)

参考文献

[1] Teasdale J D，Segal Z V，Williams J M，et al. Prevention of relapse/recurrence in major depression by mindfulness-based cognitive therapy[J]. J Consult Clin Psychol，2000，68(4)：615 – 623.

[2] Ma S H，Teasdale J D. Mindfulness-based cognitive therapy for depression：replication and exploration of differential relapse prevention effects[J]. J Consult Clin Psychol，2004，72(1)：31 – 40.

[3] Kuyken W，Hayes R，Barrett B，et al. Effectiveness and cost-effectiveness of mindfulness-based cognitive therapy compared with maintenance antidepressant treatment in the prevention of depressive relapse or recurrence (PREVENT)：A randomised controlled trial [J]. Lancet，2015，386(9988)：63 – 73.

[4] Kuyken W，Warren F C，Taylor R S，et al. Efficacy of Mindfulness-Based Cognitive Therapy in Prevention of Depressive Relapse：An Individual Patient Data Meta-analysis From Randomized Trials[J]. JAMA Psychiatry，2016，73(6)：565 – 574.

[5] Clarke K，Mayo-Wilson E，Kenny J，et al. Can non-pharmacological interventions prevent relapse in adults who have recovered from depression? A systematic review and meta-analysis of randomised controlled trials[J]. Clin Psychol Rev，2015，39：58 – 70.

[6] Farb N，Anderson A，Ravindran A，et al. Prevention of relapse/recurrence in major depressive disorder with either mindfulness-based cognitive therapy or cognitive therapy [J]. J Consult Clin Psychol，2018，86(2)：200 – 204.

[7] Kuyken W，Hayes R，Barrett B，et al. The effectiveness and cost-effectiveness of mindfulness-based cognitive therapy compared with maintenance antidepressant treatment in the prevention of depressive relapse/recurrence：results of a randomised controlled trial (the PREVENT study)[J]. Health Technol Assess，2015，19(73)：1 – 124.

[8] Tickell A，Ball S，Bernard P，et al. The effectiveness of mindfulness-based cognitive therapy (MBCT) in real-world healthcare services[J]. Mindfulness，2020，11(2)：279 – 290. doi：10.1007/s12671 – 018 – 1087 – 9.

[9] Bai Z，Luo S，Zhang L，et al. Acceptance and Commitment Therapy (ACT) to reduce depression：A systematic review and meta-analysis[J]. Journal of Affective Disorders，2020，260：728 – 737.

[10] Wang Y Y，Li X H，Zheng W，et al. Mindfulness-based interventions for major depressive disorder：A comprehensive meta-analysis of randomized controlled trials[J]. J Affect

Disord, 2018, 229: 429 - 436.

[11] Walser R D, Garvert D W, Karlin B E, et al. Effectiveness of Acceptance and Commitment Therapy in treating depression and suicidal ideation in Veterans[J]. Behav Res Ther, 2015, 74: 25 - 31.

[12] Livheim F, Hayes L, Ghaderi A, et al. The effectiveness of Acceptance and Commitment Therapy for adolescent mental health: Swedish and Australian pilot outcomes[J]. Journal of Child and Family Studies, 2014, 24(4): 1016 - 1030.

[13] Tamannaei Far S, Gharraee B, Birashk B, et al. Effectiveness of Acceptance and Commitment Therapy and cognitive therapy in patients with major depressive disorder[J]. Iranian Journal of Psychiatry and Behavioral Sciences, 2016, 11(4).

[14] Coto-Lesmes R, Fernandez-Rodriguez C, Gonzalez-Fernandez S. Acceptance and Commitment Therapy in group format for anxiety and depression. A systematic review[J]. J Affect Disord, 2020, 263: 107 - 120.

[15] Chiesa A, Castagner V, Andrisano C, et al. Mindfulness-based cognitive therapy vs. psycho-education for patients with major depression who did not achieve remission following antidepressant treatment[J]. Psychiatry Res, 2015, 226(2/3): 474 - 483.

[16] Chiesa A, Serretti A. Mindfulness based cognitive therapy for psychiatric disorders: a systematic review and meta-analysis[J]. Psychiatry Res, 2011, 187(3): 441 - 453.

[17] Forkmann T, Brakemeier E L, Teismann T, et al. The Effects of mindfulness-based cognitive therapy and cognitive behavioral analysis system of psychotherapy added to treatment as usual on suicidal ideation in chronic depression: Results of a randomized-clinical trial[J]. J Affect Disord, 2016, 200: 51 - 57.

[18] Forkmann T, Wichers M, Geschwind N, et al. Effects of mindfulness-based cognitive therapy on self-reported suicidal ideation: results from a randomised controlled trial in patients with residual depressive symptoms[J]. Compr Psychiatry, 2014, 55(8): 1883 - 1890.

[19] Zhang J Y, Ji X Z, Meng L N, et al. Effects of modified mindfulness-based stress reduction (MBSR) on the psychological health of adolescents with subthreshold depression: A randomized controlled trial[J]. Neuropsychiatric Disease and Treatment, 2019, Volume 15: 2695 - 2704.

[20] Kumar S, Adiga K R, George A. Impact of mindfulness-based stress reduction (MBSR) on depression among elderly residing in residential homes[J]. Nurs J India, 2014, 105(6): 248 - 251.

[21] Li Y, Jakary A, Gillung E, et al. Evaluating metabolites in patients with major depressive disorder who received mindfulness-based cognitive therapy and healthy controls using short echo MRSI at 7 Tesla[J]. MAGMA, 2016, 29(3): 523 - 533.

[22] Schoenberg P L, Speckens A E. Modulation of induced frontocentral theta (Fm-theta) event-related (de-)synchronisation dynamics following mindfulness-based cognitive therapy in Major Depressive Disorder[J]. Cogn Neurodyn, 2014, 8(5): 373 - 388.

[23] Schoenberg P L, Speckens A E. Multi-dimensional modulations of alpha and gamma cortical dynamics following mindfulness-based cognitive therapy in Major Depressive Disorder[J]. Cogn Neurodyn, 2015, 9(1): 13 - 29.

[24] Vignaud P, Donde C, Sadki T, et al. Neural effects of mindfulness-based interventions on

186

patients with major depressive disorder: a systematic review[J]. Neurosci Biobehav Rev，2018，88：98 - 105.

[25] Pascoe M C，Thompson D R，Jenkins Z M，et al. Mindfulness mediates the physiological markers of stress: systematic review and meta-analysis[J]. J Psychiatr Res，2017，95：156 - 178.

[26] Walsh E，Eisenlohr-Moul T，Baer R. Brief mindfulness training reduces salivary IL - 6 and TNF-alpha in young women with depressive symptomatology[J]. J Consult Clin Psychol，2016，84(10)：887 - 897.

[27] Verhoeven J E，Vrijsen J N，van Oostrom I，et al. Attention effects of mindfulness-based cognitive therapy in formerly depressed patients [J]. Journal of Experimental Psychopathology，2014，5(4)：414 - 424.

[28] Gu J，Strauss C，Bond R，et al. How do mindfulness-based cognitive therapy and mindfulness-based stress reduction improve mental health and wellbeing? A systematic review and meta-analysis of mediation studies[J]. Clin Psychol Rev，2015，37：1 - 12.

[29] Shahar B，Szepsenwol O，Zilcha-Mano S，et al. A wait-list randomized controlled trial of loving-kindness meditation programme for self-criticism [J]. Clin Psychol Psychother，2015，22(4)：346 - 356.

[30] Kang Y，Gray J R，Dovidio J F. The head and the heart: effects of understanding and experiencing lovingkindness on attitudes toward the self and others[J]. Mindfulness，2014，6(5)：1063 - 1070.

[31] Weng H Y，Fox A S，Shackman A J，et al. Compassion training alters altruism and neural responses to suffering[J]. Psychol Sci，2013，24(7)：1171 - 1180.

[32] Graser J，Stangier U. Compassion and loving-kindness meditation: an overview and prospects for the application in clinical samples[J]. Harv Rev Psychiatry，2018，26(4)：201 - 215.

[33] Hofmann S G，Petrocchi N，Steinberg J，et al. Loving-kindness meditation to target affect in mood disorders: a Proof-of-concept study[J]. Evid Based Complement Alternat Med，2015，2015：269126.

[34] Bartels-Velthuis A A，Schroevers M J，van der Ploeg K，et al. A mindfulness-based compassionate living training in a heterogeneous sample of psychiatric outpatients: a feasibility study[J]. Mindfulness (N Y)，2016，7：809 - 818.

[35] Schuling R，Huijbers M，Jansen H，et al. The co-creation and feasibility of a compassion training as a follow-up to mindfulness-based cognitive therapy in patients with recurrent depression[J]. Mindfulness (N Y)，2018，9(2)：412 - 422.

[36] Lv J，Liu Q，Zeng X，et al. The effect of four immeasurables meditations on depressive symptoms: a systematic review and meta-analysis [J]. Clin Psychol Rev，2020，76：101814.

[37] Xue T，Li H，Wang M T，et al. Mindfulness meditation improves metabolic profiles in healthy and depressive participants[J]. CNS Neurosci Ther，2018，24(6)：572 - 574.

[38] Prathikanti S，Rivera R，Cochran A，et al. Treating major depression with yoga: a prospective，randomized，controlled pilot trial[J]. PLoS One，2017，12(3)：e0173869.

[39] Uebelacker L A，Tremont G，Gillette L T，et al. Adjunctive yoga v. health education for persistent major depression: a randomized controlled trial [J]. Psychol Med，2017，

47(12): 2130 - 2142.

[40] Sharma A, Barrett M S, Cucchiara A J, et al. A breathing-based meditation intervention for patients with major depressive disorder following inadequate response to antidepressants: A randomized pilot study[J]. J Clin Psychiatry, 2017, 78(1): e59 - e63.

[41] Schuver K J, Lewis B A. Mindfulness-based yoga intervention for women with depression [J]. Complement Ther Med, 2016, 26: 85 - 91.

[42] Kinser P A, Bourguignon C, Whaley D, et al. Feasibility, acceptability, and effects of gentle Hatha yoga for women with major depression: findings from a randomized controlled mixed-methods study[J]. Arch Psychiatr Nurs, 2013, 27(3): 137 - 147.

[43] Uebelacker L A, Battle C L, Sutton K A, et al. A pilot randomized controlled trial comparing prenatal yoga to perinatal health education for antenatal depression[J]. Arch Womens Ment Health, 2016, 19(3): 543 - 547.

[44] Cramer H, Anheyer D, Lauche R, et al. A systematic review of yoga for major depressive disorder[J]. J Affect Disord, 2017, 213: 70 - 77.

[45] Zou L, Yeung A, Li C, et al. Effects of meditative movements on major depressive disorder: a systematic review and meta-analysis of randomized controlled trials[J]. J Clin Med, 2018, 7(8).

[46] Yeung A S, Feng R, Kim D J H, et al. A pilot, randomized controlled study of Tai Chi with passive and active controls in the treatment of depressed chinese americans[J]. J Clin Psychiatry, 2017, 78(5): e522 - e528.

[47] Lavretsky H, Alstein L L, Olmstead R E, et al. Complementary use of Tai Chi chih augments escitalopram treatment of geriatric depression: A randomized controlled trial[J]. Am J Geriatr Psychiatry, 2011, 19(10): 839 - 850.

[48] Zhang J, Qin S, Zhou Y, et al. A randomized controlled trial of mindfulness-based Tai Chi Chuan for subthreshold depression adolescents[J]. Neuropsychiatr Dis Treat, 2018, 14: 2313 - 2321.

[49] Kong J, Wilson G, Park J, et al. Treating depression with Tai Chi: State of the art and future perspectives[J]. Front Psychiatry, 2019, 10: 237.

[50] Brown R P, Gerbarg P L, Muench F. Breathing practices for treatment of psychiatric and stress-related medical conditions[J]. Psychiatr Clin North Am, 2013, 36(1): 121 - 140.

[51] Chan A S, Han Y M, Sze S L, et al. A randomized controlled neurophysiological study of a chinese chan-based mind-body intervention in patients with major depressive disorder[J]. Evid Based Complement Alternat Med, 2013: 812096.

[52] 陈金霞,李元昊,吴英清,等. 太极拳锻炼对女大学生抑郁情绪及血清炎症因子的影响[J]. 中国学校卫生,2019,40(7): 1065 - 1068.

[53] Tolahunase M R, Sagar R, Faiq M, et al. Yoga- and meditation-based lifestyle intervention increases neuroplasticity and reduces severity of major depressive disorder: A randomized controlled trial[J]. Restor Neurol Neurosci, 2018, 36(3): 423 - 442.

[54] Li Y, Coster S, Norman I, et al. Feasibility, acceptability, and preliminary effectiveness of mindfulness-based interventions for people with recent-onset psychosis: A systematic review[J]. Early Interv Psychiatry, 2020.

[55] Louise S, Rossell S L, Thomas N. The acceptability, feasibility and potential outcomes of an individual mindfulness-based intervention for hearing voices [J]. Behav Cogn

Psychother，2019，47(2)：200 – 216.

［56］Strauss C，Thomas N，Hayward M. Can we respond mindfully to distressing voices? A systematic review of evidence for engagement，acceptability，effectiveness and mechanisms of change for mindfulness-based interventions for people distressed by hearing voices［J］. Front Psychol，2015，6：1154.

［57］Sheng J L，Yan Y，Yang X H，et al. The effects of Mindfulness Meditation on hallucination and delusion in severe schizophrenia patients with more than 20 years' medical history［J］. CNS Neurosci Ther，2019，25(1)：147 – 150.

［58］Mistler L A，Ben-Zeev D，Carpenter-Song E，et al. Mobile mindfulness intervention on an acute psychiatric unit：feasibility and acceptability study［J］. JMIR Ment Health，2017，4(3)：e34.

［59］Tabak N T，Horan W P，Green M F. Mindfulness in schizophrenia：associations with self-reported motivation，emotion regulation，dysfunctional attitudes，and negative symptoms ［J］. Schizophr Res，2015，168(1 – 2)：537 – 542.

［60］Tong A C，Lin J J，Cheung V Y，et al. A low-intensity mindfulness-based intervention for mood symptoms in people with early psychosis：development and pilot evaluation［J］. Clin Psychol Psychother，2016，23(6)：550 – 560.

［61］Jansen J E，Gleeson J，Bendall S，et al. Acceptance- and mindfulness-based interventions for persons with psychosis：A systematic review and meta-analysis［J］. Schizophr Res，2020，215：25 – 37.

［62］Khoury B，Lecomte T，Gaudiano B A，et al. Mindfulness interventions for psychosis：A meta-analysis［J］. Schizophr Res，2013，150(1)：176 – 184.

［63］Cramer H，Lauche R，Haller H，et al. Mindfulness- and acceptance-based interventions for psychosis：A systematic review and meta-analysis［J］. Glob Adv Health Med，2016，5(1)：30 – 43.

［64］Johnson D P，Penn D L，Fredrickson B L，et al. A pilot study of loving-kindness meditation for the negative symptoms of schizophrenia［J］. Schizophrenia Research，2011，129(2 – 3)：137 – 140.

［65］Johnson D P，Penn D L，Fredrickson B L，et al. Loving-kindness meditation to enhance recovery from negative symptoms of schizophrenia［J］. J Clin Psychol，2009，65(5)：499 – 509.

［66］Bauer C C C，Okano K，Gosh S S，et al. Real-time fMRI neurofeedback reduces auditory hallucinations and modulates resting state connectivity of involved brain regions：Part 2：Default mode network -preliminary evidence［J］. Psychiatry Res，2020，284：112770.

［67］Chien W T，Lee I Y. The mindfulness-based psychoeducation program for Chinese patients with schizophrenia［J］. Psychiatr Serv，2013，64(4)：376 – 379.

［68］Ziegler D A，Simon A J，Gallen C L，et al. Closed-loop digital meditation improves sustained attention in young adults［J］. Nat Hum Behav，2019，3(7)：746 – 757.

［69］Sabe M，Sentissi O，Kaiser S. Meditation-based mind-body therapies for negative symptoms of schizophrenia：systematic review of randomized controlled trials and meta-analysis［J］. Schizophr Res，2019，212：15 – 25.

［70］Cramer H，Lauche R，Klose P，et al. Yoga for schizophrenia：A systematic review and meta-analysis［J］. BMC Psychiatry，2013，13：32.

189

［71］Bhatia T，Mazumdar S，Wood J，et al. A randomised controlled trial of adjunctive yoga and adjunctive physical exercise training for cognitive dysfunction in schizophrenia［J］. Acta Neuropsychiatr，2017，29（2）：102－114.

［72］Lin J，Chan S K，Lee E H，et al. Aerobic exercise and yoga improve neurocognitive function in women with early psychosis［J］. NPJ Schizophr，2015，1：15047.

［73］Wang X，Beauchemin J，Liu C，et al. Integrative body-mind-spirit（I-BMS）practices for schizophrenia：an outcome literature review on randomized controlled trials［J］. Community Mental Health Journal，2019，55（7）：1135－1146.

［74］Mehta U M，Keshavan M S，Gangadhar B N. Bridging the schism of schizophrenia through yoga—review of putative mechanisms［J］. Int Rev Psychiatry，2016，28（3）：254－264.

［75］Zheng W，Li Q，Lin J，et al. Tai Chi for schizophrenia：A systematic review［J］. Shanghai Arch Psychiatry，2016，28（4）：185－194.

［76］Vogel J S，van der Gaag M，Slofstra C，et al. The effect of mind-body and aerobic exercise on negative symptoms in schizophrenia：a meta-analysis［J］. Psychiatry Res，2019，279：295－305.

［77］Chen L Z，Yuan X，Zhang Y，et al. Brain functional specialization is enhanced among Tai Chi Chuan practitioners［J］. Arch Phys Med Rehabil，2020.

［78］Van Ameringen M，Patterson B，Simpson W. DSM－5 obsessive-compulsive and related disorders：clinical implications of new criteria［J］. Depression and anxiety，2014，31（6）：487－493.

［79］王振，张海音.中国强迫症防治指南 2016 解读：心理治疗［J］.中华精神科杂志，2017，50（04）：253－256.

［80］Liu W，Fang F，Zhang C，et al. Cognitive behavioral therapy practices in the treatment of obsessive-compulsive disorder in China［J］. Annals of translational medicine，2017，5（1）.

［81］Didonna F. Clinical handbook of mindfulness［M］. New York：Springer，2009：189－219.

［82］Lu L，Tianran Z，Rui G，et al. Mindfulness-based cognitive therapy for obsessive-compulsive disorder：study protocol for a randomized controlled trial with functional magnetic resonance imaging and a 6-month follow-up［J］. Journal of Health Psychology，2018，7：135910531878054.

［83］Bluett E J. Acceptance and commitment therapy for anxiety and OCD spectrum disorders：an empirical review［J］. J Anxiety Disorder，2014，28（6）：12－24.

［84］陆璐，郑悦，曹璇，等.强迫症新一代认知行为治疗技术［J］.临床精神医学杂志，2018，28（3）：71－73.

［85］Selchen S，Hawley L L，Regev R，et al. Mindfulness-based cognitive therapy for OCD：stand-alone and post-CBT augmentation approaches［J］. International Journal of Cognitive Therapy，2018，11（1）：58－79.

［86］Key B L，Rowa K，Bieling P，et al. Mindfulness-based cognitive therapy as an augmentation treatment for obsessive-compulsive disorder［J］. Clinical psychology & psychotherapy，2017，24（5）：1109－1120.

［87］Shannahoff-Khalsa D，Fernandes R Y，Pereira C A D B，et al. Kundalini Yoga meditation vs. the relaxation response meditation for treating adults with obsessive-compulsive disorder：a randomized clinical trial［J］. Frontiers in psychiatry，2019，10：793.

［88］Delfiner A. Transcending OCD：Studying the effects of transcending through the transcendental meditation technique on obsessive compulsive disorder［M］. Fairfield：Maharishi University of Management，2016：15 – 19.

［89］Didonna F. Mindfulness-based cognitive therapy for obsessive-compulsive disorder［M］. New York：Guilford Press，2018：121 – 398.

［90］MacLean K A，Ferrer E，Aichele S R，et al. Intensive meditation training improves perceptual discrimination and sustained attention［J］. Psychological Science，2010，21（6）：829 – 839.

［91］Bueno V F，Kozasa E，Silva M A，et al. Mindfulness meditation improves mood，quality of life，and attention in adults with attention deficit hyperactivity disorder［J］. BioMed Research International，2015：1 – 14.

［92］贺淇，王海英.冥想对注意能力的影响［J］.心理科学进展，2020，28（2）：284 – 293.

［93］Cahn B R，Polich J. Meditation states and traits：EEG，ERP，and Neuroimaging studies［J］. Psychological Bulletin，2006，132（2）：180 – 211.

［94］Tang Y，Yang L，Leve L，et al. Improving executive function and its neurobiological mechanisms through a mindfulness-based intervention：advances within the field of developmental neuroscience［J］. Child Dev Perspect，2012，6（4）：361 – 366.

［95］Tsai M H，Chou W L. Attentional orienting and executive control are affected by different types of meditation practice［J］. Consciousness and Cognition，2016，46：110 – 126.

［96］Colzato L S，Sellaro R，Samara I，et al. Meditation-induced states predict attentional control over time［J］. Consciousness and Cognition，2015，37：57 – 62.

［97］Van Vugt M K，Slagter H A. Control over experience? Magnitude of the attentional blink depends on meditative state［J］. Consciousness and Cognition，2014，23（1）：32 – 39.

［98］Schofield T P，Creswell J D，Denson T F. Brief mindfulness induction reduces in attentional blindness［J］. Consciousness and Cognition，2015，37：63 – 70.

［99］Lomas T，Edginton T，Cartwright T，et al. Men developing emotional intelligence through meditation? Integrating narrative，cognitive and electroencephalography（EEG）evidence［J］. Psychology of Men & Masculinity，2014，75（2）：213 – 224.

［100］Schone B，Gruber T，Graetz S，et al. Mindful breath awareness meditation facilitates efficiency gains in brain networks：A steady-state visually evoked potentials study［J］. Scientific Reports，2018，8：13687.

［101］Tarenc A，Gianaros P，Greco C，et al. Mindfulness meditation training and executive control network resting state functional connectivity：A randomized controlled trial［J］. Psychosomatic Medicine，2017，79（6）：674 – 683.

［102］Brewer J A，Worhunsky P D，Gay J R，et al. Meditation experience is associated with differences in default mode network activity and connectivity［J］. Proc Natl Acad Sci USA，2011，108：20254 – 20259.

［103］Sood A，Jones D T. On mind wandering，attention，brain networks，and meditation［J］. Explore，2013，9：136 – 141.

［104］Kjaer T W，Bertelsen C，Piccini P，et al. Increased dopamine tone during meditation-induced change of consciousness［J］. Cogn. Brain Res，2002，13：255 – 259.

［105］Hohmann S，Hohm E，Treutlein J，et al. Association of norepinephrine transporter（NET，SLC6A2）genotype with ADHD-related phenotypes：Findings of a longitudinal study from birth to adolescence［J］. Psychiatry Res，2015，226：425 – 433.

191

[106] Meppelink R, Bruin E, Bögels M. Meditation or medication? Mindfulness training versus medication in the treatment of childhood ADHD: A randomized controlled trial[J]. BMC Psychiatry, 2016, 16(267): 1 – 16.

[107] Abadi M S, Madgaonkar J, Venkatesan S. Effect of yoga on children with attention deficit/hyperactivity disorder[J]. Psychological Studies, 2008, 53(2): 154 – 159.

[108] Jensen P S, Kenny D T. The effects of yoga on the attention and behavior of boys with attention-deficit/hyperactivity disorder (ADHD)[J]. Journal of Attention Disorders, 2004, 7(4): 205 – 216.

[109] Lee C S C., Ma M, Ho H, et al. The effectiveness of mindfulness-based intervention in attention on individuals with ADHD: a systematic review[J]. Hong Kong Journal of Occupational Therapy, 2017, 30: 33 – 41.

[110] Van der Oord S, Bogels S M, Peljnenbur D. The effectiveness of mindfulness training for children with ADHD and mindful parenting for their parents[J]. Journal of Child and Family Studies, 2012, 21(1): 139 – 147.

[111] Hariprasad V R, Arasappa R, Varambally S, et al. Feasibility and efficacy of yoga as an add-on intervention in attention deficit-hyperactivity disorder: an exploratory study[J]. Indian J. Psychiatry, 2013, 55: S379 – S384.

[112] Chou C, Huang C. Effects of an 8-week yoga program on sustained attention and discrimination in children with attention deficit hyperactivity disorder[J]. Peer J, 2017, 1: e2883.

[113] Peck H L, Kehle T J, Bray M A, et al. Yoga as an intervention for children with attention problems[J]. Sch Psychol Rev, 2005, 34: 415 – 424.

[114] Harrison L J, Manocha R, Rubia K. Sahaja yoga meditation as a family treatment programme for children with attention deficits-hyperactivity disorder[J]. Clin Child Psychol. Psychiatry, 2004, 9: 479 – 497.

[115] Hernandez-Reid M, Field T M, Thimas E. Attention deficit hyperactivity disorder: Benefits from Tai Chi[J]. J Bodyw Mov Ther, 2000, 5: 120 – 123.

[116] Witkiewitz K, Marlatt G A, Walker D. Mindfulness-based relapse prevention for alcohol and substance use disorders[J]. J Cogn Psychother, 2005, 19(3): 211 – 227.

[117] 北京市教育矫治(戒毒管理)局. 基于正念的成瘾行为复发预防临床医生指南[M]. 北京: 人民卫生出版社, 2016.

[118] Pearson M R, Roos C R, Brown D B, et al. Neuroscience and mindfulness-based interventions: translating neural mechanisms to addiction treatment[M]// Neuroimaging and Psychosocial Addiction Treatment. Basingstoke: Palgrave Macmillan UK, 2015.

[119] Westbrook C, Creswell J D, Tabibnia G, et al. Mindful attention reduces neural and self-reported cue-induced craving in smokers[J]. Soc Cogn Affect Neurosci, 2013, 8(1): 73 – 84.

[120] Lazar S W, Kerr C E, Wasserman R H, et al. Meditation experience is associated with increased cortical thickness[J]. Neuroreport, 2005, 16(17): 1893 – 1897.

[121] Hölzel B K, Carmody J, Vangel M, et al. Mindfulness practice leads to increases in regional brain gray matter density[J]. Psychiatry Research: Neuroimaging, 2011, 191(1): 36 – 43.

[122] Taylor V A, Grant J, Daneault V, et al. Impact of mindfulness on the neural responses to

emotional pictures in experienced and beginner meditators[J]. Neuroimage, 2011, 57(4): 1524 – 1533.

[123] Farb N A S, Segal Z V, Anderson A K. Mindfulness meditation training alters cortical representations of interoceptive attention[J]. Soc Cogn Affect Neurosci, 2013, 8(1): 15 – 26.

第六章

冥想在躯体障碍中的应用

　　当今,医学诊疗技术水平正发生着日新月异的变化,医院建设越来越庞大,人群就诊意识也逐渐增强,医疗资源仍然不足,"看病难"仍然是世界范围内普遍存在的社会问题。近年来,随着疾病谱的改变,各种慢性疾病已成为威胁人类健康的重大公共卫生问题。研究发现,慢性疼痛、长期失眠、糖尿病、心脑血管疾病、肿瘤等躯体疾病的发生都与社会心理因素及不良的生活方式密切相关。目前,针对各类躯体疾病的治疗,已经全面进入"精准化"时代,但随之因手术、放疗、化疗及其他药物治疗所发生的不良反应反而愈发加重了患者的病情和身心负担,形成新的恶性循环,不仅严重影响患者的生活质量,更成为压垮患者精神意志的最后一根稻草。因此,如何帮助患者找回内心的平静和幸福、减少躯体疾病的发生已经成为当今医学、社会、家庭共同面临的难题。冥想作为一个简单有效的途径,可以帮助患者保持专注和接纳,从而掌控自我、家人、疾病甚至与更广阔世界的关系,找回战胜躯体疾病的信心,重获自己的人生方向和生命质量。本章主要介绍冥想在慢性疼痛、睡眠障碍、代谢及心血管疾病、肿瘤患者管理中的应用。

第一节 冥想在慢性疼痛中的应用

一、慢性疼痛概况

在现代医学中,慢性疼痛指比缓解期内持续时间更长或更剧烈的疼痛,超过了平时的水平。在现代社会,由于社会发展和生活节奏越来越快,加上生活和工作中的压力,人们普遍被慢性疼痛所困扰。慢性疼痛涉及全球约 20％的人口。每年有 1/5 的成年人经受疼痛,1/10 的人被诊断为慢性疼痛。慢性疼痛造成的负担巨大,不但给个人及其家庭造成不利影响,也带来了医疗保健系统和社会的高昂成本[1]。

既往研究发现,疼痛发生过程包括四个步骤:第一步,感觉神经元对有害刺激(即创伤、炎症、感染)做出应答,将疼痛信号发送到大脑;第二步,疼痛的信号从受伤的最初部位开始,通过脊髓到达脑干;第三步,脑干激活大脑中枢,在此产生对疼痛的感觉、躯体反应和情感应答;第四步,脊髓有可能改变疼痛或阻断疼痛,从而表现出与实际受伤害程度不一致的疼痛感,这个过程称为调制。因此慢性疼痛的强度可能是神经机制调节的结果,这也意味着,如果我们找到合适的技术就可以改变或调节疼痛的体验。

二、冥想治疗慢性疼痛的古往今来

冥想是人们以沉思的方式对某个问题进行探索的途径,或者说冥想是一种精神训练,用来唤醒更高层次的灵性觉知。从古至今,不管是苏格拉底在古希腊不断反思留下的智慧传承中,还是佛陀在菩提树下夜睹明星开悟后讲述的无数教言中,"冥想"一直是人们在解脱苦难和追求智慧道路上的常用方法。在东方,我们常常称这个练习为禅修。尽管冥想的根本目的不在于减轻疼痛,但在这一训练中人们总会遇见疼痛,于是发展出一些处理疼痛的冥想方法,他们也因此发现了冥想对减轻慢性疼痛有着显著的效果。

由于慢性疼痛是全球性的健康问题,科学家和医疗健康提供者为减轻人们的痛苦尝试了各种药物和物理治疗手段,但同时也遭遇了止痛药物滥用的问题。20世纪以来,随着全球化进程的加快,佛教的各种修行被西方人所接触,无论是西方人来东方学习,还是东方的僧伽去西方教授冥想,冥想引起了社会精英阶层的注意。在世界各地的禅修营中,他们看到很多通过冥想而解决或减轻了疼痛的案例,当自己投入练习时也获得了类似的体验。其中最著名的科学家之一就是美国人乔·卡巴金,他本人是一名禅修爱好者,在经过长时间的禅修训练后,发展出应用广泛的正念减压疗法(mindfulness-based stress reduction,MBSR),这个8周课程首先就是针对慢性疼痛患者和高压人群所开设,并取得了初步的临床循证依据。从此古老的冥想在现代科学的解读下,以现代人能广泛接受的方式进入了主流社会,并受到欢迎。应该说一开始的时候大部分患者就只是为了减轻疼痛而做冥想练习,这样当然也是被允许的。但实际上人们会发现处理疼痛的过程本身也成了冥想训练的一部分。练习者甚至认为疼痛是一种有助于冥想的工具,因为在此过程中,有些人发现了疼痛的本质,从而获得某种智慧或灵性上的进步。

如果您或您身边朋友也有慢性疼痛的困扰,那在这一节中,您将了解到在现代科学、心理学和某些冥想传统层面冥想减轻疼痛的机制,冥想在哪些场景中是常用的,现代医学如何在循证医学基础上对冥想治疗疼痛做出了指导。您还可以了解常用的疼痛冥想指导语用于自我练习,最后是用冥想处理疼痛时的注意点。

三、冥想减轻疼痛的机制

慢性疼痛是一个复杂的多因素问题,纯粹的生物医学模型不足以了解慢性疼痛的复杂性及相关的困扰和社会功能退化。过去数十年的研究使人们对慢性疼痛的认识进入了更广泛的生物心理社会学理解[2]。这部分的内容将讲述冥想练习使疼痛减轻的机制,包括心理学原理、神经科学的最新发现和佛教对于疼痛的基本观点。

(一)心理学机制

正念冥想是目前主流医疗机构最为流行的冥想技术。心理学研究发现,在冥想过程中人们的基本感知觉能力发生了变化。例如,Grant 和 Rainville 的研究表明,在长期的正念训练下个体对热刺激的痛觉感受显著降低,正念冥想训练者能够承受的热痛刺激强度显著大于普通个体[3]。即使是 3 天的短期正念冥想训练,个体对疼痛刺激的感受力也会下降,在行为上表现为对疼痛物理刺激的疼痛等级评定降低[4]。这种对疼痛刺激感受性的降低可能与正念练习中强调对内外部刺激不评判和接纳的态度有关[5]。大部分的研究提示,冥想作为一种精神训练培养了以下几个方面的心理技能以应对疼痛:① 对疼痛、情绪和行动的自我调节,而不是借助外物。② 重新定向个体的注意力——在分心或注意力被某种念头吸引时,通过练习使之回到锚点。③ 对想法和念头保持觉知。④ 重新评估想法,再确定其含义。⑤ 改变对某事或某种情境的习惯性反应。

总之,在正念冥想时冥想者对疼痛的反应评估及与疼痛相关的认知发生了改变,因此冥想可以获得心理复原力,在此基础上获得管理疼痛、情绪和行为的能力,而不是通过回避痛苦的方法做到这一点。换言之,冥想可以增强个体对不适感的承受力,同时减轻与疼痛相关的其他困扰。

(二)神经科学机制

研究提示,在处理疼痛时,正念冥想作用于压力、疼痛和成瘾相关的大脑区域,练习中产生的对疼痛刺激的感受力降低的效果与大脑的某种调节机制有关,因为疼痛刺激信号是通过神经末梢传递信号到大脑而被感受到的。一些研究直接探讨了正念冥想对疼痛进行调节的脑机制。

以脑电图为效应量的研究表明,较高的冥想水平与较低的疼痛感受水平相关。有研究发现,与对照组相比,冥想组在右下顶叶皮质和中间的前扣带回皮质(anterior cingulate cortex,ACC)表现出较小的预期诱发电位,表明对有害刺激的预期较低。冥想组在此过程中因中间的前扣带回皮质活化水平降低,故进一步预测了较低的疼痛水平,而对照组则没有表现出这种情况。更重要的是,活化更强的 ACC/腹侧前额叶皮质(vmPFC)在对照组中与疼痛感呈正相关,而在冥想组中呈负相关(即活化加强疼痛感降低)。值得注意的是,这些冥想组的研究对象之前并未进行正式的冥想训练,暗示长期冥想者在持续训练中获得独特的能力,以特有的方式处理伤害性信息。

神经影像学方法如功能磁共振成像（functional magnetic resonance imaging，fMRI）的出现，大大促进了科学家对多种身心疗法处理疼痛的神经生理过程的理解。以 fMRI 为评价标准的研究得出了一系列令人鼓舞的证据。研究发现，冥想练习者对疼痛的处理方式在机制上似乎与阿片类药物、安慰剂预期或假手术不同[6]。最近的研究发现，在冥想新手中，较高的正念特质水平与较低的疼痛和后扣带回皮质失活有关，提示自我调节的神经机制参与其中[7]。经过简短的正念冥想训练（即＜10 小时），基于正念的疼痛缓解与低级伤害性神经靶标（主要位于丘脑和初级体感皮质）的较高阶调节（主要位于眶额叶皮质和喙前扣带回皮质）相关。相比之下，经过大量训练（＞1 000 小时）后，基于正念的疼痛缓解与前额叶的失活和体感皮质区域的更大活化有关，另外疼痛期间丘脑感觉门控电路失活也表明，聚焦于当下的觉知也可能调节疼痛信号，有助于抑制厌恶性预期认知，这表明冥想可以减少对所产生的感觉事件的评价。经验丰富的冥想者在遭受疼痛刺激时，杏仁核和突显网络（ACC 和前脑岛）显示出活化程度降低，因此疼痛感选择性减轻也表明情感反应性降低。研究者还发现冥想者的基线疼痛敏感性是通过在疼痛过程中背外侧前额叶皮质和中扣带回皮质区域之间的功能联结来降低预测的，这些结果被解释为反映了一种精神状态，冥想者专注于疼痛刺激的感觉（高度激活的疼痛区域），但同时抑制了评价和情绪反应（背外侧前额叶皮质、OFC、杏仁核、海马部位失活）[7]。总之，这些研究从脑影像学层面支持了冥想所带来的感觉处理反应、评估和与疼痛相关认知的心理变化，这些变化均可能有助于减轻与疼痛相关的困扰。

（三）佛教冥想的观点

在传统的佛教内观冥想记录中，人们可以找到这样的描述："当观察疼痛的时候，你的心越来越专注，专注在疼痛的感觉里面，你能够持续不断、很有耐心地观察疼痛，你越努力观察，观察的心就越深入疼痛的中心，渐渐地你就不会感觉痛，但是你知道有一个痛的感觉存在那里，这个痛的感觉与你无关、离你很远、与你的身体或你自己远远分离，有时候你会发现疼痛的生灭好像是大海中的波浪，一波生起来然后又消失，接着下一波的疼痛生起来然后又消失，又接着又有一波生起又再消失，如此你观察到一波接着一波疼痛的生灭，你观察到的疼痛是一层接着一层这样的生灭，如此你就领悟到痛的本质只是一种不愉快的感受、是一种苦受；你观察到疼痛的生灭，你了悟到痛是无常的。当你的定力深深地透入疼痛的感觉当中，你就能够忍受这种剧烈的疼痛，因为你不感觉到痛。痛只是某一种与你分离的事物，这时候你就是照着痛的样子在了解痛，即痛它只是一种不愉快的感受、是一种苦，痛的本身是生灭的、无常的，因此苦就是生灭无常的。偶尔当你的心穿透到痛的中心，这时候痛渐渐消退、远去，你发现痛好像是泡泡，有时这些泡泡会破裂掉、解体掉，所以你了悟到痛是无常，佛陀说当修行者的定力足够深，它能够了悟到色蕴好像是聚沫；色蕴就是一切的物质现象，好像是聚集在一堆的泡沫。"（恰宓禅师）

　　对于传统的佛教内观冥想，和疼痛相处本身是修行的一部分，借助强大的专注力和觉知力，冥想者领悟了疼痛的本质，它是一种"苦受"，是无常的、不恒定的，是一种生灭的现象，不具备实质的，在这个探索和体验的过程中，疼痛虽然还在，但由于领悟了它的本质并经由不断的练习，疼痛的困扰也就解决了，更重要的因此而进入了更深层次的灵性修行。

　　而在藏传佛教的冥想传统中，常常认为疼痛和气脉不通畅有关，也提示着冥想者有修行道路上的障碍没有消除，会使用观想的方法修通气脉，有时配合持咒，在这里不做进一步探讨。

　　在其他如基督教或一些更古老的冥想传统中，对于疼痛都有着自己的解释体系，有些还带有神秘主义色彩。不容否认的是，当我们对某一种传统有充分的了解时，就会知道这样那样的解读和处理方法都有其自身的逻辑性，对特定的人群是合理的，虽然这并不意味着适合大部分现代人自行练习。

　　重要的是，了解这些有助于帮助我们打开视角，探索疼痛对于我们的独特意义，这同样是冥想中可能会遭遇的难题和需要处理的问题，同时也有可能成为处理疼痛的一种方式。实际上，冥想之所以能处理疼痛问题，是由于对疼痛的认知发生了变化。所以，让我们对一切可能性保持开放和好奇,并选择合适自己的路径,这在将来的冥想旅程中非常重要。

四、现代医学中冥想处理慢性疼痛的临床应用

开设 MBSR 课程的目的是解决临床环境中的疼痛挑战。这种冥想课程法在现代医学中运用较多,在临床上,处理慢性疼痛已成为正念冥想的重要目标。

早期的非随机对照研究表明,MBSR 干预后可有效减轻慢性疼痛[8]。之后,证据等级更高的随机对照研究相继出现,进一步证实了 8 周 MBSR 可有效减轻老年人慢性下背痛,尽管在 6 个月后的随访评估中,这些与疼痛有关的益处并未持续[9]。另一项以正念冥想为基础的 8 周康复计划显著降低了患者对慢性阿片类药物的渴望,疼痛严重程度和疼痛带来的困扰也显著降低,后者在 3 个月的随访中得以维持[10]。最近的一篇 meta 分析对 38 项正念冥想研究的疼痛相关结局指标进行了定量评估,共有 1 534 名参与者。研究发现正念冥想的效果优于对照组[11]。另一项 meta 分析发现,在 30 项研究中,与对照相比,正念冥想可以减轻多种疼痛相关综合征(包括纤维肌痛、偏头痛和慢性骨盆痛)的疼痛症状,在改善抑郁症状和生活质量方面也有益处[12]。最近,一项针对腰背痛的大型 MBSR 随机对照研究($n = 342$)显示,与常规治疗相比,MBSR 在功能改善和纠正与疼痛相关的不适感方面均显著优于常规治疗,与认知行为治疗干预观察到的症状改善程度相当,其疗效在 2 年的随访评估中依然维持[13]。尽管现有研究证实了正念冥想在改善疼痛和抑郁症状方面的疗效,但后续仍需有设计严谨、大规模的随机对照研究对其疗效进一步验证。

基于以上证据,冥想也逐步被中国主流医疗机构接受。在运动康复方面,《"腰椎间盘突出症的康复治疗"中国专家共识》认为身心训练可促进患者肌力、柔韧性及平衡能力的改善,还包含大量的放松技术,符合多个腰痛康复目标。推荐了瑜伽、太极、呼吸技术和冥想,其有助于缓解腰痛和改善腰部功能,效果均优于自我护理和常规治疗[14]。

另外,《老年患者慢性肌肉骨骼疼痛管理中国专家共识(2019)》认为慢性疼痛的管理最重要的是个体化治疗,疼痛涉及患者生理、心理和社会

因素,多种因素相互影响,患者应进行疼痛自我教育和管理,适当改变生活方式,在指导下进行功能锻炼,通过有氧运动减重,接受教育和心理干预。正念冥想被列入心理干预的范畴,认为冥想可以将疼痛感与情绪困扰分离开[15]。

正念冥想还被用于癌症患者的中至重度疼痛,这些患者常常服用止痛药。尽管止痛药是有效的,但不良反应也很常见,还面临着药物成瘾的问题。在这部分患者中,正念冥想被作为一种有效的非药物疗法,meta分析的初步证据表明,正念冥想可以减轻疼痛、缓解焦虑和抑郁情绪,并可以改善生活质量。但是,在将正念冥想推荐为癌症疼痛的主流治疗方法之前,需要在各种癌症人群中开展更多的干预研究,以扩大对潜在益处的认识[16]。

201

五、应对慢性疼痛的冥想练习

(一)冥想的态度

开始正式的冥想前,需要先了解练习的态度,并将这些态度始终贯穿在练习中。这些态度包括:

- 将当下的每一刻都作为最新鲜的每一刻来体验,而不期待它会成为什么。
- 培养非评判的态度,通过冥想练习慢下来,当发现分心时,不去评判好或不好。
- 通过培养接纳的态度,让当下的情况以如其所是的方式呈现。
- "不争"的态度,体验生命每一个瞬间,试着不去让什么刻意发生。
- 放下。允许一切就是它本来的样子,不执着于什么,认识到正念的"放下"是通往自由的大门。
- 练习感恩。保持乐观,生活中不会每天都发生让人惊叹的事,那不是理所当然的。

(二)初步的准备

接下来,可以为冥想做一些初步的准备。首先给自己留出时间和空间,舒适地坐在椅子上或地板上,挺直脊背。闭上眼睛,或将视线轻轻地落在一个对象上，但不要聚焦。慢慢地、深沉地、温柔地呼吸。将注意力集中在呼吸上，如果您的注意力跑开，请轻轻地将其邀请回来。安静并平和地呼吸，让呼吸进入您的内心。对自己慈悲，放下此刻您可能拥有的判断或负面想法。从一点一滴开始练习，无须期待或评判应该要练习多久才是对的或好的。

（三）正式的冥想练习

下面是一段用于处理疼痛的冥想引导词（根据旧金山灵磐禅修中心冥想引导词改编），您可以自己录制后使用。

找到一个舒服的坐姿，闭上眼睛，全身心地呼吸几次，将注意力收拢起来。花一些时间让注意力扫描整个身体，就只是注意是否有哪里特别不舒服。如果注意到哪个地方有让你不舒服的感觉，就试着将注意力带着到那里……继续呼吸……留意一下，当下，在这些感觉中，有什么在发生呢？

留意是否试图将疼痛推开的欲望，或是想对疼痛做些什么……留意身体上的紧张，留意你此刻的情绪。问问自己，那个不舒服的感觉可以忍受吗？就只是问一问。如果可以忍受，就让你的注意力保持在原地，留在那里。或许你可以这样对自己说："是的，可以……"，以这样的方式表达允许，允许令人不快的感觉存在，怀着温柔的善意和一点好奇。

你看到什么？感觉是否有什么在变化，它在移动吗，是更不舒服了，还是减轻了？您可以选择加强这个练习，进一步将注意力聚焦到不舒服的感觉最强烈的地方，由内而外地去感受那里的感觉……看看是否可以为那种感觉命名，就只是用一些描述的词语，然后去感受。"是那个吗？"，烧灼、疼痛、扭曲、撕裂、刺伤、搏动……继续去留意这些感觉如何变化。

如果感觉到某个部位的疼痛强烈到无法忍受，请花点时间，找到另外一处区域，将注意力放在那里，把它作为一个中立性的或令人愉悦的资源。对于一些人来说，可能是手、嘴唇、眼睛或脚。如果呼吸有帮助，一边呼吸，一边在那里休息，会更容易一些。这样，我们就为练习找到了一些弹性，重新获得平衡和新的视角。你可能会来回探索，先感受资源部位，然后轻缓地进入到不舒服的部位,接着返回。

再次感受困难部位,也就是不舒服的区域。感受到之前的后退使不舒服的区域周围打开了一些空间。您可能还会在不适区域周围探索更多空间,看看是否可以让感觉在更大的空间中漂浮,伴随着柔和的注意力,看到他们自然而然的变化。也许你能感觉到不适区域周围的空间及不适区域内部的空间,就像原子中的空间——去感受有一些感觉从核心产生,又溶入。

想象身体如同开放的空间一样,在那样足够广阔的空间中,不适的感觉升起,淡出……或是增强,溶解,它可能会移动,变化。不必屏息,不必紧绷。让这个空间充满觉醒和觉知。栖息于觉知的海洋中,保持接纳和开放,让不舒服的感觉漂浮,延展,移动……

（四）当冥想遇到困难

203

在冥想时,疼痛难免会让您感到困难,这是很正常的现象。就算没有慢性疼痛的困扰,随着冥想时间的延长会遇到疼痛,这几乎发生在所有冥想者。试试以下的技术,可以帮到您:

在轻柔的关注下,有意地让注意力和不愉快的感觉相遇。注意它如何流经身体,如何变化。让不愉快的情绪在觉知中浮现,呈现于柔和的怀抱中。为了建立这种开放性,您可以将声音或其他没有疼痛的部位,或这两者都纳入您的关注中。在体验中呼吸,给予宽广而亲切的关注。不仅觉察身体的感觉,也要觉察您与他们的关系。有抵抗存在吗? 还是恐惧?如果是这样的话,就让这些能量包含在充满宽恕和正念的关注中。

如果身体上的不舒服非常强烈,让您感到疲惫不堪,请将注意力暂时转移到其他事物上。改变姿势是可以的,您也可以用慈心短句或听声音的方法,这样做可以发现一些空间和弹性。无须采取"强硬"手段,那只会让您的自我更加坚固,使感觉分离。

同样,也不必"放弃"。取而代之的是,去发现如何找到平衡感和空间感。并且当觉得可以的时候,再次允许当下就接收即刻的感觉。当感觉更加有弹性并且有足够的精力来应对疼痛时,可以先让呼吸触碰疼痛的边缘,然后像按摩师一样用温柔的手慢慢地推进。

六、关于冥想的不良反应

冥想练习者在正式的练习中,通常会报告放松和满意,但有时会报告各种不愉快的反应,如躁动、焦虑、不适或困惑,这些情况并不少见。这些负面反应一般被视为冥想干预中心理治疗变化过程的重要特征,它们通常是暂时的。也就是说,持续不断地关注自己的不适体验被认为可以帮助参与者探索和理解这些反应,目的是使培养冥想者提高对这些不适感的反应方式的洞察力,从而对这些反应产生更有力的接纳和理解,乃至转化。

除了这些温和的风险外,具有创伤经验的参与者可能会在正念练习中经历这些创伤记忆的重现,从而可能引发严重的抑郁发作。观察性研究表明,小概率的严重不良事件可能会发生在经历了持续 2 周至 3 个月更密集的正念冥想静修营的个人中,包括幻觉、社交障碍及因精神疾病发作而住院[17]。

总之,在现代社会,由于社会发展和生活节奏越来越快,加上生活和工作中的压力,每年有 20% 的个体被慢性疼痛困扰。纯粹的生物医学模型不足以了解慢性疼痛的复杂性及相关的困扰和社会功能退化,人们对慢性疼痛的认识进入了更广泛的生物心理社会学理解模式。用冥想的方式应对慢性疼痛在现代社会逐渐流行。心理学研究认为,冥想者对疼痛的反应评估及与疼痛相关的认知发生了改变,因此获得心理复原力及在此基础上管理疼痛、情绪和行为的能力,神经科学和脑影像学研究也支持到这一观点。正念冥想被大量临床研究证明在多种疼痛相关综合征(包括纤维肌痛、偏头痛和慢性骨盆痛)中与疼痛减轻相关,在改善抑郁症状和生活质量方面也有益处。冥想练习时,除了放松和愉悦的感受外,也会出现躁动、焦虑、不适或困惑等反应,甚至引发创伤记忆的重现。

慢性疼痛需要综合治疗,在开始冥想练习前,请先在医院进行专业评估,并和医生讨论是否允许冥想作为整个治疗方案的一部分。如果医生同意,可以参与取得认证的冥想老师的课程,也可以加入相关的心理团体,以获得在治疗期间的支持。目前国内在上海市医学会行为医学分会和中国心理学会临床与咨询心理学专业委员会均成立了正念相关学术团体,不定期提供公益或收费课程。您也可以参考关于用冥想进行慢性疼痛自我管理的书籍和音频,请在医生指导下使用。

(黄延焱　顾洁)

推荐阅读

1. [英]丹尼尔·潘曼(Denny Penman).正念疗愈,告别疼痛.韩沁林,译.远见天下文化出版,2014 年.
2. [美]玛格丽特·考迪尔(Margaret. A. Caudill).与痛共舞:慢性疼痛的身心疗法.4 版.丁丹,译.人民邮电出版社,2017.
3. [美]乔恩·卡巴金(Jon. Kabat-Zinn).多舛的生命:正念疗愈帮你抚平压力、疼痛和创伤.童慧琦,高旭滨,译.机械工业出版社,2018.

第二节　冥想在睡眠障碍中的应用

一、睡眠问题的现状和应对策略

(一)睡眠过少和失眠问题

随着社会发展及全球化,高效和快节奏的生活已经成为常态。延长工作时间和提高工作强度及大量的社交成了不可避免的选项,睡得少成为一种常态。另外,由于日间高强度的兴奋刺激或承担着难以摆脱的压力,失眠成为普遍的现象。研究表明,在美国,间歇性失眠症状的成年人超过 50%,5%～10%的成年人存在慢性或严重失眠,且女性和老年人更常见[18]。2014 年,为了解人们如何安排自己的休息时间,美国疾控中心开展了一项关于睡眠时长的流行病学调查,结果显示 444 306 名美国受访者中超过 1/3 的人 24 小时内睡眠时间通常<7 小时[19]。现在,智能手表和健身追踪器使睡眠时长的研究更为简便易行。2018 年,可穿戴设备公司 Fitbit 已发布了 60 亿晚美国用户睡眠的数据,发现美国女性每晚平均睡 6 小时 50 分钟,而男性只睡 6 小时 26 分钟,两组都没有达到疾控中心建议的晚上 7 小时的睡眠。如果没有干预措施,大多数患者的失眠状况会在较长的时间内反复出现周期性波动,在缓解和复发中呈现慢性病

程,失眠以及频繁使用助眠药物的行为不但影响到患者的正常工作和生活,睡眠时间不足还意味着肥胖、糖尿病、高血压、冠心病、中风、精神问题和全因死亡的风险增高。与此同时,发生机动车辆和其他交通事故、工业事故、医疗事故的风险也随之增加。

（二）已有的睡眠健康策略

为了维护睡眠健康,医学家们提供了多种策略,制订有益于睡眠的行为习惯和环境调整方案。如设定每天晚上在同一时间上床睡觉,每天早晨在同一时间起床;确保卧室的环境安静,亮度和温度适宜;关闭或移走电视机、计算机和移动设备;转移或分散电子设备的注意力;减少轮班工作和长时间工作;设计更好的工作时间表等。例如,美国国家航空航天局（National Aeronautics and Space Administration, NASA）、谷歌（Google）和三星（SAMSUNG）的员工可以在专门设计的睡眠舱中小睡。2017 年法国颁布了一项法律,允许大公司的员工晚上忽略工作电子邮件。这些方法解决了影响睡眠的外部因素问题,并调整了行为习惯。

实际上睡眠质量还和很多精神心理因素相关,大量流行病学和实验研究均表明,失眠与焦虑、抑郁、物质滥用等多种精神疾病的发病和进展密切相关。因此,使用心理干预帮助人们提高睡眠质量甚至治疗失眠被认为是有效的,认知行为疗法已经成为失眠的一线治疗方法,2016 年进入《美国医师学院（American College of Physicians, ACP）临床实践指南:成人慢性失眠障碍的管理》[20],2017 年澳大利亚睡眠协会（Australasian Sleep Association, ASA）立场声明:心理或行为治疗被推荐用于成人失眠症[101]。冥想虽然没有被明确写进治疗指南,但有些失眠治疗方案已将正念冥想与睡眠限制和刺激控制策略相结合,取代了传统认知疗法,被人们广泛接受和采用。这一节中,我们将探讨冥想帮助睡眠的话题,包括机制、研究成果、基本技术和一些重要的注意点。

二、冥想改善睡眠的机制

（一）现代睡眠医学视角

现代睡眠医学认为,失眠的机制在于夜间和白天过度兴奋而导致失调,这既是失眠的结果又是失眠的原因,并在认知、情绪及生理 3 个方面表现出来。在认知方面,失眠者常有竞争性的想法,并选择性地注意某些刺激性事件,在情绪方面,经常表达出过度的忧虑,在生理上则表现为过度兴奋,如全身代谢率增加、皮质醇水平升高、清醒和睡眠状态下全脑葡萄糖消耗增加及睡眠期间血压升高和高频率的脑电波活跃[21]。

Ong 等[22]在 2012 年提出了失眠的心理模型,建立了失眠的背景下的认知(原发性唤醒)和元认知(继发性唤醒)二级模型,认为原发性唤醒与对无法入睡的信念及睡眠不足的后果直接相关,而继发性唤醒取决于对原发性唤醒的情绪和想法。该模型建议,从人们对失眠症状时出现的心理和身体状态的认知入手,通过正念冥想结合认知行为治疗学习如何改变心理过程,可以促进人们对这些症状和反应的适应性。正念冥想在调整元认知的过程中的特点包括赞同平衡、灵活认知、宁静自在和价值承诺,被认为可以减少与睡眠有关的继发唤醒,从而减轻失眠。

在睡眠生理学领域,睡眠时的脑电图是研究睡眠质量最常用的客观标准。冥想对睡眠的影响最早是由 Mason 等[23]报道的。研究表明高级冥想者慢波睡眠(slow wave sleep,SWS)时间更长,具有较高的 θ - α 波和 δ 波背景活动,同时肌电图(electromyogram,EMG)活跃度降低,还发现快速动眼(rapid eye movement,REM)睡眠得到增强。睡眠期间观察到的独特的 θ - α 电生理模式被认为和睡眠中较高觉知状态的稳定状态相关。进一步的研究发现了内观冥想练习者的睡眠结构有其特异性[24]。与非冥想对照组相比,高水平内观冥想者的睡眠结构中 SWS 和 REM 睡眠状态增强。相应地非冥想对照组随着年龄的增长 SWS 显著降低,但年龄较大的冥想者仍然保持着年轻非冥想者的睡眠模式。来自所有年龄段的内观禅修者都显示出更多的睡眠周期,提示睡眠质量良好。因此内观冥想似乎可以保持 SWS 时长,表明冥想可以防止与年龄相关的慢波产生。最近一项研究表明正念冥想干预后,非快速动眼(non-rapid eye movement,NREM)睡眠 β 波(16～25 Hz)增加,并维持至少 6 个月。相关分析表明 NREM 期 β 波与五因素正念(five factor mindfulness

207

questionnaire，FFMQ)得分呈正相关，与失眠严重度指数呈负相关，证实了正念冥想通过睡眠时脑电波 NREM 期 β 波的变化改善睡眠质量，同时这一变化仅在正念冥想的干预过程中被发现[25]。

神经科学研究发现，内观冥想有助于在睡眠的不同阶段保持自主神经活动的灵活性。衰老改变了自主神经的灵活性，导致交感神经活动整体增加及副交感神经活动减少，从而引起自主神经唤醒和睡眠质量下降。冥想练习会激活前扣带回皮质，从而调节睡眠期间的副交感神经活动，副交感优势实现交感迷走平衡，提示了冥想通过调节自主神经功能达到改善睡眠的作用[26]。

冥想也已经被证实可以调节下丘脑-垂体-肾上腺（hypothalamic-pituitary-adrenal，HPA)轴，从而调节皮质醇和儿茶酚胺水平及垂体前叶激素如生长激素、促甲状腺素、催乳素和褪黑素水平。褪黑素在睡眠生理调节中都起着至关重要的作用，被广泛用于治疗因时差、轮班和失眠引起的睡眠节律失调。衰老会减弱褪黑激素的分泌，从而影响老年人的睡眠质量。研究发现，内观禅修者的昼夜褪黑激素水平显著高于非冥想对照组，提示冥想可以提高褪黑激素水平而改善睡眠质量[27]。

炎症因子通路似乎也在改善睡眠治疗中起到积极作用，一项针对中度睡眠紊乱[匹兹堡睡眠质量指数（PSQI)＞5 分]的老年人以正念冥想为基础的睡眠干预研究发现，相对于常规的睡眠卫生教育组，正念冥想组在失眠症状、抑郁症状、疲劳现象方面的改善差异有统计学意义，NF-κB 浓度显著下降。因此认为正念冥想可以在短期内纠正老年人的睡眠问题，并且这种效应似乎延续到减少与生活质量有关的睡眠相关日间损害，可能通过 NF-κB 炎症信号通路起效[28]。

（二）中国传统医学的视角

早在几千年前，中国人就意识到睡眠是生命的重要组成部分。遵循中国文化体系"天人合一"的逻辑，《黄帝内经》从"天人合一"的角度诠释了睡眠的机制，认为人与自然界是一个有机统一的整体，阴阳在自然界表现为昼夜晨昏的节律变化，在人体就表现为阳气消长出入的日夜节律运动。《灵枢·口问》云："阳气尽，阴气盛，则目瞑；阴气尽而阳气盛，则寤矣."《灵枢·顺气一日分为四时》又云:"春生,夏长,秋收,冬藏,是气之常也,人亦应之,以一日分为四时,朝则为春,日中为夏,日入为秋,夜半为冬."因此犹如"春生夏长,秋收冬藏","日出而作,日落而息"是自然而然的事情.《黄帝内经》还认为,睡眠由神主宰.如《灵枢·本神》云:"随神往来者谓之魂",神安则魂藏能寐;神不安则魂不安藏,则会出现不寐、多梦、梦游、梦语等多种睡眠障碍,故张介宾《景岳全书·杂证谟》云:"盖寐本乎阴,神其主也.神安则寐,神不安则不寐".也就是说,正常情况下,当夜幕降临,劳作了一天的人们积累了充分的睡眠动力,停下匆忙的脚步,安然休憩,身体和大脑进入休息状态,便自然进入睡眠,当次日天明,睡眠动力消耗殆尽,也就自然清醒,神清气爽.

现代社会中昼伏夜出,心神不宁,焦虑烦躁的现象比比皆是,违背了"天人合一"的原则.一方面传统医学对于睡眠卫生有详细的方案,包括因气候时节变化而调整的睡眠时间、方位、衣物、寝具和环境等.另一方面,自古传统医学体系中就把静坐冥想作为安心养神的最常用方法.《素问·宝命全形论》说:"一曰治神,二曰知养身……"将"治神"列于诸法之先,其实就是重视精神治疗.中医情志疗法中的宁神静志疗法即通过静坐、静卧或静立等,达到"内无思想之患,外不劳形于事",抛弃一切恩怨慕恋,以一念代万念.这些疗法对临床治疗情志因素所致的失眠具有重要指导意义.

总之,睡眠是人的生命不可缺少的组成部分,冥想是促进睡眠的一种方法,对于现代人来说,冥想助眠有其科学依据,而将冥想融入睡眠也是自古以来的养生妙法.

三、冥想在睡眠健康中的应用

(一) 失眠

在现代社会,冥想在睡眠健康方面,应用最多的是失眠的治疗.Ong等[29]设计了一套专门针对失眠患者的正念失眠疗法(mindfulness-based therapy for insomnia,MBT-I).MBT-I以小组形式提供(6~8名参与者),每周进行1次团体课程,共8次,每次课程大约持续120分钟,并

209

包含 1 次全天静修。每个会话都有特定的主题和练习,如表 6-1 所示。这些课程包括 3 个主要部分:首先,大多数课程都是以正式的正念冥想形式开展的,着重体验,每次课程均包含 1 次静坐冥想和 1 个动作冥想。接着,团体带领者主持讨论,询问参与者冥想过程中的发现及失眠情况。还有一部分是教学,包括有关睡眠生理学的知识及刺激控制和睡眠限制的指导。课程提供了带有冥想引导的 CD 和书籍帮助患者进行个人练习。初步研究已经取得了可喜的成果,为期 6 周的 MBT-I 后,评估显示一半参与者的总唤醒时间减少了 50% 以上,以及睡前唤醒、睡眠努力和与睡眠相关认知功能障碍的显著减少。同样,在 MBT-I 计划期间,参与冥想课程的次数与高唤醒的变化之间存在显著负相关,表明冥想练习越多觉醒越少。随访数据显示 61% 的参与者在治疗后 12 个月内失眠没有复发,表明这种治疗具有长期益处[30]。

表 6-1 正念失眠疗法的课程纲要

	主　题	重　点　练　习
1	课程介绍和概述	课程概述和参与者的期望;介绍正念的概念及失眠模型;带领首次正式的正念冥想练习
2	退出自动导航模式	从正式的冥想和探询开始;讨论冥想与失眠的关系;提供睡眠卫生指导
3	留意睡意和觉醒	从正式的冥想和探询开始;讨论嗜睡、疲劳和清醒;提供睡眠限制的指导
4	与夜间的瞌睡同在	从正式的冥想和探询开始;讨论有关睡眠限制的问题并进行方案调整;提供刺激控制的指导
5	失眠地图	从正式的冥想和探询开始;介绍失眠地图(白天和晚上的症状)并讨论此模型
6	接纳和放下	从正式的冥想和探询开始;解释接受和放下的相关性,与失眠地图中的想法和感觉一起工作
7	与敌共眠:重建与睡眠的关系	从正式的冥想和探询开始;讨论参与者冥想与睡眠的关系(对好的夜晚和糟糕的夜晚的反应模式);讨论日常生活中的非正式冥想
8	饮食,呼吸和睡眠正念:多舛的生命	从正式的冥想和探询开始;设置一个应对未来失眠事件的行动计划;讨论在这个课程之外继续正念冥想的方式

2017 年《澳大利亚睡眠协会关于在成年人失眠症治疗中使用心理/行为疗法的立场声明》中指出,正念冥想是一种非常实用的干预措施,可帮助个人学会识别和处理不舒服的想法和感觉,包括与睡眠问题相关的想法和感觉。有证据表明正念冥想作为一种独立的治疗方法并结合行为技术(MBT‑I)是有效的(Ⅱ级证据),当然认知行为治疗(CBT‑I)仍是治疗的金标准[20]。

(二)伴随慢性疾病和高压力人群的睡眠问题

冥想还被广泛应用于一些慢性疾病导致的睡眠问题,如癌症、抑郁症、慢性疼痛、糖尿病和冠心病患者等。尽管这些干预措施的主要目标不是改善睡眠,但大部分研究发现正念冥想在减轻患者的焦虑、疼痛、抑郁症状的同时,也改善了睡眠问题[31]。

在高压力人群方面,van der Zwan 等[32-33]在 126 名遭受压力的参与者的样本中比较了体育活动,正念冥想和心率变异性生物反馈技术的效果。在干预前,干预完成时和干预完成后第 6 周进行评估,结果显示显著减轻压力、焦虑和抑郁症状及改善心理健康和睡眠质量,正念冥想与体育运动和生物反馈技术对上述目标的效果相当。

211

四、常用的助眠冥想引导

在使用冥想帮助睡眠的同时,我们建议您遵循睡眠卫生指导,包括调整作息时间、创造有助于睡眠的环境、准备合适的寝具、减少电子设备使用及避免饮食运动对睡眠的影响,并且不要轻易改变助眠药物剂量。还需要告诉您的是冥想不一定只能在睡前进行,在日常生活中养成规律的冥想习惯,也可能对睡眠产生有益的影响。以下提供几个常用的助眠冥想引导语,可以自己录制音频使用。

(一)与身体深度联结

在忙碌的白天,我们的头脑不停地运转,注意力全部集中在脑部,这种模式让我们能快速高效的处理日常事务,但也可能使得头脑像一部高速运转的机器一样停不下来,各种想法会自动从头脑的各个角落冒出来,似乎脑袋里有一个不知疲倦的导演,将这些信息编织成一个又一个的故事,不是流连于过去,就是跳跃到还未到来的将来。不论喊多少次"停",似乎都没有什么用,结果让我们难以入睡。现在我邀请你一起做这个冥想,让我们把注意力带离头脑和身体深处联结,那里没有需要快速解决的问题,是我们真正的休憩之所。

现在请平躺在床上,将双手放在体侧,你的整个背部、手臂、臀部、双腿和床垫接触,感受整个身体躺在这里,将自己完全交托给你的床,你不需要用任何力气,一点点都不需要保持,整个身体沉沉的,仿佛要沉入你的床。就是这样。现在,轻轻地闭上眼睛。

先自然地呼吸几次,找到你的呼吸。如果这样不容易,你也可以呼吸得深一点,这样的话,呼吸会更明显的让你找到它。将注意力放在呼吸上,吸气,呼气……慢慢地,你变得不需要深呼吸也可以找到你的呼吸,现在自然的呼吸就好,你会发现呼吸总会自己发生,根本不需要你的努力,就会自然地出来,他有自己的节奏,对,就是这样,我们就是单纯的看着他就可以了,用一个你能想到的最温柔的,放松的注意力去看,就像看着你最喜欢的人或宠物那样。

现在,将左手放在头顶上,掌心向下,右手放在左手的手背上,掌心向下。把这个温柔的、放松的注意力也带到那里,感受呼吸给头顶带来的变化,在吸气的时候可以说:回来,呼气的时候说:放下。吸气:回来,呼气:放下。

接下来,将左手留在头顶,右手慢慢地移至前额,把你除拇指外的 4 个指尖放在眉间上方的前额,同时将你温柔、放松的注意力也带到那里,感受额头因手指的接触带来的温度,是暖暖的,还是凉凉的,你额头的皮肤是放松的,还是紧张的。白天的劳累和繁忙,常常让我们紧皱着眉头而不自知。现在,再没有什么需要做的,你不需要做任何事情,就是这样就很好。你的眉头随着呼吸一点一点松开,就是这样。

接下来,左手保持不变,右手继续下移,轻轻地把右手放到喉咙上,同时把你温柔放松的注意力也带到那里。我们的声音从这里发出,声音就像我们的影子,游走在这个世界上,或许你在白天说了过多的话语,又或许还有一些话没办法说出口,他会喜悦,也会悲伤,会压抑,也会冲动。不管怎样,现在,声音的旅程暂时停下来休息了。去觉察手指的触感以及呼吸的律动,让我们注意到这个部位,或者你还可以觉察到唾液下咽时的声音和喉咙的上下滑动,又或者留意到想要说些什么的那个冲动,你正在和头部以下的身体重新联结,温暖而宁静。当然你的注意力有可能一次次被头脑的想法所吸引,没有关系,在你意识到的那一刻就是最好的一刻,这意味着你有再一次的机会重新邀请注意力回到身体。就是这样,单纯地去感受就好。继续自然的呼吸,让呼吸自己发生。

接下来,请把右手轻轻放在胸口正中的部位上,同时将你的注意力也带到那里,在传统的冥想练习中,将注意力放在这里意味着心灵的联结,会带来稳定和安宁的梦境。自然地呼吸,吸气带来这个部位的扩张,似乎心也在打开,呼气的时候收缩,好像找到稳定的锚点。去感受心脏在手掌下搏动的韵律,充满力量,身体被滋养着。在心灵里,真的没有什么需要去做,没有什么要努力的,就让自己在这里停留,你的安全的,美好的。继续呼吸,感受呼吸,让呼吸和你的心在一起。

现在将右手慢慢地移到两边肋骨相交处的下方,即膈肌所在部位,这里联结着胸腔和腹部,也是胃的所在。在日常繁忙的工作中,我们常常飞快地吞咽食物或有意无意地摄入身体并不需要的食品。将你的注意力轻柔地放在这里,是时候关照这里了,你或许能感受到胃部现在暖暖的,就像贴了暖宝宝那样轻松,也可能你感觉到胃部的蠕动,甚至听到蠕动的声音,也有可能有一些特殊的感觉出现。不管你发现了什么,都好,那正是我们在用注意力安顿身心,这就是在让自己休息下来。自然的呼吸就好,全然享受他。

接下来,将右手移至腹部,放在肚脐的下方,再将左手下移,与你的右手会合,两手掌心向下放在肚脐和骨盆之间形成 V 字形,又像一颗爱心,将你的注意力轻柔地落在这里。放松整个身体,据说,生命最原初的爱来自这里,是一种深厚的充满爱意的土壤,也是生命的源泉,回到这里就是回到了真正的家园。带着温柔友善的爱意,自然的呼吸,吸气的时候将呼吸带到这里,腹部隆起,呼气的时候落下,用最放松的注意力关照这里,你的手就像一片羽毛,吸气的时候被微风吹起,呼气的时候飘下。如果做不

213

到也没有关系,每个人的每一次呼吸都不一样,对当下发生一切的敞开的那个瞬间才是练习的重点。

做完这些,你可以慢慢地找一个舒适的,合适睡觉的姿势,放松身体,自然的呼吸,将注意力轻柔地放在腹部,睡眠也会自然降临。

(二) 睡前祝福

在这个练习中我们为自己、爱人、朋友及更广泛的群体,乃至世界上一切存在送上幸福、爱、安全与和平的祝福。我们在准备睡觉时躺在床上进行,据说就能使得夜梦安详。

平躺在被窝里,手掌向下,放在你的腹部或心的位置上,注意你的呼吸,在心里强调你今晚的睡梦将为世界上每个角落的每个人线上安全和福祉。

想想你喜欢自己的哪些地方,感觉你的心中充满欣赏。送给自己3～5个简单的衷心的祝福,如祝我自己快乐,祝我自己被爱着,祝我自己生活在安全和平中,重复几遍这些祝福,让这些句子与你的呼吸相协调。

现在想想你无条件爱着的人,如你的家人或小孩,也为他们送上同样的祝福。

重复这个将内心填满爱的过程,把你的祝福送给你关心的朋友,你认识的人,对他没有特别感情的人,与你关系紧张的人或你不喜欢的人,直至所有人,和世界上的一切存在。

(三) 唤醒自己

清晨,你在晨光中醒来,开启全新的一天,在这个冥想中,运用呼吸的力量,让你的心和身体为新的旅程做些准备。

你可以平躺着,四肢放松放平,也可以坐着,让自己坐的端庄而放松,感觉你的脊柱拉长。先自然地呼吸几次,找到呼吸最明显的身体部分,将注意力随着呼吸带到那里,温柔而清晰,吸气时感受空气填满你的身体,从胸腔到横膈,腹部和身体的前后及两侧。感受呼吸给身体带来的变化。

下次吸气时,想象一束阳光照到头顶,将注意力温柔地放到那里,接着,随着呼吸,将注意力慢慢向下移动,随着你的注意力,这束阳光也慢慢向下移动,你的注意到哪里,光就照到哪里,头顶、前额、脸颊、五官、后脑勺、脖子、肩膀、胸部、双臂、双手、腹部、背部、臀部、骨盆、双腿，直到脚趾尖扫描你的身体。吸气时，感受身体的各个部位，哪个部分感到轻松舒服，哪个部分感到不舒服，或嘎吱作响，将阳光和空气带到那里，呼气时试着舒缓放松下来。感受每一次呼吸给身体的变化，就只是单纯的感受，就是好的，和你的当下的身体联结，带着友善，就是好的。现在你的整个身体都沐浴在阳光中。

接下来，在自然的呼吸中，觉察一下当下这一刻，你在想什么呢？或许你会看到自己的念头跑来跑去，你的注意力也被牵引着跑来跑去，它可能是昨夜没有完成的工作，也可能是今日将面对的挑战，这一切自动地在脑海里出现，或者还伴随着各种图像和情绪纷至沓来。他们来来往往，出现，消失，又出现，变化万千……看看现在你的呼吸在哪里，你还能看到它吗，将注意力邀请回呼吸上，不管有多少念头和想法、情绪或图像，你就是单纯地允许他们出现，看看它们，你保持清晰的觉知，也不会入戏太深，一个瞬间接着一个瞬间，念头就只是念头而已，情绪也只是情绪而已。在每一次吸气时将任何对自己的评价和自我批评释放，每一次释放，想象你的身体变得更明亮。

现在我们将要结束这个冥想，问问自己你内心最深处的渴望是什么？如果有答案出现，那很好。如果没有也不错，提着这个问题，让内心带着光明开始接下来的一整天。最后愿自己的这一天充满友善、快乐和勇气。

五、冥想在睡眠问题干预中的定位

从目前的临床应用来看，成人失眠的一线治疗是认知行为疗法（CBT-I），其包含了正念冥想技术，治疗效果是有循证依据的，已经被收录进失眠治疗指南，同时专门为失眠人群设计的 MBT-I 也有不少的临床研究证实其有效性，因此包含了正念冥想的 CBI-I 和 MB-I 在失眠患者中已经成为公认的主流疗法。如果您同时服用助眠药物，有减少剂量或逐步停药的打算，那么在此过程中也可配合 CBT-I 和 MBT-I，因为正念冥想通常也用于物质依赖和药物成瘾的治疗中，以帮助减少成瘾和撤减药物。另一方面，对于失眠的治疗来说，本身是一套综合治疗，因此睡眠卫生和运动饮食也同样重要,请和您的睡眠专科医生讨论,如何将冥想安排在您的个体化治疗方案中,使其达到最好的效果。

对于一些慢性躯体疾病伴随的睡眠问题,应首先考虑治疗原发病,冥想可以作为辅助治疗的一部分,但不可替代原发病治疗方案中药物、手术或其他干预手段。已有大量证据表明冥想有稳定情绪、降低焦虑和抑郁的作用,从而直接或间接达到改善睡眠质量的作用。

另外,如果长时间处于慢性压力而感到睡眠欠佳,可以建立日常冥想的习惯,帮助更好地应对压力和改善睡眠。短期或突发的应激事件也会影响到睡眠,冥想也可用于这部分场景下的睡眠问题,不过冥想不是万能药,如果依然感到困难,请咨询专业人士。

值得注意的是,睡眠质量的评价既依靠主观感受也有客观评价的依据,例如在医院或诊所的睡眠试验室运用多导睡眠仪评价,或者使用可穿戴设备采集心率、呼吸等指标再运用算法给出睡眠质量数据。需要理解的是,睡眠质量的客观指标和主观感受并非总是一致,可能感觉睡得很好,但客观数据并不理想,也有可能客观数据看起来很正常,但自己感觉睡得很糟糕,这是很常见的现象。一般来说,如果没有严重的器质性疾病,睡眠问题的干预(包括冥想)是否有效以主观感受为主要参考,也就是说,自己觉得睡得好就好了。

六、不良反应

应当指出的是冥想的体验是复杂而极其个体化的,由个人经验、人际关系和社会学因素共同决定。有报道指出冥想过程中可能出现的不良反应包括睡眠方式改变、短暂失眠、白日梦或噩梦。在认知方面出现感知和概念之间的瓦解或脱节,或者注意力和记忆力的改变。在感知觉方面,出现与视觉有关的时间和空间扭曲、非理性或超自然体验。在情感方面,出现恐惧、焦虑、恐慌和偏执或类似于躁狂或精神病症状、创伤性记忆的重新体验等。因此,在冥想过程中需要积极与专业医生和禅修老师沟通。

冥想和睡眠有着千丝万缕的联系,冥想是促进睡眠的一种方法。对于现代人来说,冥想是失眠的心理行为疗法的重要组成部分,可帮助个人学会识别和处理与失眠相关的不舒服的想法和感觉。科学研究表明正念冥想作为一种独立的治疗方法并结合行为技术是有效的(Ⅱ级证据),同时冥想也可以用于一些慢性疾病治疗中改善睡眠的辅助治疗。在使用冥想帮助睡眠的同时,仍应遵循睡眠卫生指导,包括调整作息时间、创造有助于睡眠的环境、准备合适的寝具、减少电子设备使用及避免饮食运动对睡眠的影响,并不要轻易改变助眠药物剂量。冥想不一定只能在睡前进行,在日常生活中养成规律的冥想习惯,也可能对睡眠产生有益的影响。最后,由于冥想的体验是复杂且极其个体化的,在开始冥想练习及练习过程中,始终需要专业医生和(或)禅修老师的指导。

(黄延焱　顾洁)

第三节　冥想在代谢及心血管疾病中的应用

心血管疾病,是一系列涉及循环系统的疾病,又称为循环系统疾病,包括冠心病、高血压、周围血管疾病、风湿性心脏病、先天性心脏病(简称先心病)、心力衰竭及心肌病等。过去几十年,心血管疾病的防治取得了巨大进步,但其仍是全球致死、致残的首要原因,对全球健康带来巨大负担。由于治疗心血管疾病的药物普遍昂贵且不良反应多,因此开发一种新型、低价且健康的辅助治疗手段,对心血管疾病患者将是一大福音。

心理压力、吸烟、饮酒、代谢紊乱(糖尿病、肥胖等)、高血压、动脉粥样硬化等均是心血管疾病的危险因子,其中代谢紊乱与心血管疾病有密切关系。代谢紊乱是多种心血管疾病的共同土壤,与先心病、大血管疾病、心律失常、心力衰竭、缺血性心脏病等心血管疾病直接相关。糖、脂、氨基酸代谢紊乱都会加剧心血管疾病死亡。通过控制这些风险因子可以预防心血管疾病。

多项研究表明,冥想降低心血管疾病风险因素,可能成为治疗心血管疾病性价比较高的辅助手段,为患者带来福音。据调查,目前有至少8%的美国成年人、1.6%的儿童练习冥想,14%～24%的心血管疾病患者正使用或使用过某种形式的身心治疗方法,其中冥想是最受欢迎的形式之一。17％的心血管疾病患者对冥想训练感兴趣。本节从冥想对心理压力、血压、吸烟、饮酒和动脉粥样硬化这几大心血管疾病的影响及冥想对内皮功能、代谢的影响,探讨冥想对心血管疾病的益处,为心血管疾病患者、高危人群及心血管疾病防治方面的临床和基础研究提供参考,促进心血管疾病的防治[34]。值得注意的是,该研究仅纳入与 meditation 直接相关的研究,其他训练,如瑜伽、太极、气功和常规的体育锻炼等并没有纳入。

一、冥想对压力应对的影响

压力、焦虑、抑郁、睡眠障碍等都是罹患心血管疾病的危险因素。研究表明,不管对健康人还是疾病患者,冥想均能在一定程度上提高训练者应对压力的能力,改善焦虑、抑郁情绪,提高睡眠质量。2014 年的一项系统综述和 meta 分析纳入了来自 9 项随机对照试验 578 例患有高血压、糖尿病、心脏病和脑卒中的患者,发现正念冥想能在中等程度上减少患者的压力、焦虑和抑郁[35]。2015 年一项针对处于高血压第一阶段的 59 名老年人的研究发现,禅修组患者的心理状态和生活质量显著改善[36]。2016 年的一项临床研究从心脏病诊所招募了 60 例患者,研究发现,被随机分配到 8 周正念减压疗法组的患者比对照组有更低程度的压力和愤怒感[37]。总体而言,虽然许多研究报道了冥想与提高心理素质和压力应对能力有关,但研究存在的混杂因素,如人群差异、冥想类型和长度不同可能导致不一致的结果。此外,样本量小且缺乏随机化在冥想研究中很常见,因此冥想如何影响与压力相关的生理过程,需进一步展开研究。

二、冥想对血压的影响

高血压是导致脑卒中或心脏病发作的最重要危险因素之一,影响约 50％的成年人。收缩压每升高 2 mmHg(1 mmHg＝0.133 kPa),冠心病死亡风险增加 7％,脑卒中死亡风险增加 10％。虽然抗高血压药物改善了心脏疾病风险,但仍有 1/3 的高血压患者无法得到有效控制。联合国和中国高血压教育项目建议将改变生活方式作为高血压的一线治疗策略。许多研究认为超觉冥想对降压有一定益处。例如，2007 年 meta 分析评估了不同减压方法对高血压患者血压的影响，该研究纳入了 17 组临床试验 960 例高血压患者，减压方法包括放松训练、肌肉放松、压力管理、超觉冥想，结果发现超觉冥想对血压的降低最为显著[38]。2019 年一项研究分析了 2017 年以来所有超觉冥想对血压影响的系统综述和 meta 分析，其收录的大多数综述质量中等。研究指出，实施超觉冥想，收缩压可潜在降低～4 mmHg，舒张压可潜在降低～2 mmHg[39]。这样的效果可以与减肥、节食和锻炼等其他生活方式干预措施相媲美。美国纽约心脏协会也建议在临床实践中可以考虑使用超觉冥想。超觉冥想是禅修的一种手段，是由印度裔物理学家玛哈里施（Maharishi Mahesh Yogi）把印度古老的冥想同现代物理学中的统一场论结合起来，创立了一种静坐法——超觉冥想（具体介绍见第一章第一节冥想的分类）。其特点是闭目静坐隔断了 80% 的信息输入渠道，减少信息输入对高血压患者具有一定的积极意义。

219

目前为止，许多研究发现冥想对收缩压的降低有一定益处，但降低的幅度差异很大，而另一些研究显示血压并没有变化。结果的异质性主要源于研究人群（性别、年龄、疾病）、研究设计、数据分析方案、持续时间、基线血压和血压测量技术的异质性。高脱落率、数据偏差、缺乏对统计效能的关注，对照组的选择也限制了临床数据的解释。因此需要来自独立样本长期精心设计的随机对照试验以获得进一步的证据。

三、冥想对动脉粥样硬化的影响

目前有关冥想对动脉粥样硬化影响的证据不多。2000 年，一项随机对照试验纳入了 139 例高血压患者，将其随机分配至超觉冥想组和健康教育组，试验跟踪了 6～9 个月。通过超声测量颈动脉内膜中层厚度以衡量冥想对动脉粥样硬化的影响。研究发现超觉冥想显著降低了受试者的颈动脉内膜中层厚度，但这项研究脱落率高，57% 的参与者没有完成随访[40]。其他研究更多评估了多模式干预，如饮食、锻炼、压力管理对动脉粥样硬化的影响。2002 年一项随机研究中,57 名平均年龄为 74 岁的健康老年人被随机分配接受 3 种干预措施:① 超觉冥想结合饮食、运动和维生素治疗;② 饮食/运动/没有冥想组;③ 常规护理。1 年后,超觉冥想干预组显示颈动脉内膜厚度减少更显著[41]。2011 年一项自身对照研究中,123 例严重冠状动脉疾病患者接受了低脂高纤维饮食、适度有氧运动和冥想 3 种干预措施。研究发现,这些综合干预措施降低了患者冠状动脉病灶,冠状动脉狭窄减弱[42]。虽然以上结果表明包括冥想在内的有利的生活方式对动脉粥样硬化有消退作用,但鉴于多模态方法,很难单独辨别冥想的效果,而且其中一些研究只进行了自身前后比较,并没有设立相应的对照组。

四、冥想对心肌缺血的影响

冥想对心肌缺血的研究很少。1983 年的研究纳入了 46 例缺血性心脏病患者,随机分配到压力管理(冥想和伸展或放松练习)结合饮食管理组或对照组。24 天后,与对照组相比,干预组运动持续时间增加了 44%,总工作量增加 55%,并改善了运动高强度期左心室的室壁活动[43]。1996年一项研究纳入了 21 例冠状动脉疾病患者,与对照组相比,经过 7.6 个月超觉冥想者运动持续时间(15%)和最大工作负荷(12%)显著[44]。目前没有研究使用压力超声心动图、单光子放射计算机断层扫描、心脏正电子发射或心脏磁共振成像等技术评估冥想对心肌血流量或缺血的影响。我们需要更大规模的随机临床研究,使用更精准的方式定量分析缺血,从而更好地评估冥想对诱导心肌缺血的影响。

五、冥想对血管内皮功能的影响

目前很少有评估冥想对血管内皮功能影响的随机临床试验,冥想对内皮功能的影响也存在不一致性。内皮功能可通过评估肱动脉内皮血管运动反应间接评估。2006 年,一项纳入 103 例冠心病患者的随机对照试验中,患者接受了 16 周的超觉冥想或健康教育,其中 84 例完成了随访,研究发现冥想对肱动脉反应性测试没有显著影响[45]。2013 年,一项对

68 例有代谢综合征危险因素的美国黑人进行静坐冥想($n=33$)或健康教育($n=35$)的随机对照研究,但只有 38 例参与者(56%)完成了为期 12 个月的随访。研究发现,有意识的静坐冥想改善了随访 12 个月时的血流介导的舒张功能,但与健康教育对照组相比,该改善效果不显著[46]。2016年有研究者将 23 例 50~75 岁的 2 型糖尿病患者随机分为传统步行组($n=11$)和佛教步行冥想组($n=12$),并进行为期 12 周的干预训练[47]。研究表明,两组最大耗氧量均明显增加,血流介导的舒张功能均明显改善,但只有佛教步行冥想改善了患者的内皮依赖性血管舒张功能及臂踝脉搏波速度(肢动脉僵硬的标志之一)。动脉硬化增加是与年龄相关血压升高的主要因素。因此,这项研究认为佛教步行冥想对老年 2 型糖尿病患者的动脉硬化和血压有积极作用。

鉴于上述研究,缺少合适的对照、较高的流失率、不完全的随访及所研究的不同患者群体,冥想对内皮功能的影响尚不能得出明确的结论。

221

六、冥想对代谢的影响

代谢综合征是一系列疾病,包括高血压、血脂异常、空腹血糖升高和腹型肥胖,被认为是心血管疾病的危险因素。关于冥想对高血压的影响,上述已讨论过,这里不再赘述,这部分主要讨论冥想对其他代谢危险因素的影响。总体上,目前关于冥想对代谢紊乱影响的证据不多,其中冥想对血糖、血脂(主要集中在总胆固醇、甘油三酯、高密度脂蛋白、低密度脂蛋白等)的研究相对较多。许多研究结果发现冥想可改善甘油三酯水平,但对其他指标作用的结论并不一致。

2017 年一项纳入 45 项随机对照试验的 meta 分析综合分析了多种冥想类型(正念冥想、徒步冥想、超觉冥想等)对空腹血糖、三酰甘油(甘油三酯)、高密度脂蛋白、低密度脂蛋白和胆固醇的影响。结果显示,当将所有类型的冥想研究综合分析时,冥想会中等程度地降低三酰甘油水平,但对高密度脂蛋白、低密度脂蛋白、胆固醇及空腹血糖没有影响。研究指出,该结果会因细分冥想类型发生改变[48]。

2018 年崔东红教授课题组的一项研究纳入了 15 例有抑郁情绪的受

试者和 61 例健康对照,进行为期 8 周每天至少 20 分钟的七支打坐冥想练习。结果显示,七支打坐冥想能显著降低有抑郁情绪的受试者和健康对照者的甘油三酯、载脂蛋白 B 和载脂蛋白 E 水平,还能显著改善健康对照的血糖、总胆固醇、载脂蛋白 A 和尿酸水平[49]。该研究发现有抑郁情绪的训练者在代谢指标改善方面较健康对照组差,可能原因是健康对照在冥想时更专注,能更好地进入冥想状态,提示冥想的专注度和持续时间在改善代谢指标方面的重要性。此前,该课题组研究长期进行冥想训练的藏地僧侣血液蛋白组学发现,冥想可以改变心血管和代谢相关蛋白质网络,具有心血管保护作用。此外,值得注意的是,七支坐法促进全身气血运行,也会有助于代谢指标的改善。

其他研究更多地评估了多模式干预下的身心练习,如冥想、瑜伽、祈祷、呼吸练习或其他形式对代谢危险因素的影响。2005 年印度学者纳入了 98 例高血压、冠心病、糖尿病或其他疾病的患者,开展了有关身心练习(包括瑜伽、呼吸练习、冥想、压力管理、饮食和健康教育)的前瞻性队列研究。结果显示与训练第 1 天相比,训练最后 1 天(第 10 天)的空腹血糖、总胆固醇、低密度脂蛋白胆固醇、极低密度脂蛋白胆固醇、总胆固醇与高密度脂蛋白胆固醇比值及甘油三酯显著降低,而高密度脂蛋白胆固醇水平显著升高。这些变化在高血糖或高胆固醇血症的受试者中更为明显。研究表明,短期的生活方式调整及压力管理会在短期内产生良好的改善新陈代谢效果,但该研究缺少对照组,因此很难排除混杂因素的干扰[50]。类似的,2015 年荷兰学者对 2 579 例无心血管疾病的参与者进行了横断面研究,结果显示身心练习者心脏代谢疾病危险因素(甘油三酯和空腹血糖水平)显著降低,代谢综合征发生率较低,但该项横断面研究无法证明两者间的因果关系。因此,需要设计良好的干预研究进一步阐明两者的关系[51]。

除此之外,有的研究也评估其他指标间接反映血液脂类情况。例如有研究发现,相比对照组,禅修训练受试者血液中亚硝酸盐/硝酸盐浓度升高,丙二醛浓度降低,提示禅修能调节心血管疾病危险因素,减少由氧化应激引起的脂质过氧化[52-53]。

冥想还能够影响能量代谢、线粒体功能和胰岛素分泌。上述提及的2006 年的有关 103 例冠心病患者的随机对照临床试验显示,16 周的超觉冥想可以改善冠心病患者的胰岛素抵抗[45]。

综上所述,虽然许多研究报道了冥想和多模式干预的身心练习,能改善代谢相关生理指标,但因研究人群的差异、潜在的混杂因素及冥想的专注度和持续时间的不同,可能得到不一样的结果。此外,样本量小、分组缺乏随机化和未设置对照等在冥想研究中很常见。因此,未来需要更多具有良好设计的随机对照研究,进一步探讨冥想在应激所致代谢紊乱中的作用。

七、冥想对吸烟、饮酒等生活方式的影响

(一)吸烟戒断的冥想干预

吸烟也是心血管疾病的关键风险因素之一。目前大部分吸烟者没有专业戒烟手段,且长期戒烟率低。一些随机临床试验的数据显示,相比之下,正念冥想能提高戒烟率。2017 年一项关于正念冥想与吸烟行为的meta 分析,纳入 4 项随机对照正念冥想试验共 474 名吸烟者。结果发现正念冥想对短期戒烟效果(4～6 周内不吸烟)没有显著影响,但相比传统戒烟方法,正念冥想在维持戒烟的长期效果(17～24 周内不吸烟)方面有显著优势,其中 25.2% 的正念冥想参与者超过 4 个月仍保持戒烟,相比之下,传统治疗比例为 13.6%[54]。

研究者(2018 年)探索了冥想影响吸烟的神经机制[55]。研究纳入了50 名每天都吸烟的受试者。实验中,所有受试者均接受与吸烟有关的线索暴露,与此同时,其中 25 名受试者接受 15 分钟的正念冥想指导,另外25 名为对照。随后,所有受试者均接受与吸烟有关的任务,其间记录他们的脑电活动。脑电图分析显示,正念冥想组 P3 振幅降低。较低的 P3波幅可能表明正念冥想练习后不易产生反应抑制,提示增强的反应抑制是正念冥想对吸烟行为积极影响的基础。

2020 年的一项试验评估了基于正念的复发预防(mindfulness-based relapse prevention,MBRP)作为标准复发预防治疗(standard relapse prevention treatment,ST)辅助治疗方式的可行性和初步效果[56]。研究

223

者将处于治疗维持期的 86 名吸烟者随机分为 ST 联合 MBRP($n=44$)治疗组或单独接受 ST 治疗组($n=42$)。在基线和治疗 4、12 和 24 周的随访点收集数据。研究发现，相比于单独 ST 治疗组，ST＋MBRP 组的参与者渴望度减弱，并在较长时间内保持较高的戒断率。研究认为，MBRP 在辅助治疗戒断复发方面具有很好的应用前景，值得进一步研究。

（二）饮酒戒断的冥想干预

心脏和血管系统容易受到酒精的有害影响。饮酒会降低心肌收缩力，诱发心律失常和扩张性心肌病，导致进行性心血管功能障碍和结构损伤。酗酒会增加心血管疾病死亡率和冠状动脉和外周动脉疾病、心力衰竭、脑卒中的发生率。近年来，冥想对酒精依赖戒断的研究也正在展开。2017 年之前有关冥想与酒精使用障碍或药物使用障碍的 meta 分析，共纳入 35 项随机或非随机对照项研究，3 531 名酒精使用障碍或药物使用障碍者[57]。试验组包括多种基于正念冥想的疗法，冥想时间为 2～72 周，对照组基于传统治疗。研究发现，冥想治疗组戒断维持的时间更久，感知渴望和负面情绪下降的程度更明显。2018 年一项研究探讨了酒精滥用者接受 12 周超觉冥想的效果[58]。研究表明，酒精滥用者完成超觉冥想率及满意度很高。虽然超觉冥想和常规治疗在多项指标的改善方面没有显著差异，但每天 2 次进行超觉冥想练习的人饮酒比例显著降低。2019 年首次评价了正念冥想联合认知行为疗法、认知行为疗法联合进行性肌肉松弛及无干预对照 3 种方式对 404 名澳大利亚青少年饮酒依赖的影响[59]。结果表明，相比对照组，其他 2 种干预手段都能降低酒精消耗增长，但正念冥想联合认知行为疗法的效果并不比认知行为疗法联合进行性肌肉松弛的效果更好，对拒绝饮酒的自我效能或冲动性没有影响。上述研究提示，虽然冥想对酒精依赖的改善有积极的作用，但相较传统治疗法似乎没有非常显著的提高，但基于冥想治疗的便利性与易推广性，冥想仍不失为一种潜在的辅助干预手段。

上述研究仅提示冥想对改变饮酒、吸烟等生活方式有一定的作用，冥想对吸烟、酒精依赖的作用是否对心血管疾病患者有积极影响，仍需进一步探索。

综上所述,冥想的研究表明其可能对降低心血管疾病风险有益处,但由于目前的研究数据质量一般,包括:① 样本量小、随访不完整、脱落率高、缺乏随机化和(或)适当的对照组、缺乏非盲设计等;② 没有合适的定量手段评估冥想对心血管疾病风险的影响;③ 有些研究中掺杂了其他形式的干预手段,因此无法明确冥想自身的作用;④ 部分研究人员可能对冥想的益处特别有信心,或其自身就是冥想训练者,这些因素可能会引入无意识的偏差。因此基于上述局限,关于冥想对心血管疾病的益处还不能提供确定且可重复性的结论。因此,目前冥想可能只能被认为是心血管疾病一级和二级预防链中的一个额外支持,除非未来的研究能提供足够的数据证明此益处。

(崔东红 薛婷)

第四节 冥想在肿瘤患者管理中的应用

根据国际癌症研究机构(The International Agency for Research on Cancer,IARC)的最新统计数据,2018 年全球新发肿瘤患者已达 1 800 万余例,死亡人数高达 960 万[60]。与历史数据相比,恶性肿瘤发病率呈持续上升趋势,癌症防控形势依然严峻。在过去的几十年里,随着诊断技术的提高、新药的不断问世及多模式的个体化治疗大大提高了肿瘤患者的生存率[61]。根据报道,1999—2006 年,美国和欧洲肿瘤患者的 5 年生存率已达到 66.1%[62]。乳腺癌、大肠癌、睾丸癌、霍奇金淋巴瘤、儿童白血病患者的生存率已达到 90%[61]。因此,许多患者即便在肿瘤已经发生转移的情况下,仍能通过多种治疗保持长期带瘤生存的状态,将致命的癌症转化为一种慢性疾病。漫长的治疗过程同样也带来许多继发性问题。因此,如何让医学更有温度、让患者生活得更有质量已成为医学领域的新课题。目前在肿瘤中研究比较多的是正念冥想。正念冥想作为一种非药物治疗手段,可以缓解肿瘤患者在治疗过程中的疼痛、疲乏、焦虑、抑郁、失眠、恶心呕吐等症状,从而有效改善患者的生活质量[61,63]。

一、正念冥想影响肿瘤的作用机制

正念冥想是一种改善身心健康的有效方法。近年来,大量科学研究借助神经科学的实验手段和研究方法表明,正念冥想具有客观的分子机制和生物学基础。

正念冥想干预肿瘤的作用机制可能有两个方面:① 正念冥想改善情绪;② 正念冥想改变免疫炎症水平。研究表明,正念冥想可以降低应激关键激素——皮质醇的水平,改善情绪,增强幸福感。同时,伴随皮质醇水平的降低,MRI 检查显示大脑基底外侧杏仁核皮质部分的信号明显降低[64-65]。正念冥想是使机体功能与人的自我觉知达到和谐状态的过程,用以辅助治疗创伤后应激障碍、精神分裂症、孤独症、高血压病、糖尿病、哮喘、焦虑、抑郁、胃肠道疾病、慢性疼痛、溃疡等慢性疾病[66]。其机制是正念冥想可以抑制多种组蛋白脱乙酰酶基因的表达,这种变化下调了 NF-κB 和细胞因子水平,进而降低了机体炎症反应、改善机体免疫功能[67-68]。

一项研究对 96 例乳腺癌患者进行了为期 8 周的观察,发现与对照组患者相比,参加正念冥想训练的患者表现出 NK 细胞活性增强、INF-γ水平增高、IL-6、IL-4、IL-10 水平降低[69]。在另一项对乳腺癌患者的研究中发现,12 周的瑜伽训练可以降低 IL-6、TNF-α、IL-1β 水平[70],改善乳腺癌患者的生存期,同时缓解因治疗引起的疲劳。另外,对 86 例慢性炎症性疾病患者进行了 10 天的观察发现,与对照组相比,每天进行正念冥想训练患者的皮质醇、IL-6、TNF-α 水平表现出明显差异[71]。通过全基因转录分析发现,健康受试者经过 3 个月正念冥想训练后,分别有 283 个上调基因和 153 个下调基因[72]。

正念冥想可以激活具有抗炎功能的糖皮质激素受体(glucocorticoid receptor, GR),糖皮质激素通过下丘脑-垂体-肾上腺(hypothalamic-pituitary-adrenal,HPA)轴对机体皮质醇和应激做出快速反应[70,72]。总之,正念冥想一方面可以激发相关脑区活动改善对压力、应激的敏感性[73],同时可以通过抑制机体炎症反应增强机体的免疫功能。

二、正念冥想在肿瘤患者中的应用

(一) 改善情绪

据研究表明,23%～53%的肿瘤患者存在心理问题,其中抑郁、焦虑和恐惧等心理障碍最为突出[74]。Araujo 等[75]回顾了 22 项正念冥想干预乳腺癌患者治疗的临床研究,结果表明,不同方式的正念冥想均可以有效缓解患者压力、焦虑和抑郁情绪,从而提高患者的生活质量。Mascaro 等[76]对 486 例住院血液肿瘤患者进行观察,发现正念冥想训练可以有效改善患者情绪,是一种有效的非药物治疗手段,这种方法不仅适用于接受常规治疗的患者,同样适用于接受骨髓移植患者。Poletti 等[77]对正念冥想作为肿瘤姑息治疗的方法进行探讨,在这项临床试验中共有 25 例晚期肿瘤患者接受了正念冥想联合姑息治疗,结果显示正念冥想可以帮助晚期患者以更平和的态度接受病情,同时改善因病情带来的焦虑情绪,重新确立价值观及精神信仰,并建议将正念冥想整合到转移癌患者早期姑息治疗中。国内研究表明,与对照组相比,经过连续 5 天正念冥想训练使肺癌患者放松心情、减轻心理痛苦及焦虑情绪。其心理痛苦、焦虑评分差异均有统计学意义($P < 0.05$,$P < 0.01$)[78]。

(二) 改善化疗引起的恶心、呕吐

化疗相关恶心、呕吐(chemotherapy-induced nausea and vomiting, CINV)是化疗过程中最常见的不良反应,也是导致肿瘤患者恐惧化疗、无法完成治疗的重要原因之一。根据研究报道,在化疗期间,70%～80%的患者会发生恶心、呕吐。严重的恶心、呕吐会导致患者在短时间内出现脱水、电解质平衡紊乱,造成患者对治疗的恐惧,影响依从性。尽管针对 CINV 有规范化的治疗手段,但是仍然有 30%的急性呕吐和 50%的迟发性呕吐尚无法得到有效控制。2017 年整合肿瘤学协会发布了最新的关于乳腺癌治疗临床实践指南,该指南回顾了 1990—2015 年的相关综述,指出音乐疗法、冥想可以有效缓解治疗过程中焦虑、抑郁情绪,同时可以缓解化疗引起的恶心、呕吐,这种疗法可以作为有效的支持治疗策略[79]。另外,国内一项临床研究发现,在化疗期间进行正念冥想训练可以分散肺癌患者注意力,降低肌肉紧张感,增强副交感神经的兴奋性,抑制交感神

经兴奋从而增强患者对化疗期间恶心、呕吐的耐受性[80-81]。

(三) 改善肿瘤相关性疲乏

肿瘤相关性疲乏可以发生在肿瘤治疗、进展过程及恢复期，是肿瘤患者最常见、最痛苦的症状之一，严重影响患者的生活质量，甚至是降低患者生存率的一个危险因素[82]。机体的炎症反应可能是导致癌症相关性疲劳的重要机制[83]。Lee 等[84] 对 100 例伴有严重疲乏的肿瘤患者进行了为期 9 周的正念冥想训练，并做了 6 个月的随访。结果显示与对照组患者相比，参加正念冥想训练的患者疲乏感明显减轻。Julienne 等[85] 经过 12 周瑜伽练习，乳腺癌患者的疲乏症状明显好转，同时机体炎症反应减轻。一篇回顾性报道回顾了 10 项临床研究，涉及 583 例参加瑜伽练习的乳腺癌患者，其中 4 项研究结果显示瑜伽可以改善患者的疲乏感，同时有 3 项研究表明患者参加瑜伽训练次数越多疲乏感缓解效果越明显[86]。

(四) 改善疼痛

癌症疼痛是一种多维度的体验，包括身体、感觉、情感、认知和行为等[87]。全球 30%～50% 的肿瘤患者承受着中至重度疼痛[87-88]。慢性癌痛不仅严重威胁了肿瘤患者的生活质量，同时带来了许多心理问题，如焦虑、抑郁、自我价值否定等[89]。目前，针对癌痛已有规范的诊疗方案，三阶梯镇痛药物的使用很大程度地缓解了患者的疼痛症状，但其带来的不良反应如恶心、呕吐、便秘、头晕、消化道出血甚至呼吸抑制随之成了临床中不可避免的问题。即便如此，一项关于癌痛患者的现状调查研究显示，1 095 例患者中仍约有 65% 的患者会出现暴发痛[90]。对于患者，阿片类药物的不良反应及对其成瘾性的畏惧影响了治疗依从性，导致临床治疗效果不佳。近年来，认知行为疗法 (cognitive behavioral therapy，CBT) 结合癌痛教育为患者提供了癌痛管理的新策略。正念冥想是 CBT 的一个特殊类型。一项 meta 分析了不同方式正念冥想对癌痛干预的结果，提示癌症疼痛是一种动态的、复杂的、主观的体验，受多种生理、心理和情境因素的影响。许多因素会影响癌症患者对疼痛程度的认知。因此，需要多维干预改善癌症疼痛。正念冥想可能有效管理疼痛，因为它可以缓和患者对疼痛和其他压力事件的情绪评价，通过把注意力从不愉快的症状上转移开[91]。当患者练习正念冥想时,他们对疼痛的认知注意力会降低,疼痛耐受力增强。基于理论和当前的经验证据,正念冥想干预可能成为一种有效、安全的治疗策略,未来可以广泛应用于临床癌痛管理[92]。

（五）改善睡眠障碍

睡眠障碍指患者尽管有适当的睡眠机会和睡眠环境,依然对睡眠时间和（或）睡眠质量不满足,并且影响日间社会功能的一种主观体验[93]。据报道,30%～90%的肿瘤患者伴随睡眠障碍,不但影响患者的生活质量,同时给照护者带来不良影响[94]。睡眠障碍可以导致患者免疫功能降低,增加感染风险,影响治疗效果,延长住院时间,甚至增加病死率[95-96]。近年来,针对肿瘤患者的治疗从传统的"活得长"逐渐转向"活得好"。肿瘤患者的睡眠情况直接影响了患者的生活质量。因此,如何改善睡眠障碍引起了越来越多学者的关注。针对肿瘤相关的睡眠障碍治疗主要为药物治疗和非药物治疗2种手段。药物治疗主要采用镇静催眠类,这些药物多具有共济运动失调、呼吸抑制、成瘾性等不良反应。因此,非药物疗法逐渐成为治疗睡眠障碍的临床策略[97]。Ratcliff 等[98]报道,瑜伽可以有效改善乳腺癌患者在放疗期间的睡眠障碍。同时,整合肿瘤学协会发布的乳腺癌临床指南也推荐采用正念冥想改善患者睡眠障碍[90]。最新的一项 meta 分析对 2009—2017 年的多项临床研究进行系统回顾,结果显示正念冥想可以缓解睡眠障碍,但仍需要更多临床证据支持[99]。

（六）改善化疗致周围神经病变

化疗致周围神经病变（chemotherapy-induced peripheral neuropathy,CIPN）是化疗药物常见的毒性反应。据报道,肿瘤患者中 CIPN 总发生率＞60%,约 30%的患者长期受此困扰,特别在铂类、氟尿嘧啶类、微管蛋白抑制剂紫杉类及长春花碱类、免疫调节剂沙利度胺、蛋白酶体抑制剂硼替佐米等化疗药物中多见[100],且多呈剂量依赖性,临床上常通过减少化疗药物剂量或停药来延缓 CIPN,严重影响了疗效及患者生活质量[101]。虽然已有大量药物进入临床研究观察防治 CIPN 的效果,包括离子通道调节剂、神经保护剂、神经递质受体抑制剂、抗氧化剂等,但迄今为止均未取得阳性结果。美国肿瘤学会（ASCO）颁布的最新指南也仅推荐度洛西汀（duloxetine）治疗 CIPN 引发的神经痛，对于预防其发生方面未建议采用任何治疗措施[102]。但是，最近一项单臂临床试验结果显示经过 8 周的瑜伽和冥想训练后，患者的 CINP 症状明显改善[103]。另一项单臂、开放的临床研究也证明，瑜伽联合冥想可以改善 CIPN 患者的生活质量，提高患者肢体活动的灵活性和平衡能力[104]。在这项研究中，患者经过瑜伽和冥想训练后，肌肉得到充分放松，皮质醇作为功能表现和疼痛感知的压力生物标志物，在这些患者唾液中的水平明显下降[105]。虽然针对正念冥想改善 CIPN 仍缺乏大规模的临床研究，但目前的结果已经显示出其潜在的治疗价值，未来有望成为临床中有效的辅助治疗策略。

（七）改善呼吸困难

呼吸困难是晚期恶性肿瘤患者常见的症状。据统计，目前 50％～70％的晚期癌症患者伴有呼吸困难，给患者身心带来极大痛苦，严重影响其生活质量，进而导致其生理健康、社会和经济、心理和精神、整体功能等方面的评分显著下降[106]。临床中呼吸困难常伴随的症状及体征有咳嗽、恶心、呕吐、便秘、水肿、多浆膜腔积液、焦虑、抑郁、失眠等。其病因为复杂，常为多种因素共同导致，因此治疗决策包括身体策略、药物策略和心理策略[107]。肿瘤患者的呼吸困难与疲乏、焦虑、抑郁、幸福感密切相关[108]，而这些不良的心理变化通过心理治疗都能够得到一定程度的缓解，从而降低呼吸困难的严重程度及发生频率。Lai 等[109]对 53 例晚期癌症伴呼吸困难患者分别使用平缓的非西塔脑波音乐和西塔脑波音乐进行意象引导，结果表明 90％使用西塔脑波音乐的患者，虽然脉搏血氧饱和度（pulse oxygen saturation，SpO_2）没有随时间改变，但呼气末 CO_2 显著增加、呼吸减慢、心率随之下降。另外一项临床研究报道，瑜伽训练配合氧疗可以改善慢性阻塞性肺疾病患者的肺功能，从而减轻呼吸困难症状[110]。目前，针对正念冥想改善肿瘤患者呼吸困难症状尚无专门的文献报道，但是结合其他相关临床研究结果，正念冥想对呼吸困难可能具有潜在的辅助治疗价值，未来仍需进一步研究证实。

230

三、结语

正念冥想与现代心理学融合后显著提升了人们的身心健康,在心理学、慢性病治疗、临床症状管理等领域得到了广泛应用,同时掀起了对其深入研究的热潮。但是尽管如此,我们仍然需要在以下几个方面进行关注和努力。

(1)深入探讨其生物学机制:目前针对正念冥想的研究仍主要集中在现象和效应的观察,如焦虑、抑郁、疼痛缓解等。虽然近年来已有大量文献报道正念冥想效应与机体炎症、免疫、大脑结构功能等相关,但由于人体研究限制了研究的深入性,因此未来如何开展更深入的生物学研究需要思考。

(2)规范正念冥想的训练方式:正念冥想的效应已经得到认可,但目前训练方式多样,培训机构鱼龙混杂,培训者水平良莠不齐。因此,在该领域确定统一、规范的标准非常必要。在此基础上开展更为客观的对照研究,结果更具科学价值。

(3)普及正念冥想课程:目前正念冥想中最简单普遍的是正念减压,但经典的正念减压课程仍然需要在专业指导老师指导下经过长时间培训。因此,建立一套切实有效、实施简便、时间成本低的正念减压训练方法很有必要,以便提升正念冥想的广泛性和实用性。随着肿瘤诊疗水平的提高,肿瘤患者的生存率得到了极大提高,肿瘤患者的全程化管理已经从单纯关注生存逐渐转向如何提高肿瘤患者的生活质量,让患者更有尊严地活着,这个过程不仅包括对疾病的控制,更是一个全面调整身心的过程。因此,正念冥想作为一种非药物治疗方法,在肿瘤患者中的应用值得更多不同领域学者的研究和探讨,用以更好地提高肿瘤患者的治疗效果,改善其生活质量,全面提高患者的幸福感。

(杨晞 蒋艳玉 张艳梅 贾立军)

参考文献

[1] Goldberg D S, McGee S J. Pain as a global public health priority[J]. BMC Public Health, 2011, 11: 770.

［2］Turk D C, Okifuji A. Psychological factors in chronic pain: evolution and revolution[J]. J Consult Clin Psychol, 2002, 70(3): 678 - 690.

［3］Zeidan F, Emerson N M, Farris S R, et al. Mindfulness meditation-based pain relief employs different neural mechanisms than placebo and sham mindfulness meditation-induced analgesia[J]. J Neurosci, 2015, 35(46): 15307 - 15325.

［4］Zeidan F, Martucci K T, Kraft R A, et al. Brain mechanisms supporting the modulation of pain by mindfulness meditation[J]. J Neurosci, 2011, 31(14): 5540 - 5548.

［5］Baer R A. Mindfulness training as a clinical intervention: A conceptual and empirical review[J]. Clinical Psychology: Science and Practice, 2003, 10(2): 125 - 143.

［6］Zeidan F, Baumgartner J N, Coghill R C. The neural mechanisms of mindfulness-based pain relief: A functional magnetic resonance imaging-based review and primer[J]. Pain Reports, 2019, 4(4): e759.

［7］Wielgosz J, Goldberg S B, Kral T R A, et al. Mindfulness meditation and psychopathology [J]. Annual Review of Clinical Psychology, 2019, 15: 285 - 316.

［8］Kabat-Zinn J. An outpatient program in behavioral medicine for chronic pain patients based on the practice of mindfulness meditation: Theoretical considerations and preliminary results[J]. Gen Hosp Psychiatry, 1982, 4(1): 33 - 47.

［9］Morone N E, Greco C M, Moore C G, et al. A mind-body program for older adults with chronic low back pain: A randomized clinical trial [J]. Deutsche Zeitschrift für Akupunktur, 2017, 60(1): 30 - 31.

［10］Garland E L, Manusov E G, Froeliger B, et al. Mindfulness-oriented recovery enhancement for chronic pain and prescription opioid misuse: Results from an early-stage randomized controlled trial[J]. J Consult Clin Psychol, 2014, 82(3): 448 - 459.

［11］Goldberg S B, Tucker R P, Greene P A, et al. Is mindfulness research methodology improving over time? A systematic review[J]. PLOS ONE, 2017, 12(10): e0187298.

［12］Hilton L, Hempel S, Ewing B A, et al. Mindfulness meditation for chronic pain: Systematic review and meta-analysis[J]. Ann Behav Med, 2017, 51(2): 199 - 213.

［13］Cherkin D C, Sherman K J, Balderson B H, et al. Effect of mindfulness-based stress reduction vs cognitive behavioral therapy or usual care on back pain and functional limitations in adults with chronic low back pain: A randomized clinical trial[J]. Jama, 2016, 315(12): 1240 - 1249.

［14］周谋望,岳寿伟,何成奇,等."腰椎间盘突出症的康复治疗"中国专家共识[J]. Chinese Journal of Rehabilitation Medicine, 2017, 32(2): 129 - 135.

［15］纪泉,易端,王建业,等.老年患者慢性肌肉骨骼疼痛管理中国专家共识(2019)[J].中华老年病研究电子杂志,2019,6(2):28 - 34.

［16］Ngamkham S, Holden J E, Smith E L. A systematic review: mindfulness intervention for cancer-related pain[J]. Asia-Pacific Journal of Oncology Nursing, 2019, 6(2): 161 - 169.

［17］Shapiro D H. Adverse effects of meditation: a preliminary investigation of long-term meditators[J]. Int J Psychosom, 1992, 39(1 - 4): 62 - 67.

［18］Liu Y, Wheaton A G, Chapman D P. et al. Prevalence of healthy sleep duration among adults — United States, 2014[J]. MMWR Morb Mortal Wkly Rep, 2016, 65(6): 137 - 141.

［19］Bianchi M T. Chronic Insomnia[J]. Semin Neurol, 2017, 37(4): 433 - 438.

［20］Ree M，Junge M，Cunnington D. Australasian Sleep Association position statement regarding the use of psychological/behavioral treatments in the management of insomnia in adults［J］. Sleep Med，2017，36 Suppl 1：S43 - S47.

［21］Winkelman J W. Clinical Practice. Insomnia Disorder［J］. N Engl J Med，2015，373(15)：1437 - 1444.

［22］Ong J C，Ulmer C S，Manber R. Improving sleep with mindfulness and acceptance：a metacognitive model of insomnia［J］. Behaviour Research and Therapy，2012，50(11)：651 - 660.

［23］Massion A O，Teas J，Hebert J R，et al. Meditation，melatonin and breast/prostate cancer：hypothesis and preliminary data［J］. Med Hypotheses，1995，44(1)：39 - 46.

［24］Pattanashetty R，Sathiamma S，Talakkad S，et al. Practitioners of vipassana meditation exhibit enhanced slow wave sleep and REM sleep states across different age groups［J］. Sleep and Biological Rhythms，2010，8(1)：34 - 41.

［25］Goldstein M R，Turner A D，Dawson S C，et al. Increased high-frequency NREM EEG power associated with mindfulness-based interventions for chronic insomnia：preliminary findings from spectral analysis［J］. Journal of Psychosomatic Research，2019，120：12 - 19.

［26］Zeidan F，Johnson S K，Gordon N S，et al. Effects of brief and sham mindfulness meditation on mood and cardiovascular variables［J］. J Altern Complement Med，2010，16(8)：867 - 873.

［27］Tooley G A，Armstrong S M，Norman T R，et al. Acute increases in night-time plasma melatonin levels following a period of meditation［J］. Biol Psychol，2000，53(1)：69 - 78.

［28］Black D S，Oreilly G A，Olmstead R G，et al. Mindfulness meditation and improvement in sleep quality and daytime impairment among older adults with sleep disturbances：a randomized clinical trial［J］. JAMA Internal Medicine，2015，175(4)：494 - 501.

［29］Ong J，Sholtes D. A mindfulness-based approach to the treatment of insomnia［J］. Journal of Clinical Psychology，2010，66(11)：1175 - 1184.

［30］Ong J C，Shapiro S L，Manber R. Mindfulness meditation and cognitive behavioral therapy for insomnia：a naturalistic 12-month follow-up［J］. Explore (NY)，2009，5(1)：30 - 36.

［31］Garland S N，Zhou E S，Gonzalez B D，et al. The quest for mindful sleep：A critical synthesis of the impact of mindfulness-based interventions for insomnia［J］. Curr Sleep Med Rep，2016，2(3)：142 - 151.

［32］Der Zwan Judith Esi Van，De Vente Wieke，Huizink A C，et al. Physical activity，mindfulness meditation，or heart rate variability biofeedback for stress reduction：A randomized controlled trial［J］. Applied Psychophysiology and Biofeedback，2015，40(4)：257 - 268.

［33］Management of chronic insomnia disorder in adults：a clinical practice guideline from the american college of physicians［J］. Ann Intern Med，2016，165(2)：10. 7326/P16 - 9016.

［34］薛婷，崔东红.冥想降低心血管疾病风险的作用［J］.中华行为医学与脑科学杂志，2019，28(11)：1043 - 1047.

［35］Abbott R A，Whear R，Rodgers L R，et al. Effectiveness of mindfulness-based stress reduction and mindfulness based cognitive therapy in vascular disease：A systematic review and meta-analysis of randomised controlled trials［J］. J Psychosom Res，2014，76(5)：341 - 351.

233

［36］de Fatima Rosas Marchiori M，Kozasa E H，Miranda R D，et al． Decrease in blood pressure and improved psychological aspects through meditation training in hypertensive older adults：a randomized control study［J］． Geriatr Gerontol Int，2015，15(10)：1158 – 1164．

［37］Momeni J A，Omidi F R，Akbari H． The effects of mindfulness-based stress reduction on cardiac patients' blood pressure，perceived stress，and anger：A single-blind randomized controlled trial［J］． J Am Soc Hypertens，2016，10(10)：763 – 771．

［38］Rainforth M V，Schneider R H，Nidich S I，et al． Stress reduction programs in patients with elevated blood pressure：A systematic review and meta-analysis［J］． Curr Hypertens Rep，2007，9(6)：520 – 528．

［39］Ooi S L，Giovino M，Pak S C． Transcendental meditation for lowering blood pressure：An overview of systematic reviews and meta-analyses［J］． Complement Ther Med，2017，34：26 – 34．

［40］Castillo-Richmond A，Schneider R H，Alexander C N，et al． Effects of stress reduction on carotid atherosclerosis in hypertensive African Americans［J］． Stroke，2000，31(3)：568 – 573．

［41］Fields J Z，Walton K G，Schneider R H，et al． Effect of a multimodality natural medicine program on carotid atherosclerosis in older subjects：A pilot trial of Maharishi Vedic Medicine［J］． Am J Cardiol，2002，89(8)：952 – 958．

［42］Gupta S K，Sawhney R C，Rai L，et al． Regression of coronary atherosclerosis through healthy lifestyle in coronary artery disease patients — Mount Abu open heart trial［J］． Indian Heart J，2011，63(5)：461 – 469．

［43］Ornish D，Scherwitz L W，Doody R S，et al． Effects of stress management training and dietary changes in treating ischemic heart disease［J］． JAMA，1983，249(1)：54 – 59．

［44］Zamarra J W，Schneider R H，Besseghini I，et al． Usefulness of the transcendental meditation program in the treatment of patients with coronary artery disease［J］． Am J Cardiol，1996，77(10)：867 – 870．

［45］Paul-Labrador M，Polk D，Dwyer J H，et al． Effects of a randomized controlled trial of transcendental meditation on components of the metabolic syndrome in subjects with coronary heart disease［J］． Arch Intern Med，2006，166(11)：1218 – 1224．

［46］Vaccarino V，Kondwani K A，Kelley M E，et al． Effect of meditation on endothelial function in Black Americans with metabolic syndrome：A randomized trial［J］． Psychosom Med，2013，75(6)：591 – 599．

［47］Gainey A，Himathongkam T，Tanaka H，et al． Effects of Buddhist walking meditation on glycemic control and vascular function in patients with type 2 diabetes［J］． Complement Ther Med，2016，26：92 – 97．

［48］Pascoe M C，Thompson D R，Jenkins Z M，et al． Mindfulness mediates the physiological markers of stress：systematic review and meta-analysis［J］． J Psychiatr Res，2017，95：156 – 178．

［49］Xue T，Li H，Wang M T，et al． Mindfulness meditation improves metabolic profiles in healthy and depressive participants［J］． CNS Neurosci Ther，2018，24(6)：572 – 574．

［50］Bijlani R L，Vempati R P，Yadav R K，et al． A brief but comprehensive lifestyle education program based on yoga reduces risk factors for cardiovascular disease and diabetes mellitus

[J]. J Altern Complement Med, 2005, 11(2): 267 - 274.

[51] John O Y, M J G L, Myriam H, et al. Association between mind-body practice and cardiometabolic risk factors: The rotterdam study[J]. Psychosomatic Medicine, 2015, 77: 775 - 783.

[52] Kim D H, Moon Y S, Kim H S, et al. Effect of Zen Meditation on serum nitric oxide activity and lipid peroxidation[J]. Prog Neuropsychopharmacol Biol Psychiatry, 2005, 29(2): 327 - 331.

[53] Schneider R H, Nidich S I, Salerno J W, et al. Lower lipid peroxide levels in practitioners of the Transcendental Meditation program[J]. Psychosom Med, 1998, 60(1): 38 - 41.

[54] Oikonomou M T, Arvanitis M, Sokolove R L. Mindfulness training for smoking cessation: A meta-analysis of randomized-controlled trials[J]. J Health Psychol, 2017, 22(14): 1841 - 1850.

[55] Andreu C I, Cosmelli D, Slagter H A, et al. Effects of a brief mindfulness-meditation intervention on neural measures of response inhibition in cigarette smokers[J]. PLoS One, 2018, 13(1): e0191661.

[56] Weiss de Souza, Kozasa E H, Bowen S, et al. Effectiveness of mindfulness-based relapse prevention program as an adjunct to the standard treatment for smoking: A pragmatic design pilot study[J]. Nicotine Tob Res, 2020.

[57] Cavicchioli M, Movalli M, Maffei C. The clinical efficacy of mindfulness-based treatments for alcohol and drugs use disorders: A meta-analytic review of randomized and nonrandomized controlled trials[J]. Eur Addict Res, 2018, 24(3): 137 - 162.

[58] Gryczynski J, Schwartz R P, Fishman M J, et al. Integration of Transcendental Meditation (R) (TM) into alcohol use disorder (AUD) treatment[J]. J Subst Abuse Treat, 2018, 87: 23 - 30.

[59] Patton K A, Connor J P, Sheffield J, et al. Additive effectiveness of mindfulness meditation to a school-based brief cognitive-behavioral alcohol intervention for adolescents [J]. J Consult Clin Psychol, 2019, 87(5): 407 - 421.

[60] Bray F. Global cancer statistics 2018: GLOBOCAN estimates of incidence and mortality worldwide for 36 cancers in 185 countries[J]. CA Cancer J Clin, 2018, 68(6): 394 - 424.

[61] Moser E C. Cancer survivorship: A positive side-effect of more successful cancer treatment [J]. E J C Suppl, 2014, 12(1): 1 - 4.

[62] Yedjou C G. Health and racial disparity in breast cancer[J]. Adv Exp Med Biol, 2019, 1152: 31 - 49.

[63] Ngamkham S. A systematic review: Mindfulness intervention for cancer-related pain[J]. Asia Pac J Oncol Nurs, 2019, 6(2): 161 - 169.

[64] McKlveen. Chronic stress increases prefrontal inhibition: A mechanism for stress-induced prefrontal dysfunction[J]. Biological Psychiatry, 2016: S000632231632234X.

[65] Hölzel B K. Stress reduction correlates with structural changes in the amygdala[J]. Soc Cogn Affect Neurosci, 2010, 5(1): 11 - 17.

[66] Goldberg L. Yoga therapy for children with autism and special needs[M]. W. W. Norton, 2013.

[67] Kaliman. Rapid changes in histone deacetylases and inflammatory gene expression in expert meditators[J]. Psychoneuroendocrinology, 2014, 40: 96 - 107.

235

［68］Buric I. What is the molecular signature of mind-body interventions. A systematic review of gene expression changes induced by meditation and related practices? ［J］. Front Immunol，2017，8：670

［69］Linda W J. Effect of mindfulness based stress reduction on immune function，quality of life and coping in women newly diagnosed with early stage breast cancer［J］. Brain Behavior & Immunity，2008，22(6)：980 - 981.

［70］Kiecolt-Glaser J K. Yoga's impact on inflammation，mood，and fatigue in breast cancer survivors：A randomized controlled trial［J］. J Clin Oncol，2014，32(10)：1040 - 1049.

［71］Yadav. Efficacy of a short-term Yoga-based lifestyle intervention in reducing stress and inflammation：Preliminary results［J］. Journal of Alternative & Complementary Medicine，2012，18(7)：662 - 667.

［72］Buric I. What is the molecular signature of mind-body interventions? A systematic review of gene expression changes induced by meditation and related practices［J］. Front Immunol，2017，(16) 8：670.

［73］Mrazek M D. Mindfulness training improves working memory capacity and GRE performance while reducing mind wandering［J］. Psychol Sci，2013，24(5)：776 - 781.

［74］Singer S. Prevalence of mental health conditions in cancer patients in acute care — a meta-analysis［J］. Annals of Oncology，2010，21(5)：925 - 930.

［75］Araujo R V. Meditation effect on psychological stress level in women with breast cancer：A systematic review［J］. Rev Esc Enferm USP，2019，53：e03529.

［76］Mascaro J S. Individualized，single session yoga therapy to reduce physical and emotional symptoms in hospitalized hematological cancer patients［J］. Integr Cancer Ther，2019：18：1534735419861692.

［77］Poletti S. Mindfulness-based stress reduction in early palliative care for people with metastatic cancer：a mixed-method study［J］. Complement Ther Med，47：102218.

［78］陈阳阳. 短期冥想干预对住院肺癌患者负性情绪的影响［J］.护理学杂志，2016，31(18)：84 - 86.

［79］Greenlee H. Clinical practice guidelines on the evidence-based use of integrative therapies during and after breast cancer treatment［J］. C A Cancer J Clin，2017，67(3)：194 - 232.

［80］张丽君. 渐进性肌肉放松训练对肺癌化疗病人恶心呕吐、癌因性疲乏及负性情绪的影响研究［J］.全科护理，2017，15(27)：3338 - 3341.

［81］Liu S，Qiu G. Use of mindfulness sitting meditation in Chinese American women in treatment of cancer［J］. Integr Cancer Ther，2017，16(1)：110 - 117.

［82］Julienne E. Cancer-related fatigue：mechanisms，risk factors，and treatments［J］. Nat Rev Clin Oncol，2014，11(10)：597 - 609.

［83］Dantzer R. From inflammation to sickness and depression：When the immune system subjugates the brain［J］. Nat Rev Neurosci，2008，9：46 - 56.

［84］van der Lee M L. Mindfulness-based cognitive therapy reduces chronic cancer-related fatigue：A treatment study［J］. Psychooncology，2012，21：264 - 272.

［85］Bower J E. Yoga reduces inflammatory signaling in fatigued breast cancer survivors：A randomized controlled trial［J］. Psychoneuroendocrinology，2014.

［86］Julie S. Effects of yoga interventions on fatigue in cancer patients and survivors：A systematic review of randomized controlled trials［J］. Explore（NY），2013，9(4)：232 -

243.

［87］ Wiffen P J. Opioids for cancer pain — an overview of cochrane reviews［J］. Cochrane Database Syst Rev, 2017, 7: CD012592.

［88］ van den Beuken-van Everdingen M H, de Rijke J M, Kessels A G, et al. Prevalence of pain in patients with cancer: A systematic review of the past 40 years［J］. Ann Oncol 2007, 18: 1437 – 1449.

［89］ Pidgeon T. A survey of patients' experience of pain and other symptoms while receiving care from palliative care services［J］. BMJ Support Palliat Care, 2016, 6: 315 – 322.

［90］ Caracenia. Breakthrough pain characteristics and syndromes in patients with cancer pain Aninternational survey［J］. Palliat Med, 2004, 18(3): 177 – 183.

［91］ Brown C A. Meditation experience predicts less negative appraisal of pain: Electrophysiological evidence for the involvement of anticipatory neural responses［J］. Pain, 2010, 10: 428 – 438.

［92］ Srisuda N. A systematic review: Mindfulness intervention for cancer-related pain［J］. Asia Pac J Oncol Nurs, 2019, 6(2): 161 – 169.

［93］ 中华医学会神经病学分会睡眠障碍学组. 中国成人失眠诊断与治疗指南［J］. 中华神经科杂志, 2012, 45(7): 534 – 540.

［94］ Matthewse, et al. Sleep-wakedis-turbance: A systematic review of evidence-based interventions for management in patients with cancer［J］. ClinJ Oncol Nurs, 2018, 22(1): 37 – 52.

［95］ Garlands N. The comparative impact of mindfulness-based cancer recovery (MB – CR) and cognitive behavior therapy for insomnia (CBT – I) on sleep and mindfulness in cancer patients［J］. Explore (NY), 2015, 11(6): 445 – 454.

［96］ Vin-Raviv N. Sleep disorder diagnoses and clinical outcomes among hospitalized breast cancer patients: A nationwide inpatient sample study［J］. Support Care Cancer, 2018, 26(6): 1833 – 1840.

［97］ 刘威. 恶性肿瘤与睡眠障碍关系的研究进展［J］. 内科急危重症杂志, 2017, 23(01): 61 – 64.

［98］ Ratcliff C G. Examining mediators and moderators of yoga for women with breast cancer undergoing radiotherapy［J］. Integr Cancer Ther, 2016, 15(3): 250 – 262.

［99］ Matthews E. Sleep-wake disturbance: A systematic review of evidence-based interventions for management in patients with cancer［J］. Clin J Oncol Nurs, 2018, 22(1): 37 – 52.

［100］ Staff N P. Chemotherapy-induced peripheral neuropathy: A current review［J］. Ann Neurol, 2017, 21(6): 1 – 10.

［101］ Ma J. Beyond symptomatic relief for chemotherapy-induced peripheral neuropathy: Targeting the Source［J］. Cancer, 2018, 124(11): 2289 – 2298.

［102］ Hershman D L. Prevention and management of chemotherapy-induced peripheral neuropathy in survivor Society of Clinical Oncology clinical practice guideline of adult cancers: American Society of Clinical Oncology clinical practice guideline［J］. Clin Oncol, 2014, 32(18): 1941 – 1967.

［103］ Galantino M L. Effectiveness of somatic yoga and meditation: A pilot study in a multicultural cancer survivor population with chemotherapy-induced peripheral neuropathy ［J］. Int J Yoga Therap, 2019.

［104］ Galantino M L. Impact of somatic yoga and meditation on fall risk, function, and quality of life for chemotherapy-induced peripheral neuropathy syndrome in cancer survivors［J］.

Integr Cancer Ther, 2019, 18: 1534735419850627.

[105] Pascoe M C. Yoga, mindfulness-based stress reduction and stress-related physiological measures: A meta-analysis[J]. Psychoneuroendocrinology, 2017, 86: 152 – 168.

[106] Ho C T, Hsu H S, Li C I, et al. Certain bio-psychosocial-spiritual problems associated with dyspnea among advanced cancer patients in Taiwan[J]. Support Care Cancer, 2012, 20: 1763 – 1770.

[107] Henoch I, Bergman B, Danielson E. Dyspnea experience and management strategies in patients with lung cancer[J]. Psychooncology, 2008, 17: 709 – 715.

[108] Reddy S K. Characteristics and correlates of dyspnea in patients with advanced cancer[J]. J Palliat Med, 2009, 12: 29 – 36.

[109] Lai W S. Efficacy of guided imagery with theta music for advanced cancer patients with dyspnea: a pilot study[J]. Biol Res Nurs, 2010, 12: 188 – 197.

[110] 杨霞. 自创瑜伽呼吸操对 COPD 患者肺康复及抑郁的影响[J]. 护理学杂志, 2015(11): 18 – 21.

第七章

冥想在其他领域的应用

　　冥想在日常生活及工作中的应用十分广泛。本章着重介绍冥想在不同年龄人群(如儿童、老人)、不同社会领域(如管理、决策、军事)的独特应用及训练方式。对于儿童和青少年而言,内容简练、易于实施、趣味性强的冥想训练可提高专注力和学习能力,促进人格发展、身体发育,提高处理多重任务的能力及自我管理能力等,有助于唤醒儿童青少年内心和谐,成为完整、真实的人;对老年人而言,冥想有助于减缓老年人因注意力下降导致的认知减退,预防脑萎缩,同时激活快乐、热情相关的大脑回路。在管理和决策领域,冥想训练有助于管理者或决策者应对职业压力,摆脱职业枯竭,提高注意力、判断力和执行力,以及协调和改善上下级关系。在军事领域,冥想也有广泛的应用,可提高军人的警觉度、判断力和反应能力,减轻官兵在极端环境下的压力,提高耐受力,促进身心健康。

第一节 压力管理与情绪调节

冥想的定义很多,仅不同字(词)典对冥想的定义也有较大差异,但凡定义中涉及功能和作用时,不约而同甚至是唯一的表述为"减压和放松"。另外,在冥想的科学研究中,有关缓解压力、调节情绪的报道也是最早、最多的。

正念等冥想练习作为保持心理和精神健康的一种方法,被广泛用于减轻压力和焦虑。

冥想在压力管理和情绪调节方面的作用又涉及缓解疼痛、促进睡眠、减轻焦虑和抑郁症状、缓解疲劳、提高专注力、增强免疫力、提高肿瘤患者的生活质量、增强幸福感等,以及慢性疾病的防治。本节主要阐述冥想的压力管理和情绪调节作用,以及与之密切相关但在其他章节未阐述的内容。

一、应激反应

应激(stress)俗称压力(pressure),这个词每天都能听到或看到,是生活中不可避免的事件,没有应激就没有生活,尤其在当今社会,随着科技的进步和生活节奏的加快,人们为了适应社会日益激烈的竞争,需要承受来自不同方面的各种压力,使人们常处于应激状态,由应激而引起的健康问题也随之而来。

应激是指当内环境稳定受到威胁时,机体对应激源产生特异性和(或)非特异性反应,使机体维持在新稳态。新稳态如果继续被破坏,则将进一步发展,直至该系统崩溃,在其他系统内再寻求稳态。目前,将心理应激定义为个体在察觉需求与满足需求的能力不平衡时倾向于通过整体心理和生理反应表现出来的多因素作用的适应过程。单一应激事件可以看作由应激源、中介因素(认知评价、应对方式等)、应激反应和结果等要素组成的一个序列。

应激反应一般分为生理反应和心理行为反应。前者包括神经内分泌反应、免疫反应、代谢改变、细胞体液反应等,经典的应激反应主要涉及神经内分泌反应和细胞体液反应;后者主要包括情绪反应和行为反应,但与健康和疾病关系最直接的是应激的情绪反应,而情绪反应主要包括焦虑、抑郁、恐惧、愤怒等。

冥想的压力管理与情绪调节作用,是基于应激的环节和应激反应的机制。

其实,冥想与现代心理学结合后广泛应用于应激相关的生理和心理障碍的防治,有其客观的分子机制和神经生物学基础。冥想控制血压,改善认知、记忆功能,缓解疼痛、疲劳,提高专注力、睡眠效率,增强心血管、神经和免疫功能,以及治疗抑郁和焦虑障碍、成瘾行为、自杀、进食障碍、药物滥用、创伤等,都有其客观的分子机制,包括神经生理机制、神经内分泌机制、神经化学机制。冥想作用的实现有其客观的神经生物学基础,包括作用于大脑的各个功能区域,如大脑皮质、前额叶皮质、扣带回、白质,影响相应的自主神经系统、边缘系统及神经递质、神经肽、激素、细胞因子的分泌和释放。

(一) 应激的神经内分泌反应

机体内环境稳定的维持有赖于神经、内分泌、免疫系统的协调。当机体受到强烈刺激时,应激反应的主要神经内分泌改变为蓝斑-去甲肾上腺素能神经元(LC-NE)/交感-肾上腺髓质(SAM)系统、下丘脑-垂体-肾上腺皮质(HPA)轴的强烈兴奋,多数应激反应的生理变化与外部表现皆与这两个系统的强烈兴奋有关。

1. LC-NE/SAM系统 去甲肾上腺素神经系统,系指在神经系统中含有以去甲肾上腺素为神经递质的神经纤维。该系统为内外应激刺激时起监视作用的机构,负有HPA轴的控制开关功能。该系统的激活可成为应激相关疾病的基础。

SAM系统强烈兴奋主要参与调控机体对应激的急性反应,促使机体紧急动员,使机体处于一种唤起状态,介导一系列代谢和心血管代偿机制以克服应激源对机体的威胁或对内环境的扰乱。这种急性反应包括心率加快,内脏血流量减少,骨骼肌血流量增加,呼吸增快,来自肝、骨骼肌的

241

葡萄糖供给增加,来自脂肪组织的供能增加,以及血凝亢进等。这些反应有利于机体应对各种变化了的环境。但是,SAM 系统的强烈兴奋也可引起明显的能量消耗和组织分解,甚至导致血管痉挛、某些部位组织缺血、致死性心律失常等。

2. 下丘脑-垂体-肾上腺皮质轴　应激反应中,HPA 轴激活主要反映在促肾上腺皮质激素释放激素(CRH)、促肾上腺皮质激素(ACTH)和肾上腺皮质激素水平的升高。

当机体遭受应激负荷时,位于丘脑下部第三脑室近旁的室旁核接受传递信息,将使位于背内侧核中心的 CRH 分泌神经元活化,正中隆起接受投射,CRH 被释放入垂体门脉系统,ACTH 生成细胞接受刺激,在儿茶酚胺和血管加压素的共同作用下,促进了腺垂体分泌 ACTH。ACTH 促进肾上腺皮质分泌糖皮质激素(GC)。

HPA 轴兴奋的中枢介质有 CRH 和 ACTH,特别是 CRH,被认为是 HPA 轴兴奋的引爆激素。外周介质主要有 GC,GC 分泌增多被认为是应激最重要的一个反应。因此,HPA 轴兴奋后,中枢及外周效应甚至因反应过度所致的不利影响,均主要与 CRH 和 GC 的作用有关。

HPA 轴和 SAM 系统在解剖与功能上都相互联系,并在不同水平相互作用。HPA 轴的激活反映在 CRH、ACTH 和肾上腺皮质激素水平的升高,而 CRH 增强 SAM 系统活动表现在血浆儿茶酚胺水平升高。反过来,SAM 系统的动员可通过去甲肾上腺素增加 CRH 的释放激活 HPA 轴。另外,SAM 系统释放的儿茶酚胺对免疫系统有直接的抑制效应,类似 GC 的作用。因此,在应激反应中,要综合考虑这两大系统间的相互作用。

(二) 应激的情绪反应

1. 焦虑(anxiety)　焦虑是最常见的心理应激反应,是人预期将要发生危险或不良后果的事物时所表现的紧张、恐惧和担心等情绪状态。其特征有:① 紧张、害怕;② 烦躁不安、心神不宁;③ 担心、忧虑。焦虑水平的高低,主要取决于当事人对情境的主观评价、人格特征、既往经验及对未来结果的估计等。

焦虑产生后,常出现交感神经活动亢进现象,如脉搏加快、血压升高、呼吸加深、出汗、四肢震颤、烦躁和坐卧不宁等。适度的焦虑可提高人的警觉水平,提高人对环境的适应和应对能力,是一种保护性反应,但如果焦虑过度或不恰当,就是有害的心理反应。

2. 抑郁(depression) 抑郁表现为悲哀、寂寞、孤独、丧失感和厌世感等消极情绪状态,以情绪低落为主,同时多伴有失眠、食欲减退、性欲降低、思维迟缓和意志减退等。抑郁常由亲人丧亡、失恋、失学、失业、遭受重大挫折和长期病痛等原因引起。抑郁的程度常与当事人失去自己所重视或追求的事物或人有关。

3. 恐惧(fear) 恐惧是发生于自身安全和个人价值与信念受到明确威胁情况下的情绪体验,具有较高的紧张性。

4. 愤怒(anger) 愤怒是人们在追求某一目标的过程中遇到障碍或受到重大挫折时,个人主观认为此障碍是不合情理的,而产生的愤恨、气恼、敌意的情绪,同时有可能出现攻击行为。

243

上述应激的负性情绪反应既是对环境刺激的首先反应,又是引起后续反应的信号,进而动员个体应付能力。负性情绪也使个体产生痛苦体验,并借一定的生物学机制影响个体的生理平衡,长此以往,可导致个体躯体性病变。

(三) 压力管理

应激事件是由应激源、中介因素、应激反应和结果等要素组成的一个序列。对不良应激的预防和干预,即压力管理也可以从这些要素和环节入手(图7-1),并尝试各种解决办法。

第1层次:消除、控制或回避应激源,从而阻止应激的发生或缓解应激进程,是最佳策略,但难以实现。

第2层次:改变认知评价、寻求社会支持、提高应对技能等,从而提高对抗不良应激源的能力,阻止、减少应激反应的发生,缓减应激反应症状。

第3层次:心理辅导和治疗、松弛训练、寻求社会支持,辅以药物治疗等,缓解、控制不良应激反应,减轻应激反应症状。

第 4 层次：针对应激性疾病进行临床治疗，采取身心同治的原则。

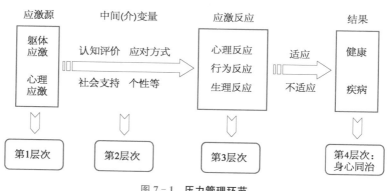

图 7-1　压力管理环节

二、冥想与压力管理、情绪调节

随着科技的进步和生活节奏的加快，人类承受着越来越复杂、越来越强烈的生理和心理应激，焦虑、抑郁情绪普遍存在于大众的日常生活之中，应激在许多疾病的发生、发展中都起着重要作用。当今社会，人们普遍追求较高的生活质量，对幸福的生活和身心健康的维持具有很高的期待，而冥想对减轻压力、缓解情绪不仅有效而且简便。需要说明的是，压力管理、情绪调节与身心健康密切相关。

（一）冥想的压力管理与情绪调节作用

1. 压力管理　乔·卡巴金博士于 1979 年创立的源于内观的正念减压疗法（mindfulness-based stress reduction，MBSR），早年作为马萨诸塞州立大学医学中心减压诊所的解压与放松心理疗法，能协助来访者处理压力、缓解疼痛。

正念减压训练是应对职业压力、摆脱职业枯竭的有效方法。MBSR训练后，白领、教师等健康人群的压力感知、抑郁和焦虑水平明显降低，睡眠质量显著改善。

正念对大脑具有直接且深刻的正面影响。威斯康星大学的戴维森最早通过头皮安装活动监测传感器，观察不同脑区的电流活动情况，研究正念对情绪的调节作用。结果显示，正念冥想训练能够影响 HPA 轴的功能,降低应激的关键激素皮质醇的水平,改善情绪、全面提高幸福感,而且大脑的电流活动发生相应的变化。除此之外,正念冥想训练能够降低血压,改善认知和记忆,增强心血管、神经和免疫功能,以及增强注意力等。

　　有意思的是,不同的冥想方式作用不一。有研究分别观察了觉察呼吸、慈心冥想和感恩练习在应对压力时的效果。学会正念呼吸的人在面对相似的压力源时痛苦并不会减少,而是更能接受自己的痛苦,这有助于他们更好地忍受压力源。慈心冥想的人则表现得更加慷慨。感恩练习后诱导积极情绪,表现出对压力源的厌恶,会让压力变得更有压力而不是缓解压力。从这一点而言,感恩练习似乎不适合作为对抗急性压力源的缓冲器。当然,感恩练习对幸福感和人际关系有许多积极影响,尤其是长期的感恩练习有利于恢复活力。无论如何,在应对压力方面,不同的练习有着不同的效果,另外也说明了"积极心理学"与如实看待事物本身的"佛教心理学"的差异,所以把正念理解为积极心理学并不合适。

245

　　冥想的解压作用,已被广泛应用于各类高压人群,如医护人员、孕妇、军人。MBSR 能有效降低不同科室医护人员的压力水平。正念干预后孕妇的正念水平得到提高,妊娠压力评分降低,感知压力和焦虑程度下降,同时孕期积极体验增多,且干预后抑郁症状也有所减轻。目前,国内已有月子中心应用笔者研创的冥想指导语来缓解孕妇的压力和焦虑情绪。

　　2. 情绪调节　　情绪是我们感知和回应世界的部分机制,没有情绪我们会成为没有生命的机器人。然而,情绪可能会对我们造成严重的影响,并在我们的生活中传播负能量。这正是冥想需要发挥其作用的时候。冥想并不全是平静与安宁,也包括情绪的起伏波动和变化,我们要与情绪和平共处。

　　由于正念疗法所具备的注重当下与不做评判等特点对认知改变与情绪调节有很大益处,所以正念疗法目前在临床实践中广泛应用。

　　正念冥想不仅可以调节个体的负性情绪,而且可以促进个体的正性情绪。不过,正念冥想尤其是西方的研究更多地针对负面情绪,如焦虑、抑郁、愤怒、恐惧等,而内观冥想更关注怜悯、快乐、仁慈等积极情感。

　　冥想不仅能够显著降低健康人的焦虑和抑郁反应水平,还能缓解慢性病患者的焦虑、抑郁等负性情绪,对于身心障碍或身心疾病具有显著的干预效用。

正念练习不仅被广泛应用于焦虑症的治疗,也很大程度地减轻我们的一般性焦虑和其他焦虑的表现。正念冥想对健康人群的焦虑、抑郁情绪具有显著的调节效果。大量研究表明,正念禅修也能够显著改善健康人群的身心症状,提高正念水平,降低焦虑和抑郁水平。这些人群包括医护工作者、运动员、学生等。目前,美国很多大学、中学、小学实行冥想教育以缓解学生压力、调节情绪。

正念冥想对慢性病患者的焦虑和抑郁情绪也具有很好的调节作用。目前,已有大量的正念训练应用于癌症患者的研究,并取得了很好的疗效。正念水平与癌症患者的焦虑和抑郁情绪密切相关,患者的正念水平、抑郁、焦虑等均显著改善。正念冥想不仅对患有躯体疾病人群的情绪,还对心理障碍患者(如创伤后应激障碍、焦虑障碍、抑郁症患者等)的情绪具有调节作用,MBSR 能够降低冠心病患者的焦虑水平、缓解抑郁情绪,减轻对癌症病情加重、复发的担忧。

国家卫生健康委员会对新型冠状病毒肺炎疫情下的心理调适也推荐了冥想与正念方法。这是因为面对新型冠状病毒肺炎疫情,无论是确诊患者还是一线医务人员,无论是疑似患者还是密切接触者,无论是居家隔离者还是广大防疫人员、警察、公务人员,甚至健康的普通民众,都承受着很大的心理压力,难免产生焦虑、恐惧、担忧、疑病、失眠、无助、愤怒等情绪变化和行为反应。笔者在疫情期间,也多次在线下并通过网络直播、微信公众号等形式,宣讲冥想在新型冠状病毒肺炎疫情下的心理调适作用。

(二) 冥想的身心调节作用

在此,主要涉及与压力和情绪相关的身心调节作用。

1. 促进心理健康　冥想对心理健康具有明显的促进作用。正念训练可以提升普通人群的主观幸福感,提高免疫功能,增强职业能力和学习能力。冥想训练可以明显调节情绪,自我不满、忧伤、紧张、愤怒、心烦意乱等负性情绪降低,与之相反的正面情绪(如幸福感、勇敢向上等)增加。这样的训练对个人的价值观也具有显著的改善作用,可以增加自我内心与自然的和谐性，更有责任心，更容易宽恕和原谅犯错的人，觉得世界更加美好。

正念可以促进积极重评这一有益的认知-情感加工过程，进而增进理性幸福感（eudaimonic well-being）。理性幸福感有别于依赖获得愉悦感、回避痛苦的享乐幸福，而是当一个人参与和他内心的价值观一致的生命活动时，体会到的目的感、意义感、对生活的积极投入。积极重评并不是简单地把事情"往好处想"或是一味否定残酷的现实，而是将压力事件重新解读为良性的、有意义的、有助于个人成长，是自己发展韧性的一种途径。正念使得自己能更灵活地选择对刺激的评价，阻断自动化的、条件化的反应，让人能有意识地反思。正念的注意转换涉及从想法、情绪、身体感受中去中心化，这个过程是评价和重评的关键一步。通过去中心化，正念让人可以更自由地选择适应性反应，从而帮助人们从负性事件中找到价值，继而减轻由负性事件产生的想法、情绪带来的困扰。注意变广是正念直接带来的效应，正念冥想诱发的积极情绪也会使注意变广。正念促成了积极重评和品位的自我强化系统，形成了一个从扩大觉察、建构意义到个人成长、投入生活的向上螺旋。

MBSR 对一些精神障碍同样具有较好的辅助治疗及预防复发作用。压力通常是精神障碍发展和复发的重要危险因素，它对人的身体、心理及幸福感体验都有不利影响。MBSR 训练后，不仅患者的焦虑、抑郁水平大幅度降低，躯体症状缓解，而且自尊水平和睡眠质量都得以提高，应对策略也得到了改善，从无效应对方式转变为有效应对策略。肠易激综合征（IBS）患者常伴随广泛性焦虑，在每天简单的正念练习后，IBS 及焦虑症状都得到了显著改善。

2. 慢性病调节　　大量研究表明，MBSR 能减轻慢性病患者的疾病状态，改善睡眠质量，缓解抑郁和焦虑情绪，提高其生活质量和幸福指数。MBSR 对慢性病患者的抑郁、焦虑和慢性躯体疾病患者的心理压力有积极影响。

（1）提高癌症患者幸福指数：癌症患者在诊断、治疗和康复过程中，不但要忍受躯体痛苦和治疗的不良反应，而且还遭受着巨大的心理痛苦，

247

包括焦虑、抑郁、躯体症状和社交问题等。这些躯体和心理症状的持续存在影响患者的生活质量，降低治疗依从性和满意度，也会影响疾病进程和预后，增加医疗负担。8 周的正念冥想对癌症化疗患者的情绪和生活质量有明显的促进作用，能够缓解焦虑、抑郁和恐惧情绪，降低知觉压力，减轻疼痛，促进睡眠，降低疲劳，提高认知，改变应对技能，改善心理弹性，提高自我效能和生活质量，促进康复。事实上，仅 10 分钟的正念练习就会对患者的身体产生影响，所以患者在医院排队时就是练习正念的好时机，哪怕只是跟随音频练习也能够减轻化疗带来的痛苦。

（2）降低血压：大部分高血压患者可以通过长期药物治疗来维持血压，但仍有患者血压控制不佳，而正念冥想可以显著降低血压，尤其是对血压控制困难的患者，药物结合冥想能有效维持血压。MBSR 能降低老年高血压患者和冠心病患者的血压水平，同时还有助于延缓高血压患者动脉粥样硬化的进程。冥想是通过减轻急慢性交感神经系统的兴奋性，降低外周血管阻力和皮质醇水平，抵抗生理和心理应激反应而达到降低血压的效果，同时能够降低代谢综合征中的胰岛素抵抗和自主神经系统张力，从而改善高血压的影响因素，进而对冠心病患者起到治疗作用。

（3）提高抗压能力：知觉压力是一种心理感受，为个体自我认知后对威胁性刺激的一种认知评估。正念干预不仅对中青年知觉压力有明显改善，可以提高抗压能力，而且还能够显著降低冠心病、糖尿病、乳腺癌等慢性病患者的知觉压力，提高抗压能力，降低压力水平。患者在进行正念冥想练习时，通过保持清晰的正念态度去察觉内心的各种体验，从而改变患者对负性事件和情绪的态度，改善患者的健康状态。

（4）提高睡眠质量：慢性病常伴随睡眠障碍，而正念训练能够提高患者的睡眠质量，如正念干预能显著改善高血压患者的睡眠质量，包括主观睡眠质量、入睡时间、睡眠时间、睡眠效率、日间功能障碍和睡眠质量等。冠心病手术患者也常存在睡眠问题，伴随的交感神经兴奋、心跳加快、血管收缩常导致恶性心血管事件发生，MBSR 能够改善围手术期的睡眠质量。

3. 自杀调控　冥想训练可以降低练习者的自杀风险。这一作用除了冥想本身具有降低自杀意念的直接效应,还有通过降低皮质醇浓度即应激反应水平、缩短入睡延迟时间并提高睡眠效率的间接效应。

(三) 作用机制

虽然正念疗法目前应用广泛,但作用机制十分复杂,对压力管理和情绪调节的机制也尚未阐明。科学家试图从不同的维度对正念疗法的作用机制进行阐述。目前心理维度研究主要基于自我意识与自我管理这一维度,集中在人的注意、情绪与认知等方面,而生物学机制研究更是不够深入,主要包括影像学和神经内分泌免疫因子的测定。

正念水平被认为是身体健康的一个强有力的预测因素。较高的正念水平与较低的抑郁和焦虑症状具有一致性。把注意力放在对当下的体验是正念水平的重要方面,培养这种能力是利用正念方法干预焦虑和抑郁症状的核心。

MBSR 能够改变大脑情绪相关脑区的活动,提高大脑积极情绪脑区的活动,降低消极情绪脑区的活动,从而增强个体对积极情感的体验和对情绪的调节能力,有利于身心健康。

认知神经科学的研究发现,正念冥想可改变大脑半球之间的平衡,促进左侧前额叶脑区激活增强。除正常的健康人外,正念冥想训练还能够帮助高风险的自杀抑郁个体习得保持正性情绪脑区活动的平衡模式。正念冥想训练在降低负性情绪特异性临床症状的同时,相关脑区活动也发生了变化,而其中涉及的脑区主要有背外侧前额叶皮质和背内侧前额叶皮质。

正念特质与前额叶皮质泛化的激活增强、双侧杏仁核活动减弱有关。正念特质是通过改善前额叶对边缘系统反应的调节来实现对情绪的调节作用。这种调节作用还有可能体现在通过冥想训练分离联结在一起的两种自我参照神经机制,从而加强体验性神经机制。MBSR 改善了焦虑、抑郁症状和自尊水平,而关注呼吸的注意任务缓解了负性情绪体验、引起杏仁核活动减弱,同时注意分配涉及的脑区活动加强,说明正念冥想训练通过减弱情绪反应相关脑区的活动与增强注意相关脑神经网络的活性,改

249

善成年社交焦虑障碍患者的行为和临床症状及负性自我信念的自动化反应。

长期的冥想训练不仅可以改变脑电活动,而且还可以改变与情绪加工相关的大脑结构,如负责注意力和综合情绪的大脑皮质变厚,与恐惧情绪有关的杏仁核变小、活动降低。密集内观冥想训练的个体脑部负责注意力和处理感觉输入讯息部位的皮质厚度增加,而且厚度的变化与冥想时间一致。内观冥想练习者前岛叶、海马、感觉皮质和前额叶皮质的皮质厚度增加。强化岛叶的功能、改变大脑的线路使情绪调节器趋向于更积极乐观的方向设定。MBSR 干预后左侧海马皮质厚度增加,以及全扣带回、颞顶叶交界处和小脑皮质增厚,涉及学习和记忆加工、情绪调节等改变。另外,长期的正念冥想练习者右眶额叶皮质和右海马体积显著增大,这两处脑区参与情绪调节和反应控制活动,从而解释冥想练习者为什么在培养正性情绪和保持情绪稳定性方面具有较强的作用。除此之外,短期冥想训练也可改变大脑复杂网络的可塑性,如每天 10 分钟的正念训练即可显著提高 GRE 阅读词汇成绩,增强工作记忆能力和认知功能等。

(蒋春雷　苏文君)

第二节　冥想在儿童中的运用

一、概述

现代有关儿童冥想的研究与实践发展是建立在现代儿童观之上的,并寻求了医学、心理学等领域的理论支持。在对儿童冥想进行具体探讨之前,首先要明晰儿童的概念。广义上的儿童指所有未满 18 岁的人。从笔者目前查阅的资料来看,认同儿童能有效进行冥想活动的最低年龄约为 4 岁,本文中的儿童指所有未满 18 岁的人。

目前,专家学者普遍认为儿童是适合练习冥想的人群。同时越来越多的出版物(欧美国家居多)开始专门探讨儿童冥想,通过美国 NCBI PubMed 文献检索结果显示,关于儿童冥想方面发表的论文自 1973 年至今累计 380 篇。其中，2019 年全年发表了 57 篇。近期的研究论文及相关出版物就儿童能够有效练习冥想的年龄、适合不同年龄阶段儿童冥想练习的特点展开了探讨，并根据相关理论指导组织创作了许多冥想活动。

现代冥想在世界范围内得到大众的广泛认可是随着瑜伽的风靡从欧美开始的。冥想作为瑜伽中常用的一种技法，到了 21 世纪初开始在中国得到广泛的传播。现代儿童冥想正是在这种背景下发展的。起初，专家学者及教育家们重点关注的是冥想对正常儿童发展的促进，如促进人格发展、身体发育和专注力、自我管理等及一些与学习有关的能力。在 20 世纪 60、70 年代，随着替代性教育(alternative education)机构在美国的出现，冥想作为一种训练课程出现在这些替代性学校中。而进行冥想活动的意义，各学校已经达成了共识——唤醒人类内心状态的和谐，做一个完整、真实的人。2007 年，已有杂志刊载冥想作为一种放松法进入了美国的各大学、中学、小学，冥想的作用逐渐被广泛认可。学生的注意力提高，消极的自我暗示减少，儿童的厌食症及其他一些不良习惯也得到改善。

在美国，青少年冥想训练的兴起有着深刻的时代和理论背景。首先，情感障碍的发病率增加，人们越来越重视情感调控能力的提高。然而针对情感调节和控制能力的认知教育和行为训练效果不理想。研究发现，冥想训练不仅可以有效缓解儿童的焦虑、多动，具有良好的心理治疗效果，还能有效改善小学生的认知、情感功能，减少注意损伤和负性情绪，使大脑专注力更强、记忆力更佳、处理多重任务的能力更高，并能增加主观幸福感。当前，使用正念冥想治疗儿童多动症、焦虑、学习困难、社交困难、问题行为的研究逐渐增多，研究不仅训练青少年冥想，还教授亲子冥想和教室冥想的操作方法。而加入冥想和接纳技巧的教养方式被认为是继行为干预训练和认知教育之后的"第三次浪潮"，是教育教养方式的重要转换。青少年冥想训练是在成人冥想卓有成效的基础上发展而成的。对冥想减压项目的分析表明，冥想干预对于缓解各种生理和心理健康问题及健康人群的精神压力卓有成效。冥想的研究方向正逐步从缓解心理疾病患者的症状转向探究其积极效应(如增强幸福感、怜悯和同情)，促进个体的身心健康和社会互动,以及青少年的心理治疗、教育教养、团体拓展训练等。正念应用到儿童青少年群体可以分为两大部分:一是应用到临床诊断的儿童青少年群体,二是应用到健康的儿童青少年群体。正念应用到儿童青少年群体的趋势,正从临床背景的干预不断扩展到面向健康的儿童青少年群体,特别是面向学校背景下的儿童青少年群体[1]。

国内学校背景下冥想的应用正处于起步阶段,冥想以其在学业促进和情绪调节方面的突出效果,为探索我国特色心理健康教育之路提供了新的思路和可能。国外已有的冥想应用为我们提供了宝贵经验和参考,我们需要结合我国的教育特点,将冥想整合到中国的教育系统中,融合到当前的学校心理健康教育体系中,开发适合我国教育国情,具有我国教育特色的冥想课程和项目,并开展相关实证研究,评估项目的效果,建立成熟的冥想健康教育体系,推动我国心理健康教育的发展,惠及更多的儿童青少年群体。

二、儿童冥想项目及研究

(一)国内外学校背景下的冥想

1. 提升心理素质及情绪管理　Inner Kids 项目(*https://innerkids.org/*)是发展较早的正念冥想项目,主要面向幼儿和小学生,运用游戏、活动和教师的指导来帮助孩子们发展对自己情绪和外界环境觉察的能力。Inner Kids 项目是 Susan Kaiser Greenland 在 2001 年建立的,她将成人的正念练习进行改良,将正念冥想技术、游戏及课程相整合,创造出适合儿童青少年的正念训练形式,将正念推广和应用到学校中。2009 年,课程改良后被引进到新加坡,授课对象是当地的 8~12 岁的学生。有研究采用随机对照设计评估了 8 周 Inner Kids 项目的效果。项目每周 2 次,每次 30 分钟,被试为 64 名 7~9 岁儿童。结果显示,实验组儿童在注意、执行功能、自我行为监控及对于结果的计划方面都显著增强(由父母和老师评价)。课程之前那些自我调节水平较低的学生接受培训后在反省认知、行为调节方面有所提高[2]。

Mind UP 项目也是基于正念冥想的情绪管理项目,它将正念和社会情感学习结合起来，课程旨在促进学生的执行功能和自我调节能力，促进学生对社会情绪理解。课程包括 12 节课，每周 1 次，每次持续 40～50 分钟。内容包括集中注意在感觉性经验（嗅觉、味觉）、正念沟通（考虑别人的观点）、感恩的训练（在家中、教室和社区为他人做一些感恩的事情）。核心的正念练习是每天 3 次，每次 3 分钟，内容包括有意识觉察呼吸和声音等。研究评估了 Mind UP 项目，结果显示该项目可以改善 9～13 岁学生的注意力和行为问题（指标由教师前后测量分别报告）[3]。2015 年，有近 200 人样本的研究重复了 Mind UP 项目的效果。发现相对于对照组，Mind UP 组在认知控制和压力应对方面有改善，同情心、情绪控制、乐观、亲社会性、同伴接纳度也有提高，自我报告的抑郁症状和同伴评的攻击行为均下降[1]。

253

Learning to BREATHE 也是基于正念的培养儿童青少年情绪管理技能的项目。该项目的目标是在群体环境下，通过正念帮助孩子们更好地理解自己的想法和感受，更好地管理负性情绪，促进情绪管理技能的发展。课程名 BREATHE 是 Body、Reflection、Emotions、Attention、Tenderness、Habits、Empowerment 六个英语词词首字母的缩写，代表了课程六部分核心，包括对身体的觉察，理解想法及和想法一起工作，理解情绪及和情绪一起工作，对身体感觉、想法和情绪的整合觉察，减少有害的自我评判，将正念觉察整合到日常生活中。项目通过正念训练来培养情感平衡的能力，开发学生的内在能量和优势。采用非随机试验研究评估这个项目的效果，试验组是来自一所女子私立学校的所有 137 名高中女生（17～19 岁），对照组是来自同一所学校的 30 名初中女生。正念课程整合到学校的健康课，成为其中的一部分。结果显示相对于对照组，试验组学生的负性情绪、疲劳和疼痛显著减少，平静、放松、情绪觉察和调节及自我接纳程度显著提高[5]。研究显示，正念训练在增强青少年情绪调节、幸福感方面是一个有效的方法。

正念减压疗法（MBSR）和太极结合是一种别具特色的冥想课程。波士顿的一所公立中学正在开展将太极和 MBSR 结合的教育课程。在美国，MBSR 和太极都是很流行的减压方式，两者都有优势，该课程则把两者的精华结合起来并经过改良后运用到儿童青少年中。将太极中流畅的动作分解成更细小的部分教给孩子们,让孩子们用正念的方法去觉察身体运动的感觉,觉察唤起情绪的扳机点,帮助孩子们更好地调节自我情绪。正念冥想和太极的结合提高了学生学习的兴趣。2005 年有研究对改编的 MBSR 和太极联合的 5 周训练项目的效果进行了评估,样本量较小,包括 11 名 11~13 岁的学生,每周 1 小时,持续 5 周。训练内容为觉知呼吸、声音、想法和参禅。研究运用了自我评估的测量方式,经过 5 周的课程,学生的平静、放松、睡眠水平及幸福感显著提高;自我关心、自我觉察及与自然联系的感觉逐步增加。研究显示出将正念和太极练习结合产生了良好效果,学生们对项目产生了持续兴趣。

英国较有规模的正念学生项目为"Mindfulness in Schools Project",简称为". b"课程(". b"英文读作"dot b",含义是"stop, breathe and be")。". b"课程综合了注意力、学业及情绪管理多个主题,旨在通过正念训练提高学生的专注力、压力管理能力、交往技能、学业表现及幸福感等。Harnett 等研究中一共有来自 11 个班级的 173 名 14~15 岁男孩,其中 6 个班级是干预组,5 个是对照组。干预持续 4 周,每周 1 节课,每节课 40 分钟。结果显示相对于对照组,正念组在正念水平、心理弹性上显著提升,对于情境改变能够更好地调整反应。正念组中个人课外练习量与心理幸福感、正念水平呈正相关。大部分的学生报告了他们从正念训练中获得益处,有 74% 的同学希望未来能够继续练习[6]。随后采用非随机平行组设计在 9 个学校将近 500 个学生(12~16 岁)中开展". b"课程效果研究。结果显示正念项目组抑郁情绪水平显著下降,跟踪测试发现抑郁和压力继续下降,幸福感继续提升,而且幸福感和低压力与正念练习量呈正相关[7]。这个项目扩展成 9 周的课程,在英国及更广泛的欧洲范围内开展。

在荷兰,针对小学生开展了名为 Mindful Kids 的正念项目。课程是将 MBSR 和 MBCT 进行改良,一共是 6 周 12 小节,每周 2 小节,每小节 30 分钟。孩子们练习适合自己年龄阶段、改良版的冥想练习,练习内容包括对声音、呼吸、身体感觉、想法和情绪等无评判地觉察。有研究在 3

所小学开展 Mindful Kids 项目直接和长期效果的研究,年龄为 8~12 岁的学生随机分配到直接干预组(95 人)和等待对照组(104 人)。研究结果显示正念组学生的压力降低、幸福感提升,而且有一些效果在跟踪测试时更加明显[8]。

2. 提升注意力和学业成绩　英国 AAP(Attention Academy Program)项目针对年龄段更小的孩子们,AAP 项目希望通过练习正念冥想来提高孩子们的注意力,提高其学业成绩及生活质量。项目帮助孩子们增加他们对当前经验的注意,对当前的经验不评判,以初心的态度去看待每段经验。AAP 通常是 24 周的课程共 12 小节,每小节 45 分钟,在有经验的正念指导者指导下进行正念练习,包括呼吸训练、身体扫描、身体移动和对运动的觉察等。在 228 名 5~8 岁的儿童群体中开展研究 AAP 项目的效果,结果显示试验组自评焦虑水平降低,教师评测的注意和社会技能水平提高,客观的选择性注意测验成绩也有了显著提高[9]。

2006 年,一项尝试将短时冥想练习用于 10 岁学生课堂的研究发现,以正念为主要内容的冥想可以使孩子们的智力、创造性、学习能力、记忆力和学业成绩得到提升,降低压力、减轻焦虑,在社会活动方面的提升表现在自信心增强、与他人的关系改善及对工作胜任能力增强方面。这项冥想练习内容涵盖了保持坐姿、观察呼吸和躯体等。练习在开始上课前的几分钟进行,在最初的半分钟内带领孩子进行安静冥想关注远处的声音然后完全静下来。研究者发现,在孩子们后来回忆时对这个训练记忆犹新。

3. 对弱势儿童的帮助　据英国《卫报》报道,英国贫困地区的学校正采用冥想课的方式帮助弱势儿童应对暴力影响。利特兰的英国烈士天主教小学距离附近的犯罪区非常近,学校大多数孩子都受到过暴力影响。"父母失业、经济压力、对犯罪的担忧等,让孩子承受了莫大的压力。"校长刘易斯·丁斯代尔说,"儿童不想与父母对话,但是通过冥想他们能够将自己的焦虑和担忧表现出来。"

据悉,学校冥想计划在英国全国范围内培训了近 2 000 名教师,比去年增加了 40%,其中大部分增长来自弱势儿童比例高于平均水平的学校。培训一名这样的教师需要至少 2 500 英镑,但刘易斯说,这项投资获得了回报,孩子们从冥想中获得了帮助,并因此改善了学业成绩。

博尔顿支持青少年基金会是一个对弱势儿童进行教育的非营利独立学校,其创始人贾森·斯蒂尔说,2 年前学校有了冥想课,一开始不太相信它的作用,后来我们惊讶地发现几乎所有孩子都从中受益。通过冥想,他们建立了自尊和信心,并学会了积极面对生活[10]。

(二)国内外非学校背景下冥想在儿童临床确诊或疑似病例中的应用

1. 改善焦虑抑郁情绪　研究表明正念训练能改善青少年的情绪和问题行为。在 2009 年的一项随机对照研究中,102 例被诊断为心境障碍和焦虑障碍的 14～18 岁青少年被随机分配到正念训练组和常规治疗组。结合青少年的特点,8 周 MBSR 方案稍作调整,训练时间由 2.5 小时缩短为 2 小时,家庭练习时间由 30～45 分钟改为 20～35 分钟,取消了原方案中 1 次全天的训练,并将分享讨论集中在青少年的问题上。问卷调查结果表明,与常规治疗组相比,MBSR 组临床观察的压力、焦虑、抑郁、自尊和一些身心症状在治疗后显著改善,3 个月的追踪期干预效果得到维持。

2005 年的另一项探索性研究中,5 例 7～8 岁诊断为焦虑症的儿童参加了为期 6 周(每周 45 分钟)的干预。治疗方案的核心思想和具体技术来自 MBSR 和正念认知训练。练习包括觉察呼吸,觉察散步,觉察身体伸展,正念看、听、嗅、触。每次课程侧重于某一项具体的内容,重视体验,鼓励组员在生活中运用正念。6 周训练后通过儿童行为问卷评价,教师报告这些儿童情绪得到明显改善,问题行为有减少趋势,能更好地适应学校生活。

2005 年一项研究采用 6 次训练对 13～19 岁的青少年进行干预,同时也进行了失眠的治疗,6 周后参与者的睡眠状况和焦虑、心理健康痛苦等得到改善。

2. 提升应对压力能力和幸福感　2010 年在 13～17 岁的高中的学生中进行了为期 8 周的减压和放松的正念训练,训练显著地提升了参与者的正念水平和主观幸福感,并且提升了他们的积极情感和生活满意度,同时降低了他们的消极情感。

我国有学者对 10 名普通中学生进行了为期 8 周的 MBSR 训练及个体正念辅导,发现冥想能降低被试的焦虑和抑郁情绪,提高自我效能感❶和自尊[11]。另一项对中职生进行的研究结果表明,试验组被试在 8 周的 MBSR 训练后,中学生心理健康量表总分和强迫症状、偏执症状、人际关系紧张与敏感、抑郁、焦虑、学习压力及情绪不平衡评分提高的程度显著优于对照组[12]。

总之,有证据表明基于正念的心理干预及心理治疗对儿童、青少年和家长加强自我调节和应对压力都有很多益处,从而能有效地增加他们调节管控心理压力的能力。

3. 提升注意力和学业成绩 多项研究结果证实,正念冥想训练可以改善被试的注意能力。由于青少年、儿童的注意力和记忆能力有别于成人,因此,对青少年进行的训练模式,除了包括成人版的 MBSR 和正念认知训练外,还有正念认知疗法儿童版及 5～10 分钟正念冥想技术。正念认知疗法儿童版训练每周 90 分钟共 12 周的课程,其中有 3～10 分钟的呼吸和躯体冥想代替了成人版的 20～40 分钟的躯体和呼吸觉察,每个训练组最多包括 8 例儿童患者,并根据情况配备 1～2 名指导者。

一项针对 24 例多动症的成年人和 8 例青少年为期 8 周、每周 1 次、每次 2.5 小时正念训练的研究表明,被试报告的多动症症状和注意网络测验都有显著改善。并且,线性回归分析发现被试年龄与干预效果成正比,总的练习时间与注意功能的提高显著相关。该训练方案针对多动症的特点进行调整:① 结合临床症状、神经生物学与多动症的病因提供心理教育;② 练习时间缩短,并用觉知散步取代觉知呼吸;③ 强调正念在生活中的运用;④ 每次课程即将结束时进行慈心禅练习,以解决与多动症相关的低自尊问题[11]。

另一项在社区心理健康中心进行的非随机控制组研究,共有 14 例

---

❶ 20 世纪 80 年代以前,班杜拉将自我效能解释为个人对自己在特定背景中是否具有能力去操作行为的期望。80 年代以后,班杜拉又将自我效能看作是对行为操作能力的知觉和有关恪守自我生成能力的信念。

11～18岁患有外化障碍（多动症、对立反抗品行障碍、自闭症）的儿童和青少年参加训练。训练方案缩短了练习时间、增加了练习类型、使练习内容更具体（包括瑜伽、按摩、觉知散步、觉知地吃、觉知地听、觉知交流）；训练重点集中在特定主题，如冲动、注意分散、注意和沟通或冲动和沟通之间的关系等。除了一般练习外，还增加了父母与孩子互动中应用正念的内容。结果显示，这些孩子的注意力测验结果有改善；主观报告的个人目标、觉知度、冲动行为和主观幸福感获得改善，这些结果在8周的追踪期得到维持[13]。

此外，还有研究发现这种干预方法对9～13岁儿童注意问题和行为问题的改善和焦虑症状的降低有显著效果[14]。

在一项对13～18岁的学习障碍学生进行的干预中，研究者在每次课前进行5～10分钟的正念冥想练习，每天1次，共5周后被试自我报告焦虑水平降低，社交技巧提升，并且学业成绩显著提升。另一项研究也指出，在7～8岁的儿童中进行了为期6周的正念训练。这些儿童原本都面临着焦虑导致的学业问题，经过训练学业成绩得到了提高，教师报告的行为问题也得到了改善[15]。

4. 改良家庭关系　冥想的接纳、不加评判、觉知自身和他人情绪等原则使其具有建立、发展及调节人际关系的优势。冥想认为愤怒和其他负面情绪不仅破坏了我们自身的幸福，也构成人际关系的障碍，所以我们要发展慈悲（同情）、放下私欲（我执）。

研究发现冥想训练与夫妻满意度高度相关。研究者还专门为父母们设计了冥想训练计划。有研究认为亲子或家庭集体冥想的目标是：① 积极聆听；② 接纳孩子和自我接纳；③ 觉察孩子的情绪和自我情绪；④ 调节亲子关系；⑤ 改善夫妻关系；⑥ 同情自我和同情孩子。关键要素是敏感觉察、积极关爱、顺其自然。该研究发现对父母的冥想训练效果显著。例如，一名父亲谈到"以前总因为孩子说的话、做的事情愤怒不已，冥想训练后发现孩子的出发点也是好的，只是方式不对。现在他能够换位思考、更清楚地看到问题实质"。研究者认为，父母冥想通过两条途径影响孩子：一是冥想降低了抑郁、增加了父母的幸福感，对孩子的温情增加，从而使孩子积极行为增多;二是父母教育效能感❶增加,带来对孩子的管理和监控能力的增强,从而减少了孩子的问题行为。第一条路径中,父母抑郁直接或间接导致孩子的外化问题行为,冥想使抑郁症状及与抑郁相关的反刍思维❷减低,持续冥想能提高情感觉知。当反刍思维减弱、脱离了抑郁等负面情绪的习惯反应,父母更容易享受积极情感状态,并感染孩子的情绪,孩子随之会变得积极主动和亲社会。第二条路径中,练习冥想使父母觉察和接纳,探索和理解亲子的需要和欲望,发现自己的功利心或自己的情结导致不能设身处地替孩子着想,从而不再以自己的标准评判或一味指责,继而学会重视孩子的认同需要和情感渴求。通过冥想,使父母改变了强加于人的育儿方式,进而扭转亲子之间那些抱怨、指责、逆反和冷漠的情绪互动模式,增加理解、支持和关爱,更好地和孩子互动,积极引导并顺其自然。最终,孩子顺从行为增多,父母效能感增加,能有效管理和监控孩子的行为,孩子的问题逐渐减少[16]。

259

　　冥想改变思维、反应、行动、创造模式,改变受无意识支配的习性反应,使注意力范围扩大,扩大到父母能够发现自己目前态度的形成历史,觉察自己的行为会不会带来预期后果。例如,一位失落的母亲总想插手儿子的工作婚姻安排以达到掌控生活、挽回面子的潜意识目标,在冥想中她定心悟真,发现了自己行为的荒诞。接纳和超然的领悟让家庭积极情绪增加,慈爱练习能进一步扩充这种积极情绪,让孩子把爱心扩展到所有人身上。从亲友开始逐渐扩展爱心最后达到爱护"所有众生"。研究发现每晚的冥想练习能让孩子们更快乐、健康,富于创造性,即通过观察思维和感觉可以改变思维习惯,为意识拓展奠定基础,有助于发展同情、催化质变学习,促进更多的视角转换[17]。此过程中,个人情感识别力、移情能力、情感调控能力甚至情感意志力都会有显著提高。

　　5. 对自闭症儿童的帮助　尽管大部分的研究都是在正常发育的成年人身上进行的,但近期多项研究表明正念对自闭症儿童的好处。如何

❶ 教育效能感,就是指教师对自己影响学生学习行为和学习成绩能力的主观判断。
❷ 反刍思维是个体在经历了负性事件后,个人对自身消极的情绪状态及这些情绪状态可能产生的原因和后果的反复的、被动的思考,是个体应对负性情绪的一种方式。

通过正念冥想训练控制及弱化攻击行为一直是正念训练的在行为矫正方面的一个重要研究课题。与目前针对攻击行为的行为和精神药理学干预相比,基于正念的干预使个体能够制订自我管理策略来规范他们的挑战行为。在一项纵向研究和干预中,研究人员让患有自闭症的青少年学习"脚底练习法",其中包括将注意力从情绪触发点转移到脚底。在 3 年的随访期后,攻击性行为从每周 14~20 次显著减少为每周 4~6 次[18]。

此外,正念技巧已被证明可以改善亲子关系,显著减少父母的压力。仅需短短几周的时间,就能改善父母的整体健康水平并提升他们的幸福感。父母在行为上的改变又会相应地减少孩子的压力和焦虑[19]。在自闭症儿童教学课堂,正念训练可以让教师更好地应对课堂的紧张氛围,以及更好地管理和满足自闭症学生的社会、情感与教育需求。一个为期 5 周的正念教师培训干预项目介绍了压力管理和放松技巧及正念技巧在教学中的应用效果,培训不仅提高了教师的自我效能感信念,而且使教师能够更好地应对各种具有挑战的难题[20]。因此,正念练习可能是一种可行的技术,不仅可以改善骨独症谱系障碍(autistic spectrum disorder,ASD)儿童患者的行为和认知反应,还可以改善照顾他们的人的整体幸福感。虽然正念似乎是陌生的领域,但将正念实践融入日常生活其实很简单(详见下文)。

三、儿童正念冥想练习的指导性原则及方法

(1)根据儿童青少年心理生理特点,适合儿童青少年冥想应具备以下几点[21-22]。

第一,短时高频,易于实施。青少年学业任务重、时间紧且不易于长时间静坐,因而用于成年人的正念训练须经过修改以适应青少年的需求。一般建议 40 分钟以内的青少年训练形式易于学校和学生实施,便于每天都进行,可以在课间操作,可使训练效果得到不断巩固。儿童每天家庭练习时长应以 5~15 分钟为原则,静坐和身体扫描练习以 3~10 分钟为 1 个练习单元。

第二,形式、内容简练,易于学习和坚持。训练程序要容易熟悉和掌握。受到学校广播体操和眼保健操形式的启发,结合正念训练核心理念

和技能，首都师范大学刘兴华及其研究团队将正念与中国中学生现实情况结合，发展出对国内中学生群体的心理促进、开发和培养的本土化心理健康教育形式——正念健心操。这是一种心理上的操练、针对青少年的正念训练形式。这种训练形式较好地适应了青少年的需求，是一种符合我国中学生身心特点的心理教育形式。正念健心操是指在每天固定时间、用时5分钟、在教室听录音进行的正念短时冥想训练形式，活动包括觉查身体、呼吸等内容。训练源于MBSR，核心理念是正念的不评判的、此时此刻的观察和注意。我国青少年的主要群体大多数正处于初中、高中阶段。正念健心操是一种为绝大多数在校中学生制作的、短时多频的心理健康教育方法，力求在学生每天的生活中通过简短的固定健心操练习，提高心理健康水平，促进内心和谐，进而促进学生的"全人"健康发展。

第三，注重趣味性。正念冥想项目和课程的设计与开发，应使之更好地适合儿童青少年群体，既让他们有兴趣又能让练习有效，切实帮助到他们。如利用可视化技术（沉浸式画面、虚拟现实技术等），将冥想融入趣味活动中，在活动中练习注重当下的正念技巧（如正念进食、正念绘画或正念书写），寓教于乐，在乐趣中学习和练习冥想。

第四，适合团体训练。参与训练的人员可以是全体班级同学，甚至是全年级、全校同学。因为儿童青少年喜欢团体活动，大家一起做冥想训练，有助于坚持。此外，亲子冥想通过儿童与家长一起参与正念练习，有助于儿童理解正念，养成正念行为；同时，还可促进家长的行为改变，减少拒绝、控制和提高家长养育能力。

此外，为了更好地教授儿童如何冥想，需要建立起相应的师资培训系统，逐步建立冥想师资梯队，让教师在各学校传授和发展冥想教育。

（2）来自大量科学研究及社会实践经验表明，与儿童一起练习正念冥想时较为有效方式包括以下几方面[23-24]。

第一，积极倾听。可能对孩子来说，关注自己的呼吸是比较困难的，但我们可以选择更为简单一些的办法，就是让他们关注自己听到的声音。能敲出音乐声响的碗、钟、铃铛声或是一个手机App都能作为工具去捕捉孩子的注意力。告诉孩子他们即将要听到的声音，让他们闭上眼睛去

261

关注。告诉他们在音乐声停止后举起手来，再多注意下 1 分钟他们听到的任何声音。这是一个简单且有效的练习，可以将人们的注意力转移到当下和周围的环境中。

第二，感恩。表达感谢是同理心和同情心的基石。无论是在家还是在学校里，要让孩子养成感恩的心态，感谢和珍惜生活中的一切。

第三，正念呼吸和冥想。请孩子带上他们最喜爱的毛绒玩具参与呼吸练习。让孩子躺下，把他们的毛绒玩具放在他们的肚子上，在吸气、吐气时，让孩子们看着动物的上升和下降。或者，让孩子们闭上眼睛，舒服地坐着。将他们的注意力引向呼吸的感觉。让他们把手放在肚子上，感受每次呼吸的起落。可以这样先做约 5 次循环，然后引导他们觉知任何当前的感觉或想法。并让他们观察这些想法和感受，然后像气球一样放飞它们。您可以根据需要尽可能多的重复此操作。

第四，用心散步。孩子在参与户外活动时都容易非常兴奋，但当我们在散步时，可以真正锻炼我们的注意力，注意到我们以前没有看到的东西。陪着孩子安静地漫步几分钟，让你的孩子注意他们能听到的所有声音，如风声、汽车声等。然后让他们给我们反馈他们所听到的声音，你也可以引导他们去感受其他的感觉，如微风吹过他们的头发的感觉，或者走在铺满落叶的小路上时树叶沙沙作响的声音。如果你的孩子特别活跃，你可以让他们跑或跳，并让他们注意自己的心率或呼吸加快。

第五，用心饮食。正念可以通过意识激活我们的感官。让吃饭也成为孩子的一种感官体验吧。闻一闻食物的味道，触摸它，品尝它，聊聊它的颜色、形状和质地。这可以让孩子在用餐时关注饮食中的正念，同时这也是一种冥想实践。

第六，睡前冥想。让你的孩子躺在床上，闭上眼睛，让他们注意身体的各个部位。从脚趾开始，慢慢向上移动到头部。这是一种使人平静的方法：在一天结束时，让你的心回到自己的身体，并对自己的身体产生感激之情。本章末尾列出了一些可供参考练习的文章[25-26]。

第七，心情天气预报。在《像青蛙一样静坐》一书中，Eline Snel 鼓励孩子描述当下的心情天气预报：是晴天，雨天，暴风雨，平静，有风，还是海啸？这能让孩子从情绪中抽离，同时进行重要而深刻的自我剖析。我们认识到，我们的情感就像天气一样。我们不能改变天气，也不能改变我们的感情，但我们可以选择如何与他们相处。根据 Snel 的描述，孩子们可以认识到，"我的情绪现在不是倾盆大雨，但是我注意到正在下雨；我不是胆小鬼，但我知道有时我能感到害怕的感觉卡在我的喉咙里。"

第八，心智罐。在一个罐子里结合闪烁的物品和水，摇动它，观察它如何平静下来。就像你的想法。当你生气时，一切理智似乎都会随风飘荡，但随着时间的推移，一切又会平静下来。特别是当你的孩子经历了紧张的一天，让他们摇一摇罐子，然后看着闪闪发光的东西在激烈晃动后慢慢落下，复归平静。通过观察这些纷繁无序、漫天飞舞的闪光粉慢慢地落下，你仿佛看到了自己不平静和烦乱的内心慢慢平静入定的过程。这个玩具将精神的内部状态与视觉对象联系起来，是对内观心相的生动形象的模拟与展现——它很好地模仿个人内心因外界事物的刺激而引起混乱，随后由通过冥想或其他方法而慢慢静入、入定的心理变化过程。

第九，脚底。研究人员开发了这项技术来控制焦虑、愤怒和攻击性。当面对情绪激动的情况时，你可以教你的孩子将他们的注意力和意识转移到脚底。这一技巧可以帮助人们在紧张和激动的情况下保持冷静和清醒。这里为您提供了一个免费的与您的孩子一起一步步指导他们练习脚底冥想的指南[27]。

四、关于儿童及青少年学习练习冥想的一些思考

针对目前我国中小学生心理健康情况的现状——虽然心理健康者占大部分，但存在心理问题的人群仍然占到一定比例，并且有呈上升趋势。冥想应用到学校的方案将是以正念全员项目增强儿童青少年整体的心理素质为主，辅以对问题儿童青少年进行有针对性的冥想干预。

国内目前有关冥想在儿童青少年群体的应用正在起步阶段，探索适合中国儿童青少年群体的冥想课程和形式，相应的课程和方案并不成熟，应用和研究比较缺乏。未来如何针对儿童青少年特点将冥想训练整合到国内学校教育中，发展出适合中国教育系统的冥想课程，惠及更多的儿童

青少年群体,将是很有意思也很有意义的探讨。

第一,通常根据学生群体迫切需要、教育中急待解决的问题,凝练课程主题。冥想课程要根据国内学校教育具体需求,寻找出目前教育迫切关注的主题,围绕着主题设计具体课程方案,能够切实帮助在校学生,促进学校教育。通常注意力和情绪调节是学校教育很关心的两个主题。对于注意力这一主题,冥想课程可以设计多样、系统的课程方案,包括各种各样、丰富有趣的可以提高注意力的正念冥想游戏和活动,让孩子们在参加完该课程后切实提升相关品质。又如,现在教育越来越强调提高孩子情商和幸福感的重要性,冥想课程的主题可以关注积极情绪、幸福感等,围绕这一主题设计相关的课程方案,发展儿童青少年情绪管理技能,提高幸福感。

第二,围绕着课程主题,研发相应的系统课程,设计一系列课程和活动,在形式和内容上较成人有很大的改变,使之更加适合儿童青少年群体。

第三,开发课程之后,要进行实证相关的研究,科学、客观评估课程可能的效果。国外对正念全员学生项目的严谨研究为正念课程的推广打下了坚实的基础,也为国内正念项目开发和发展提供了很多有益的启示和参考。

此外,冥想训练与学校主流课程的融合也将会是一个趋势。目前国外已有一部分学校将正念冥想结合到主流课程中,如将正念融合到体育课中,提高了学生的情绪幸福感;将正念融合到音乐课中,促进学生的音乐学习,深化音乐和艺术的体验。在国内,未来也可以尝试将冥想训练和主流课程整合,培养孩子活在当下,对当前体验的觉察和不评判地接纳,逐渐可以将这种理念融合到学习和生活中。

(朱科铭)

第三节　冥想在老年人群中的应用

一、正念冥想与衰老

衰老是人生的必然过程,虽然我们都梦想着自己的老年生活能如同陈年老酒,随着时间的久置能够越来越醇厚,但这总归是梦想。衰老,或者说影响老年健康的原因既有内在的因素(如基因),也有外在因素(如环境、职业、营养、创伤及疾病等)。当我们变老的时候,我们会出现下述的症状:心肺功能的减退、消化功能的脆弱、记忆丧失加速、情绪的不可预测、社交活动减少、社交支持下降,甚至无处不在的疼痛。无论年轻时的身体状况如何,到了老年期都会经历身体的好坏,而且这种好与坏也常常是无法控制的,常会有孤独和精力减退感、服用许多药物、生活自理能力下降、不得不使用拐杖、步行器轮椅或使用氧气袋、搬进疗养院、甚至卧床不起等。这种情况下产生自己的身体自己无法控制的想法或感觉也是理所当然的。此外,随着年龄的增长,还要时常面对各种的失去:家人、朋友、自身健康、经济、生活环境等。随着时间推移,这种情况越来越明显,因此,变老其实是伴随着各种损失和挑战。

　　能够优雅的老去是每个老年人的梦想。这个梦想可以通过一些步骤或者方法使其部分实现。正念练习就是一种的方法。正念虽然其很多内容来源于佛教,但它不是一个信仰体系,它只是一种存在的方式和练习的方法。无论你是佛教徒、基督教徒还是无神论者,无论你是高管白领还是技术员蓝领,都可以使用这种方法来锻炼自己的专注力和警觉力。正念冥想是一项任何人在任何时候任何地方都可以进行的一项锻炼,它给人带来的是安静、安宁和平和。定期采取正念冥想锻炼有助于躯体、精神和情感的健康,经过正念练习的老年人住院次数明显减少,支付医疗费用也减少 70%。正如哈佛医学院/剑桥健康联盟心理学临床助理教授罗纳德·西格尔(Ronald D. Siegel)所说,正念练习已经进入心理学、神经科学和医学的主流。Stephanie Fountain-Zaragoza 等[28]的回顾性分析认为,针对老年人群的正念锻炼研究主要用于三个方面:行为和注意力的神经环路、精神健康及系统炎症,认为正念锻炼是老年人认知及情绪调节的主要康复手段。正念及正念冥想有助于提高个体的注意力和关注力,减缓老年人注意力下降导致的认知减退,大脑中重要部分可以不随年龄的增长而萎缩,同时激活了与快乐、精力充沛和热情地参与生活相关的大脑回路。

265

正念练习可以延长端粒。端粒的概念来自 1930—1940 年 Muller 和 McClintock 的研究，真核细胞线状染色体末端的一小段 DNA（简单重复顺序）-蛋白质复合体，它与端粒结合蛋白一起构成了特殊的"帽子"结构，作用是保证染色体末端的稳定复制，保证染色体不发生融合，不会发生亚端粒区遗传信息的丢失，保证染色体的稳定性。端粒的长度反映了细胞复制史及复制潜能，被称为细胞寿命的"有丝分裂钟"。端粒越短细胞的寿命就越短、能分裂的次数就越少。随着年龄的增长，端粒的长度会逐渐缩短，此外压力增加染色体的末端也会被磨损，因此端粒与细胞死亡与衰老有关。研究表明，长期冥想者可能具有更长的端粒。2014 年 Nicola 和 John[29] 对 4 项开创性的随机对照试验进行 meta 分析，研究冥想对端粒酶的影响。4 项研究共 190 名参与者，发现端粒酶长度与健康和死亡率相关，元分析效应 $d=0.46$，正念冥想会导致外周血单核细胞中的端粒酶活性增加。这些研究将专注训练与增加端粒活动联系在一起，表明它间接地影响细胞中端粒的完整性。也许这就是为什么科学家至少对冥想对衰老的积极影响持乐观态度。

二、正念冥想与大脑功能

老年人的健康不仅指躯体健康，也指大脑健康。正念对大脑结构和脑电波改变的影响也有诸多文献报道。2014 年，Sara Lazar 等[30] 研究及分析发现，正念冥想实际上可以改变大脑的结构，基于 MBSR 8 周训练可以增加海马皮质厚度，而海马是与学习和记忆相关的大脑部位。此外，调整情绪、焦虑和压力的大脑部位杏仁核的体积也有所减小，杏仁核在情绪调节和自我参照处理中发挥作用，而且这些变化与参与者对压力水平的自我报告相符，表明冥想不仅会改变大脑，而且在改变大脑的同时也改变我们的主观感知和感觉。事实上，Lazar 团队的一项后续研究发现，在冥想训练后，与情绪和觉醒相关的大脑区域变化也与参与者所表达的自身感觉的改善，也就是他们的心理健康改善有关。加利福尼亚大学洛杉矶分校的一项研究发现，长期冥想者的大脑比非冥想者在年龄老化时保存得更好。平均 20 年冥想史的参与者大脑皮质体积更大；尽管与年轻的冥想者相比,年长的冥想者还是存在一些体积损失,但其萎缩程度远低于非冥想者。在一篇对 21 项冥想训练与影像研究的 meta 分析显示,冥想者大脑 8 个部位会发生改变,而这些部位与警觉、身体感受及自我情绪调整等有关,解剖部位的改变主要在大脑皮质、白质、脑干及小脑。实际上,冥想的广泛影响包括整个大脑。

在保护神经功能方面,正念冥想可以减少默认模式网络(default mode network,DMN)的活动。在神经科学中,DMN 也称为默认网络或默认状态网络,是已知具有彼此高度相关的活动并且与大脑中的其他网络不同的活动大脑区域的大规模脑网络。当一个人不关注外部世界,大脑处于清醒的休息状态时,如在做白日梦和思维游移的时候 DMN 是最常见的。但是,当人们在思考别人、思考自己、回忆过去、规划未来时,DMN 也是活跃的。有证据表明,阿尔茨海默病和自闭症谱系障碍患者及很多精神类疾病患者的 DMN 均受到干扰。由于沉思通常会涉及一些不快乐、反省和对过去和未来的担心等情绪,因此人们希望能够调低 DMN。耶鲁大学的几项研究表明,正念冥想有令 DMN 安静下来的作用,即使这时头脑内有想法在游荡,由于形成了新的联络,冥想者更善于捕捉它。对于轻度认知障碍患者 fMRI 分析显示,MBSR 训练后海马的活性增加,受认知影响大脑区域(前额叶、岛叶、前联合皮质)DMN 间功能联络明显改善[31]。

人大脑由数十亿个神经元组成,神经元彼此之间使用电作为相互交流的方式。当突触同步放电时,就会将数百万神经元的统一,创建一个协调的"神经网络",它与特定的意识状态、思想和情绪相关。大脑中同步电活动的组合被称为"脑电波",它具有循环和波状的特点。

脑电波可以使用医疗设备(如脑电图)检测,用于测量头皮上不同区域的电量振荡。1924 年,德国生理学家和精神病学家汉斯·伯杰首次记录了人类脑电波,伯杰还发明了脑电图记录设备,并给该设备命名。脑电波是由来自大量神经元的同步电脉冲产生的,脑电波分为 5 个不同的带宽,被认为可以产生人类意识的光谱。我们的脑电波全天变化,是反馈回路的一部分,它受到我们在任何特定时间或睡眠时所做、思考和情绪感受

267

的影响。我们所有思想、情感和行为的根源是神经元之间的沟通。大脑其实是一个难以想象的复杂电化学器官。无论是在睡觉还是警觉，从事日常活动还是全神贯注沉思，总有一定程度的电活动在进行。当信息在神经元之间传输时会产生电流。科学家称脑电波为"神经振荡"。

频率从高到低为 γ、β、α、θ 和 δ 波。每种脑电波也对应着大脑的某种活动：① δ 波，0.5～3 Hz，幅度为 20～200 μV，是最慢的脑电波，多出现在无梦深睡眠状态时或极度疲劳及麻醉状态下。② θ 波，4～7 Hz，幅度为 5～20 μV，在睡眠期出现，在禅冥想最深阶段也会出现。③ α 波，8～12 Hz，幅度为 20～100 μV，在清醒、安静并闭眼时该节律最为明显，睁开眼睛（受到光刺激）或接受其他刺激时 α 波即刻消失。在白日梦时大脑处于默认模式网络时出现，也常常在练习正念及冥想的人大脑中出现，有氧锻炼时大脑也会出现此波。④ β 波，13～30 Hz，幅度为 100～150 μV，大脑在清醒、有意识的状态占主导地位，在注意力集中或完成和认知相关的各种任务时出现。β 波是大脑反应迅速的脑电波，当在警醒、注意力集中、关注、解决问题或做决定时就会出现。抑郁和焦虑患者脑内 β 波出现是与它们的刻板思维模式有关的。⑤ γ 波，30～42 Hz，是脑电图波中速度最快的，与大脑不同部位的信息处理有关，与意识高度集中或入迷状态有关。在波士顿退伍军人医疗保健系统工作的哈佛医学院研究员 Kima[32] 在 2015 年报道，其研究团队发现基底前脑 GABA 小白蛋白样神经元或称为"PV neurons"起了类似心脏起搏细胞的作用，可以触发各种与大脑意识状态有关的脑电波。基底前脑与睡眠和清醒的意识转换有关。我们的大脑需要诸多神经元的放电保持一致才能保持大脑觉醒及对外界获得的信息进行分析和判断。

正念冥想对脑电波会产生影响。当大脑处于积极学习或多动模式时 γ 波占主导地位。它们推动学习过程，获取的信息也最容易在 γ 状态中保留。但不受控制的 γ 波会引起焦虑。α 波与放松的精神状态有关，当我们从事放松身心的活动时，如在大自然散步、参加瑜伽课程或者冥想时 α 波往往占主导地位；当大脑关注在某一个想法时，不论这个想法是正向还是负向，α 波就趋近与消失，有证据显示抑郁症患者的大脑缺乏 α 波。

正念练习和冥想时脑内的 α 波明显增多。α 波被认为可以保护大脑，防止过多地关注多余的思想和刺激。2015 年布朗大学的神经科学家的研究"利用注意力驱动右额下叶与感觉新皮质间 α 波与 β 波的同步性"发表在《神经科学》杂志。研究者希望指导人们通过正念诱导大脑产生 α 波的状态以产生"忽视的能力"，帮助疼痛患者减轻对疼痛的感受，帮助抑郁焦虑患者减轻症状。在检测长期进行冥想的藏族群众的大脑波时，发现他们的 γ 波实际上比静止水平高 2～3 倍，说明他们即使在深层次轻松的冥想状态时也是保持着非凡的警觉性，这意味着来自大脑不同部位的波在显著和谐地运行着。

三、正念冥想对认知障碍的作用

老年期认知障碍包括阿尔茨海默病和其他脑部病变导致的痴呆，是与年龄相关的渐进性疾病。据估计，85 岁以上的老人中有 50% 患有某种形式的痴呆症。贾建平研究显示，中国痴呆患病率自 1990 年以后呈增长趋势，至 2016 年中国 60 岁以上人群痴呆患病率增高了 5.6%，而全球平均患病率仅增高了 1.7%，预测目前中国老年痴呆患者例数超过 1 000 万；轻度认知障碍患者 3 100 万，卒中后痴呆患者 950 万，总计 5 000 多万痴呆和认知障碍人群。但值得注意的是，仍有相当一部分的老年人可以终身未患认知障碍，所以认知障碍不是衰老的正常表现。认知障碍是一种以获得性认知功能受损为核心的综合征，不仅会影响认知障碍者的记忆、逻辑分析能力、计算及视空间能力等，也会影响其心理功能，产生各种情绪问题；同时对认知障碍患者的照护也会给家属和照护者带来巨大的心理和经济压力，对老年人的日常生活能力和生活质量产生很大的影响。

最近多项研究显示，正念冥想和呼吸练习的结合可以刺激大脑的记忆中枢，帮助减缓认知障碍及相关疾病的发展，并且专注的正念冥想训练有助于人们更好地应对焦虑、压力和抑郁，这些焦虑、压力和抑郁往往伴随记忆丧失。此外，有研究认为正念的专注训练有助于维持长期和短期的记忆功能。马萨诸塞州立大学医学院正念中心进行的一项为期 8 周的研究表明，在经过每天半小时，持续 2 个月的专注训练之后，参与者的大脑不仅开始发生变化,而且他们已经"感觉更敏锐、更容易,并保持非判断"。加那利群岛非药物干预的队列研究中,将 120 例服用安理申并且 MMSE 评分>18 分的阿尔茨海默病患者分为 4 组:正念练习组、认知刺激组、肌肉放松训练组及对照组,观察期限 2 年,结果发现,正念练习组认知功能的保持与认知刺激组相当,优于肌肉放松组及对照组[33]。有研究报道一种特殊的正念冥想,Kirtan Kriya(KK)冥想可以通过提高脑内神经递质达到稳定突触的作用,而阿尔茨海默病主要的特点就是由于突触受损导致记忆丧失。西弗吉尼亚大学 Kim Innes 等[34]的研究发现通过 KK 冥想或听音乐对有早期记忆损失的老人可能有多重好处。在这项随机试验中,研究人员在 12 周的时间里让 60 名主观认知能力下降(SCD,一种可能预示着阿尔茨海默病的临床前症状)的老人每天冥想或者听歌音乐 12 分钟,发现 KK 冥想和听音乐 3 个月后主观记忆功能和客观认知能力都显著提高,冥想者的改善更明显,这些功能包括注意力、执行能力、信息处理速度、客观记忆功能等,而且记忆和认知功能方面的改善可以维持 3 个月。正如《科学美国人》发表的一篇文章提到,在冥想训练时大脑需要保持警觉和放松,这不仅会提高情商、增强意识、减轻对躯体不适或不良反应的压力。通过训练放弃消极的想法和鼓励更积极的思维有益于身心健康。这将减少压力和焦虑,并给我们一个更清晰的头脑。头脑清醒,更善于辨别,可以少犯错误,做出更好的决定、更好的决策。定期正念冥想者大脑中负责自我意识、人格发展和规划的区域(如前额叶皮质)增加,可以体验更好的专注力、创造力和认知功能。人的大脑和身体是相连的。大脑长期处于长时间不快乐、恐惧、压力和焦虑时,身体就会变弱,更容易生病。同样,当身体被击倒时,它会对我们的思维和思想也会产生不利的影响。因此,坚强、有弹性的思维(resilient mind)自然会增强身体健康,增加机体的复原能力。

认知障碍患者常常会出现精神障碍问题,如暴躁、徘徊、坐立不安等,正念练习有助于平缓情绪,使患者放松和镇静下来,有效地组织其思维,保持清晰的观点。双盲对照研究显示冥想和呼吸训练可以减缓阿尔茨海默病的进展[35]。

四、正念冥想对老年人躯体功能的作用

(一) 呼吸系统

随着年龄的增长,呼吸系统会发生衰退性改变。胸腰椎在体重压力下逐渐被压缩、胸壁呼吸肌收缩力下降,老年人的呼吸运动效率减退,加上生活方式越来越倾向于久坐,肺的扩张和收缩功能下降,支撑我们隔膜的肌肉越来越弱。深呼吸对于老年人保持肌肉强壮、肺弹性和保持呼吸系统活动至关重要。每天可以尝试 3 分钟深呼吸,感受自己的吸气和呼气,感受空气在肺内运行 1 圈的路径,当思绪进入脑海时将注意力转回到呼气与吸气。

(二) 心血管疾病

心血管疾病目前仍是老年人主要的致残和致死原因之一,一级、二级的慢病管理需要新型及价廉的干预措施,正念冥想因为其容易被接受、安全及简便易行也逐渐被考虑为一种干预的手段。慢性压力可以导致高血压、心脏疾病、肥胖甚至认知功能下降,而 MBSR 对减缓压力有显著效果。根据《英国医学杂志》报道的一项研究,进行冥想运动的患者比对照组的患者血压要低得多。休斯(Hughes)[36]在一项针对血压升高患者进行的 8 周 MBSR 的随机临床研究发现,MBSR 组收缩压及舒张压下降程度均高于肌肉放松组。对于心脏疾病方面的研究,一个在线正念练习项目观察了参加锻炼者和等待组的 6 分钟步行测试结果,发现正念练习组心脏状况有所改善,心率比等待组低。为数极度有限的研究认为正念冥想可以减少心肌缺血的发生,但尚无影像学研究的支持。有 2 项研究发现正念冥想的短期干预可以降低冠心病的病死率。专家认为,正念冥想会降低身体对皮质醇和其他应激激素的反应、降低血压,虽然目前正念冥想对心血管疾病的干预益处还有待于进一步探讨,但目前已有的研究可以被视为对这种生活方式感兴趣的人作为降低心血管疾病风险的一个辅助手段[37]。

(三) 消化系统

老年期的消化功能会受到多种因素影响,味觉的改变、胃酸分泌及消化酶分泌减少、肠道菌群的紊乱及肠蠕动的减慢,包括饮食,都会影响到老年人的进食和消化吸收功能。幸运的是,冥想似乎能改善消化。深呼吸是正念冥想的一个方法,正念冥想期间自然发生的深呼吸可改善血液

271

循环,增加血液中的氧气水平。对于老年人来说,定期冥想可能能缓解不是躯体疾病导致的消化问题。IBS也是老年人群中常见的肠道疾病,其临床表现有腹胀、腹痛、抽筋和肠道行为改变。据报道,全球约有15%的人口患有IBS。其确切原因尚不清楚。每天放松冥想被发现能缓解IBS的症状。经过一系列成功的研究,纽约州立大学的研究员人现在强烈建议将冥想加入IBS的管理中去。

（四）免疫系统

俄亥俄州立大学在老年人群中进行了一项为期1个月的正念锻炼和肌肉放松训练,发现正念锻炼的老年人淋巴细胞功能提高,而这些自然杀伤细胞同时改善老年人的免疫力,具有更好的抗病毒和抗肿瘤能力。另外一项参加8周MBSR项目的老年人,其鼻腔分泌液中白介素8的水平高于锻炼组,此外还有研究报道正念冥想练习和参加MBSR项目的老年人白介素10水平增高、伤口愈合更快、C反应蛋白水平降低等,均说明正念练习有改善免疫力的作用。

（五）改善睡眠

正念冥想有放松机体、促进睡眠的作用。哈佛医学院的建议是"吸进平静,呼出紧张"的练习远优于入睡前的"数羊"。

（六）情绪管理

情绪管理对大多数人来说都是一个挑战,不论其年龄如何。随着年龄的增长,生理变化及躯体疾病都会影响情绪稳定,使得情绪控制更加困难。随年龄增长,注意力会发生转移,开始关注和担心疾病、死亡、失去朋友和家人、日益减少的收入及日益增加的支出,这会产生巨大的焦虑情绪。此外,年龄增长会带来独立生活能力、认知功能的下降,以及出现情绪的波动、行为改变等,也容易被各种声音、人员拥挤或各种活动所激惹。老年人中普遍存在孤独、悲伤甚至绝望的情绪问题,正念练习可以调整情绪波动,定期冥想也可改变大脑的物理结构,缩小与处理负面情绪(如压力、焦虑和焦虑)相关的杏仁核区域。当老年人情绪发生波动时可以坐在椅子上,闭上眼睛,把注意力集中在呼吸上,将冥想融入其中以帮助释放这些焦虑。也可以坐在椅子上做坐式伸展动作,将手臂向上移动并伸展向天花板，或者将双手放在身体两侧，手臂随身体的左右扭动而自由摇摆。这些都是简单的运动，可以缓解肌肉紧张和缓解僵硬的关节，同时也会提高脑内神经递质多巴胺。

值得一提的是，正念冥想不是坐下来无所事事，它是一种积极的大脑思维训练的方式，以提高警醒，它不是治疗抑郁症的灵丹妙药，它是情绪管理的一个工具。

五、正念训练在老年人群中的应用

我们的意识是帮助我们体验这个世界，感受这个世界，从这个世界获得知识，获得经验。对于老年人来说，慢性病、日常生活中丧失自主权、孤立、缺乏与外部世界的互动等，理所当然地剥夺了老年人的很多生活乐趣。正念练习促使人们觉察到自己当下的想法、情绪、躯体感受及行为，不评判也不批评。它只需探索一种单一的感觉：味道、视觉、声音、感觉和听觉，专注于体验和体验带来的反应，多种想法的讨论过程及经验所唤起的记忆。最终目标是让心灵和身体合二为一、接受当下。老年人由于各种原因，生活通常不如意，常常是孤独和寂寞。正念练习可以指导他们时刻有目的地去关注他们自身的经历，但不评判，这有助于提高他们的生活质量。正念练习对复发性抑郁、压力、焦虑、慢性躯体疼痛和孤独等都有明确的改善作用。对于老年人的照护者来说，特别是认知症的照护者来说，常常会在试图平衡工作、家庭和护理需求时不知所措，照顾的责任也容易产生高度的压力和孤立感，正念练习可以提高他们的专注度，促进放松，并与被照护者建立平和的关系。

老年人可以采用的一些正念冥想训练方法。正念冥想的方法较多，简单易行的方法包括注意力训练，练习者将注意力关注在呼吸或某一种物品、声音、感觉、图片、想法上，或者就是重复一个单词或一句话（咒语）。当大脑中的思维或注意力游走时，学着将意识或思维带回来，带回当前所关注的练习上。正念冥想，就是把关注当下，关注内在的感受、想法及外在的刺激，但不分析、不深入、不纠结，不被其分散自己的注意力。另外，最易操作的放松训练就是静静地复述一个单词、一小节音乐或一个句子，

273

这个练习可以提高注意力、提高对当下的警觉性,促进放松,减轻压力,增强意识,减轻痛苦及增加愉悦感。

(1)深呼吸:除了传统的正念呼吸冥想外,也可以采用下述深呼吸锻炼的方法。

- 在纸上画一个大大的圆圈。
- 圆圈的顶部和底部(类似钟面 12:00 和 6:00 位置)做个小标记。
- 按顺时针方向,用手指沿着圆圈顶部标记慢慢划至圆圈底部的标记,同时深吸气。
- 再沿着圆圈底部标记慢慢划至顶部标记,同时深呼气。
- 手指滑动请保持一个缓慢的节奏。
- 将自己的注意力关注在空气吸入肺、呼出肺的过程中。

(2)葡萄干练习:这个练习可以将自己的注意力关注在一件物品一件事情上。虽然我们常常说是葡萄干练习,但其实是可以任何食物都可以用来做练习,如果是平时不大吃的喝的食物用来练习效果可能会更好;对认知症的老年人,其想法和情感会有缺失,用其熟悉的或者少见的食物来做练习也容易激发认知症患者的参与感,也更容易进行关注力的联系。

在练习时,可以记录下述几个体验:看上去外观如何? 看到这个食品感受如何? 闻起来味道如何? 吃到口里感觉如何? 会想到什么? 经过练习后,认知症患者的感觉及对内心想法的感受度均有提高。

(3)身体扫描:是察觉自身紧张部位及慢慢放松的一个有效方法。

(4)早晚的身体伸展活动:放松紧张的肌肉、促进外周血液循环。可以打太极(被称为运动正念冥想)、做瑜伽(运动和呼吸的协调,练习肌力、平衡和柔韧性)、Pilates(锻炼核心肌肉的力量、躯干的稳定性、平衡、柔韧性等)。

(5)咀嚼食物:坐在桌边,享受食物。食物进入嘴里时感受食物的冷热软硬,感受食物的酸甜苦辣,细细体味,想象它们从哪里来,如何变成盘中的食物,吞咽后又如何滋养你的身体。既有助于食物的消化和吸收,又进行了进食正念练习。

(6)培养自己的兴趣和爱好。

六、总结

正念练习对老年人来说是非常实用的,采用接受和不评判的方式,当思绪在大脑内游荡时可以通过注意力控制方法掌控其对情感的调节能力。虽然年轻人在开始正念练习时,由于仪式感等原因,很多人喜欢采用 Thich Nhat Hahn 呈现的经典位置,如莲花位双盘腿等,但对老年人来说,关节病变或其他躯体疾病导致其很难采用一种标准的姿势来打坐入定冥想。正念练习也提供了很好的适合老年人的正念冥想方式,如直立坐在折叠脚踝的椅子上,或者双脚着地坐直、站立、行走或进食等,这些日常生活的姿势对老年人来说更容易掌握和实施。泰国的一项研究显示,作为辅助治疗措施,正念行走的老年人治疗效果优于单纯地行走,研究者认为"正念行走可以改善抑郁、提高机体功能的适应性和血管反应性"。其实,任何躯体状态下的人都能找到适合自己的正念冥想练习方法,学会采取有意识的视角,使得所有身体能力的人练习冥想,在每一个清醒的时刻,即使在困难或无聊的时候,如洗碗、清理猫砂时,都可以把它作为一次训练专注的机会。西弗吉尼亚大学转换精神科学的学者 Shook 研究发现,老年人对正念的接受度和适应度比年轻人更高,因为年轻人会更多地关注未来的发展和要完成的目标,而老年人多是关注现在和当下。

(黄延焱)

第四节　冥想在管理领域的应用

当前的商业环境,正处于一个前所未有的社会大变革时代,充满着 VUCA(易变、不确定、模糊、复杂)的特征,企业面临着市场需求多样、技术更迭迅速、竞争日趋激烈等挑战。环境骤变,黑天鹅事件频发的不确定性给企业运营带来很大的影响,也影响着企业员工的心理、情绪和行为。改善员工管理自我、情绪和行为等,以协同所有员工的目标和行为,进而提升企业的应变能力,成为各企业组织的重要工作。

正念冥想作为一种缓解压力、改善情绪管理、有效提升专注力的方式,成为 21 世纪很多企业进行员工自我管理的一种有效方式,已经被越来越多的美国创新企业和 500 强企业采用,如 Google、Facebook、Apple、NASA、Yahoo、AOL 等。正念在管理实践中的快速发展吸引了国际相关媒体的关注,例如,英国《金融时报》2012 年 8 月 24 日和美国《时代》2014 年 2 月刊分别详细介绍了正念在组织中的应用。很多公司的正念训练项目都已经表明,正念在工作场所中能够降低员工压力,提升员工专注度、工作效率和创新水平,改善员工的整体幸福感。

随着正念冥想在管理实践得到越来越广泛的应用,组织管理领域的学者逐渐给予了越来越多的关注,正念对个人的作用效果及其对组织绩效的潜在影响已经被组织管理领域的学者意识到,并积极建议将正念引入组织管理研究中[38-39]。本节主要从正念冥想在管理领域中的相关概念、影响、企业正念训练方案和未来发展方向进行介绍。

一、正念冥想在管理领域中的相关概念

一个企业组织,从微观到宏观视角是一个多层次的嵌套结构,其中囊括了个体层、团队层和组织层。因此,组织中的正念往往包括员工正念、领导正念、团队正念和组织正念。其中,员工正念源自个体的心理特征、态度、情绪和行为调节;领导正念侧重领导个体具有的正念特质或专属的正念型领导风格;团队正念侧重于成员伙伴之间相互的沟通及通过合作行为产生的共享信念;组织正念则指组织整体的一种对事件和某些信息的敏感性反应能力,反映了一个组织的实际运作效率[40]。以上 4 个层次的正念均强调不同层次的主体对当下事物的关注程度。为了更好地厘清 4 个层次正念的差别,本节拟对不同层次的正念概念进行区分和说明。

1. 员工正念 员工正念存在于个体层面,可以是一种特质正念也可以是一种状态正念。就特质正念而言,研究发现个体间存在正念差异的可能性有 62%,其余的 38% 存在于个体内部[41]。虽然个体自我本身具有独特稳定的特质正念,但是会伴随实践经验和个体的状态正念发生改变。从这个层面可以看出,员工正念不仅仅关乎对一件工作任务或人的

正念水平，还包括将正念状态聚焦到这一件工作任务或合作的人的过程。在特质正念视角，正念被认为是一种对新事物的开放性接纳思维，是一种社会结构的认知。而在状态正念视角，个体在关注自己的意识、感受、想法和情绪的时候也在关注他人，此时的状态正念会影响人际互动过程，被认为是一种人际正念。这种人际正念有 4 个特征：认真倾听对方、基于人际互动的情感体验、对他人的想法开放接受的态度、对消极情绪和行为进行自我调节[42]。激发员工的正念可以提升员工的注意力和学习能力，能提升员工的学习能力和注意力并拓宽视野，也能帮助员工看清问题本质并完成自我提升过程。

2. 领导正念　　领导正念存在于领导者，属于个体正念的一种。因为领导者本身的权力属性，领导正念会对团队和组织具有重要的影响[43]。企业领导者学习正念冥想的情况越来越多，英国《金融时报》2012 年 8 月24 日刊载的一篇题为《在高级金融的殿堂冥想》的论文专门介绍了西方很多金融企业高管都在练习正念。学术界也在研究正念与领导者之间的关系，试图界定领导正念并进一步探究其影响机制。目前关于领导正念的学术界定包括 2 种：领导正念和正念领导力。正念领导力是领导者自己练习正念提升自己的正念水平，并促进下属积极认知与行为的一种方式，领导正念仅是领导与下属互动过程中的独特特征。正念领导力侧重于从管理者发展领导力路径的角度分析，指出管理者练习正念可以改善管理决策质量，有助于自我领导力的发展。关于正念对领导的影响机制，不同学者从特质观和行为观进行了不同的表述。例如，拥有正念特质的领导者能够很好地运用正念，对下属的思想和行为进行影响。目前，学者们对正念领导力的界定存在分歧，从特质观与行为观 2 种视角分别进行相应的研究。在特质视角下的概念注重描述其较稳定的个人特性，行为视角下的界定较为关注领导者自我领导发展及其对待下属的行为。同时，两类视角存在以下共同点：① 正念对于领导者意义重大；② 正念领导力的作用主体是领导者，作用对象为下属；③ 正念领导力旨在影响和改变下属的认知、态度与行为。

3. 团队正念　　伴随着单位体量变大，个体正念在人际关系中的影响最先凸显出来的是小范围内的团队正念。团队正念对象范围可以是一个项目团队,也可以是一个集体。已有研究对团队正念做出界定,团队正念是以团队为载体,是团队成员之间的一种共同的信念,是团队成员对当下发生的事情的认知、关注和不加以评判及接纳的态度[44]。

4. 组织正念 组织正念来源于集体正念。集体正念是一个集体对当下环境的识别能力和调节能力,要求集体需要对整个集体的环境和行为给予关注[45]。伴随着集体正念的发展,慢慢演变成组织正念。在这里,组织正念与团队正念和个体正念不同,它是一种社会实践过程。它并不是个体正念和团队正念的加和,更多地与组织内的决策者和利益相关者的能力有关[46]。发生组织正念的主体被认为是一个高可靠性的组织,也被称为是正念组织。已有研究对组织正念的特征进行了总结,包括:① 新态度-开放态度,用于更开放地面对现在的问题或对以往积累的问题进行质疑,如新技术、新创意、新工艺等。② 新认知-多角度认知,要求对当前的状态进行多角度的考察和描绘。③ 新类别,对相似事物进行新类别的划分,是一种区分事物特征的工具方式。④ 安于当下,要求这些特征存在的客体对象是目前正在发生的事物的持续认知和行为,不是对过去的焦虑和对未来的担忧。

二、正念冥想在管理领域中的作用

理解正念的影响机制对于企业进行员工管理具有重要意义。正念冥想在管理领域的影响分可为工作认知、工作态度、工作心理、工作行为 4 个方面[47]。正念冥想在管理组织中对个人的影响机制见图 7-2。

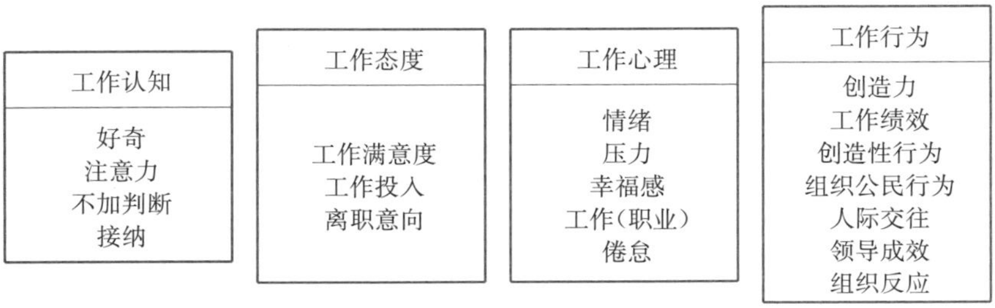

工作认知	工作态度	工作心理	工作行为
好奇 注意力 不加判断 接纳	工作满意度 工作投入 离职意向	情绪 压力 幸福感 工作(职业) 倦怠	创造力 工作绩效 创造性行为 组织公民行为 人际交往 领导成效 组织反应

图 7-2 正念冥想在管理组织中对个人的影响机制

（一）工作认知

1. 正念冥想的好奇和接纳机制　正念包含好奇心和接纳态度。例如，MBSR 侧重于用心观察身体、情绪、思想、意识等。当感受、情绪、思想、意识等出现的时候，给它一个空间，去感受、觉察，去好奇地探索，将他们与当下的实际联系起来，对他们保持全然的接纳。已有研究阐述了正念冥想在过去、当下和未来过程的作用，正念冥想时我们在进行一个自我解耦的过程，它带来了自己现在与过去事件、经历、思想、情感的人士，分离、减少自我推理想象的狭隘思想，减弱了过去对现在的抑制作用，是个体注意力停留在当下，而不是陷入对过去的评价，最终迈向更开放的可能性[38]。

2. 正念冥想的注意力和不判断机制　已有研究证明了正念和注意力之间的关系，明显影响注意力的控制力、稳定性和效率。随着人们对自己注意力的控制能力不断增强，在工作时与工作无关的走神现象的发生频次会不断变少，同时注意力也变得更加集中。研究表明正念冥想练习者比非正念冥想者更容易专注于当下的工作，走神情况也较少发生。已有研究证实，正念是通过减少人们习惯性的分神并降低人们对于干扰信息的关注，达到提高人们对自己注意力的控制能力。还发现正念可以帮助个体提高对其注意力的控制能力，换言之，就是可以从一系列潜在的注意目标中选取适当的目标作为关注对象的能力。谈及不判断机制，正念是一种心理能力，它能以不加判断的方式增强当下体验并意识到自己对事件的反应。乔·卡巴金和毕夏普（Bishop）等也认为正念侧重于当下时刻的内外刺激及不加判断的接纳。正念会使个体对当下环境的刺激非常敏感，注意力变得更集中，情绪也受到控制。例如，在对儿童重症监护病房的护士进行冥想干预时，要求受试者将当下注意力集中于自身的呼吸，摆脱外部的刺激，将大脑内的负面想法（如压力事件）驱逐，从而达到改善情绪、减缓压力的目的。

（二）工作态度

1. 工作满意度　越来越多的研究表明，正念冥想可以提升员工的工作满意度。已有研究对比了自我训练正念组的参与员工较控制组具有更高的工作满意度。究其原因,一项实证研究表明,这里面有促进定向的影响,也就是正念训练的员工会对自己进行自我促进,以此更趋向于工作满意。更有研究发现,正念训练还可以减少员工的情绪耗竭,使情绪稳定甚至饱满,增强去中心化,减少对情绪、人际和事物的评判性,同时接纳自己的现状和考察审视自己的个人成果以提升个人成就感。这些本身就是工作满意度的衡量指标,也是工作满意度的具体体现。

2. 工作投入　正念会带来高程度的工作投入。对事物保持高度专注是保持工作投入必不可少的要素之一。在实证研究中,正念展示出了其对于提升工作投入的重要作用。有研究通过对员工实施为期 8 周的MBSR,发现正念的最初状态和正念的增长率对工作投入程度的最初水平及其增长率都有显著预测作用。

3. 离职意向　正念有助于降低个体的离职意向。一项研究调研了美国西南部一家连锁餐饮店 102 名服务员,发现工作场所中个体的正念与离职意向呈显著负相关。面对未来不确定的要素,正念的促进定向而不是习惯采取的回避,预防定向会减少员工的离职意愿。

(三) 工作心理

1. 情绪　正念常被用于进行情绪调节,但是正念不仅仅是一种情绪调节方式,还有助于提升情绪调节能力。正念训练对提升个体积极情绪、减弱个体消极情绪有显著作用。通过正念练习,练习者能增强对情绪觉察的敏锐度,也就是好的坏的情绪都能使自己更快、更敏锐地觉察到。当练习者认识到这是一个坏情绪时,他可以给自己一个思考、反应的空间,并决定是否要让这种负面情绪继续,从而实现了对情绪的管理。一项研究发现参与者的沮丧、焦虑、压力的情绪状态在受到正念训练的干预后显著降低。总之,正念能够显著改善消极情绪、增强积极情绪,从而保持个体的心理健康状态。

2. 幸福感　随着国民幸福指数这一话题逐渐进入人们的视野,越来越多天演论的是人的幸福感。幸福感的部分相反词汇,如焦虑、失望、抑郁、迷茫、倦怠等也进入人们的视野。研究表明正念可以减少上述现象,因为正念具有的 2 个核心要素:一是可以对注意力进行自我调节,二是可以对当下进行接纳。听起来很难,但是对当下不幸福的事情进行觉察,并且有选择地反映调动选择自己专注力时就是幸福的开始,同时接纳当下会让自己更清晰、稳定的出发。谈到家庭、工作、幸福感方面,正念可以提升个体的工作家庭平衡感、减少工作家庭冲突、促进工作家庭增益。例如,一项研究发现,正念与工作家庭平衡感呈显著正相关,睡眠质量和活力中介了这一关系[48]。研究还发现,正念比其他已知的前因变量(小孩数量、工作时间、大五人格和专注训练等)更能显著地负向预测工作对家庭的干涉和家庭对工作的干涉。

3. 压力 众多研究表明,正念训练能够系统地缓解个体的压力。一项研究通过让参与者每天描述(持续 2 周)自己关注当下事件的程度及其对所发生事件的压力体验程度、积极体验程度和重要性程度。研究发现,随着练习次数的增加,他们感知到每个事件的积极体验越来越强。已有研究认为正念在改善个体压力感知的过程中起到关键作用的机制是感知,即去中心化[49]。这可以使个体能够更好地与负面体验相脱离,进而减少压力感。

4. 工作(职业)倦怠 众多研究表明,正念训练能有效降低个体在工作中的倦怠感。针对护士群体进行的 MBSR 研究表明,护士的职业倦怠症状因正念干预而获得了显著改善。尤其是针对工作倦怠中的情绪枯竭,护士们越来越能感知到工作中积极情绪的价值。在员工中,陈亮研究表明,正念在 MBA 在职管理者群体中,会减少自我的情绪耗竭水平。在员工-领导关系中,一项研究采用跨层研究的方法,考察了领导正念对下属的影响。结果显示,领导的正念水平对下属的情绪枯竭有显著影响,即领导的正念水平越高员工的情绪枯竭程度越低[50]。

(四) 工作行为

1. 创造力 尽管大多数研究证实了正念对创造力的正向预测作用,但两者之间的关系较为复杂。因为正念具有不同的维度,创造力具有不同的类型。用正念的哪个维度去触发哪种创造力是一个需要攻克的难题。但是现有的研究表明,正念通过帮助个体意识到自身的思维模式,可以提供一个改变自身观点或看法的机会,进而能提升个体的创造力[51]。

研究发现,正念各要素对创造力的预测有显著差异。其中,只有"觉察"可以持续且正向地预测创造力,而"描述""不加评判接纳""有意识行动"与创造力没有关联。一项研究对 18 名在校大学生进行了专注意识的训练,经过训练后,参与者自我报告的创造力有所改善。陈亮对正念对创造力的触发也进行了有益的探索。该团队开发出创新的正念冥想方法和流程,通过脑电图监测,能在较短的时间内触发练习者的顿悟[52]。

2. 工作绩效 研究表明正念对个体工作绩效有显著的预测作用。已有研究发现正念中不加评价接纳这一维度能预测 1 年后员工的工作绩效。一项研究以餐饮业的服务员为研究对象,发现员工的正念与工作绩效呈显著正相关。此外,研究还从任务绩效的角度提出了一个正念有益和无益的情景假设模型,当个体处在动态任务环境中且有高水平专业知识时,正念和任务绩效呈正相关,因为正念帮助员工更清晰地认识到当下的困难,但是有高水平的专业知识支撑,会定向促进任务绩效的发展,同时满足员工自我挑战的成就感。但是,当个体处于静态任务环境中且是任务新手时,正念和任务绩效呈负相关。

3. 破坏性行为 一般而言,正念在工作情境中可以降低员工的破坏性行为。一项研究表明,具有高正念的兼职员工有较少的狡猾行为,在工作场所中的敌对情绪也较低,而且有较少的反生产力行为。研究显示,正念的员工具有更高的尽责性和诚实-谦逊水平。还有研究证明,正念训练可以提高员工的工作弹性,减少在工作场所的旷工行为。

4. 组织公民行为 研究表明正念有助于提升员工的组织公民行为。已有研究表明,领导的正念水平与员工的组织公民行为呈正相关。国内学者於学松以知识密集型企业的知识型员工为调查对象,通过问卷调查发现,员工的正念水平提升了员工的人际信任,进一步促进组织公民行为。

5. 人际交往 正念可以有效地提高人际关系质量。已有研究指出,正念可以让人对事物保持一种开放,接纳,对当下发生的时间建立一个时间差,而不是立即的简单情绪化或思维定式般地做出反应。同时,正念可以增强换位思考能力,获得更多的回应选择,从而改善人际关系,很明显地在婚姻中提升对伴侣的满意度。所以高正念的个体会有更加和谐的人际关系。此外，一项研究显示，正念与情绪智力之间存在密切联系。还有部分学者发现正念可以改善练习者与他人的亲近感和人际关系亲密度。

6. 领导成效　正念有助于提升领导能力。领导者能通过对自我意识的积极响应能提升领导能力[53]。已有研究认为正念可以提升领导者的 5 种能力：创造力、适应力、对模糊的容忍度、对压力的容忍度、对焦虑的包容度[54]。正念练习可以帮助领导者通过自我觉察提升对自己认识的深度、广度，进而提升对自己的接纳度和情绪管理能力，可以避免领导者在遇到挫折或失败后做出情绪化的逃避或自责；正念还能帮助领导者通过觉察自己找到自己的使命，从而坚定信念，提升抗干扰、抗挫折的能力，最终实现自我领导力的提升。

7. 组织反应　评价高可靠性组织是否达到正念组织有 5 个标准：对操作过程的风险时段保持警惕、拒绝操作过程简化、对组织日常作业敏感、承诺弹性和重视专业人才。这些特点与正念概念的核心——"持续关注细节"和"时刻保持警惕以最大限度地减少错误并有效应对突发事件"是相符的[55]。当高可靠性组织变成正念组织时，组织会持续意识到变化，并在突发事件来临时产生一种紧迫感，便于采取后续的处理措施[56]。

8. 多任务工作　多任务工作是现代人工作的常态，但大量研究结果表明，多任务工作是一个糟糕的处理机制，它会使人的效率降低、创造力减少、压力增大、难以做出好的决策。所以如果我们要提高效率，就必须停止多任务工作。而正念训练就是摆脱多任务工作的最佳方式。

三、企业正念训练方案

现如今越来越多的研究表明正念在个人、领导、团体和组织具有神经科学、积极心理学、人力管理和组织行为方面有积极意义。正念水平正逐渐成为预测管理者能否有效管理和领导的重要心理指标。目前，越来越多的企业 CEO、高管培训师们都在进行正念训练，以达到平静思绪、集中注意力、减缓压力的效果，从而有效提高商业决策的正确率。

越来越多的世界 500 强公司,如谷歌(Google)、福特(Ford)、英特尔(Intel)和通用磨坊(General Mill)、安泰保险公司(Aetna)、塔吉特(Target)、绿山咖啡烘焙公司(Green Mountain Coffee Roasters)等对员工开展正念培训。本节主要对主流的正念训练方法、现行的企业正念冥想项目及企业如何评价正念冥想的效果进行梳理。

(一)主流的正念冥想训练方法

1. MBSR 乔·卡巴金博士亲身体验正念,将觉察力练习融入压力的临床治疗,并于 1979 年创立 MBSR。MBSR 采取的是连续 8～10 周每周 1 次的团体训练课程形式,每个团体不超过 30 人,每次 2.5～3 小时,不仅练习正念,也讨论如何以正念和平等心面对与处理生活中的压力和自身疾病,并在第 6 周进行一整天 7～8 小时全程禁语的密集型正念练习,具体练习有 45 分钟的身体扫描及坐禅、行禅等。

2. MBCT MBCT 是在 MBSR 的基础上发展起来的。Segal 等(2002 年)将 MBSR 引入认知领域,开创了主要用于抑郁症和抑郁症复发治疗的 MBCT。该方法同样采用 8 周团体课程形式,包括静坐冥想、行禅、身体扫描、3 分钟呼吸、认知记录等练习。在 MBCT 中,正念是以一种觉察当下、不判断、接受的态度应对令人厌恶的认知、感受和情绪的能力。因此,该方法是运用心理教育和团体讨论帮助抑郁患者在观察中增强对负面情绪的觉察力,而且只将那些负面情绪看作是会来了又去的精神活动,既不当成自己,也不当成自己现实的精确反映,帮助患者摆脱习惯性抑郁思维模式的干扰。

3. ACT ACT 的目标是治疗应对负面情绪的规避行为、对认知对象的过激反应,以及面对无法做出行为改变的承诺。ACT 不同于 MBSR 和 MBCT,因为它不包括正式的静坐冥想。

ACT 是以当代行为分析为基础的。ACT 的对象需要接受自我观察训练,看看自己是否能够观察到自己的身体感觉、思想和情感。他们被鼓励看到这些现象,同时将自己与这些感觉的承载者区别开来。例如,他们被教导说,"我有这样的一个想法:我是坏人,而不是:我是一个坏人"。他们也被鼓励去体验他们产生的想法和情绪,不加判断,不去试图改变或回避它们，这是用一种建设性的方法来改变他们的行为，从而改善他们的生活。

4. 辩证行为疗法（dialectical behavior therapy，DBT） DBT 是 Linehan 创立的专门针对边缘型人格障碍（borderline personality disorder，BPD）患者的治疗方式，它的核心内容是正念禅修。Linehan 认为，BPD 患者对情感有病态恐惧（嗔心），他们因太过害怕自己的消极情感，故常急于采用一些不当的方式加以避免，而正念禅修却可以帮助他们提高对消极感受的忍耐力，从而减少冲动、提升有效应对能力。DBT 尤其适合那些有准自杀行为和自我伤害的边缘型患者。DBT 是由一种假设世界由正反两方面因素组成的辩证世界观衍生而来的。在该方法中，最核心的辩证观是接纳和改变之间的关系。练习者被鼓励去接受他们自己、他们的过去及当前他们所处的情境，与此同时，他们要努力去改变他们的行为和环境，以构建一个更好的生活。

285

（二）企业正念冥想项目

正念核心的理念内涵对内外在经验保持好奇、专注、觉察、不评判的态度、专注平静地审视当下存在的状态，做到静中生慧的效率提升、人际关系和谐、战略思维和领导力的提升等益处在 VUCA 时代深受新型互联网巨头行业的追捧，越来越多的 500 强公司开设正念训练项目，并在企业里开辟独立的"正念空间"，帮助企业员工在快节奏、多变化、压力大的环境中安住当下，寻找内在的声音和宁静。企业项目举例如下（截止到 2019 年，资料来源：中控智慧编辑部 Kimberly Schaufenbuel）：

企业正念冥想

（1）谷歌（Google）因公司有社会意识而自豪，为员工提供高额的福利与补贴，其中包括 12 项正念课程。谷歌最有名的正念课程"探索内在自我（search inside yourself）"开始于 2007 年，已有数千人毕业。谷歌相信正念课程教授情境智慧，有助于人们更好地了解同事的动机。这些课程还有助于提升抗压力、促进精神的集中。"探索内在自我"课程的参与者更加平静、耐心、乐于倾听。他们还说这一项目让他们更会处理压力、缓解情绪。

（2）安泰保险公司（Aetna）在 2010 年研发并推出 2 个正念项目：维尼瑜伽压力缓解与职场正念。这些课程的目标是帮助减轻压力、改善对压力的反应。2 个项目的参与者在感知压力水平、心率测量方面都明显改善，证明他们能更好地处理焦虑。

（3）通用磨坊（General Mills）自 2006 年以来，一直在明尼阿波利斯总部为员工提供正念课程。课程是为了改善员工关注度、清晰度和创造力。公司还提供了每周 1 次的冥想和瑜伽课程，并在总部的每栋楼里都安排了冥想室。

（4）英特尔（Intel）在 2012 年开始为员工提供"Awake@Intel"正念项目。平均来说，参与者在压力与挫败感方面降低了 2 级（总分为 1～10 级），总体的开心和幸福程度上增加了 3 级。在新点子、洞察力、头脑清晰度、创造力、专注度、职场人际关系质量、会议参与度、项目与团队努力方面增加了 2 级——这些全都是该课程的目标。

（5）塔吉特（Target）也提供正念冥想训练。它于 2010 年在位于明尼阿波利斯市总部建立"冥想爱好者"网络。正念冥想训练对公司所有员工都开放。

（6）绿山咖啡烘焙公司（Green Mountain Coffee Roasters）每月向员工、家人、朋友等提供 1 天的正念冥想培训。

（三）正念冥想的效果评价

随着正念训练在越来越多的企业实施，企业组织需要对员工的正念水平进行测评，来衡量企业的投入是否产生实效。企业除了从正念练习者的主观陈述获得反馈外，还可以借助更加客观的正念测量工具进行评价。目前关于正念的评测工具主要有 2 种：一种是正念测量问卷，另一种是神经生物反馈技术。

1. 常规问卷　　问卷一直是管理领域获得研究数据的主要方式，正念冥想教练和正念冥想培训机构也可以采用问卷进行测评。比较主流的正念量表包括正念注意认知量表（MAAS）、五因素正念度量表（FFMQ）、肯塔基正念量表(KIMS)、认知与情感正念量表(CAMS)、弗莱堡正念量表(FMI)、费城正念量表(PHLMS)、基于正念的复发控制法：执着度与竞争力量表(MBRP－AC)、自他四无量心量表(SOFI)、自我同情心量表(self-compassion scale)和索洛韦正念量表(Solloway mindfulness measure)。

通过问卷获取反馈，存在着一些固有的不足，尤其是正念问卷，更容易存在一些主观理解差异带来的各种偏差，从而导致数据失真。例如，正念练习者和非正念练习者对正念问卷询问内容的理解存在很大差异；员工在填写问卷时可能会根据他对管理者预期的结果来填写，而不是如实填写。

2. 脑机接口技术监测　问卷常常存在的数据主观性问题，我们有必要开发一些客观工具来测量并评价正念练习的效果。伴随着生物科技fMRI、近红外及脑电图技术的发展，越来越多的生理检测设备被用于评测正念冥想的效果。华东理工大学商学院陈亮博士在这方面做了很多有益尝试。

287

（陈亮）

第五节　冥想在决策中的应用

本节从决策生物学这个崭新的领域介绍冥想对决策的影响。西南财经大学中国行为经济与行为金融研究中心成员(以下简称"成员")进行了冥想与经济决策关联的相关研究，团队成员特别是周恕弘教授与埃布斯坦(R. Ebstein)教授主导了在决策生物学有奠基性的研究。

首先，成员参与的工作[57]，研究了两个基本的决策因素与白细胞端粒长度(leukocyte telomere length，LTL)的关系，提出了将行为经济学方法与生命科学相关的生物学机制相结合的途径。这两个因素就是风险偏好(risk preference)与折现偏好(discounting preference)，这是多学科都广泛运用的两个非常重要的概念，尤在决策科学、经济学、金融学和心理学领域中运用甚多。

其次，我们从成员参与的工作说明端粒长度与正念的关联，从而间接建立冥想与决策之间的关系[58-59]，冥想与正念的关系请参考本书其他章节。其中，折现偏好与端粒长度的关系是受到催产素影响的❶。

一、决策（风险偏好与折现偏好）与白细胞端粒长度

LTL 在细胞层面上是衰老的新兴标志，但鲜为人知的是 Yim 等已经发现了 LTL 与所谓因为不够耐心做出"不良"决策的关联[57]。

成员发现，在一大批年轻健康的大学生中，即使是控制了风险偏好和健康相关因素，较陡的延迟折现偏好与较短的 LTL 显著相关，而且延迟折现偏好与风险偏好都与 LTL 独立关联。女性折现偏好与 LTL 的关联比男性密切，深入分析后发现催产素和雌激素受体的多态性能缓和急躁情绪对 LTL 的影响，催产素和雌激素受体的多态性会加速年轻女性的细胞衰老，这些女性倾向于做出不耐烦的选择。

什么是延迟折现？延迟折现就是对延迟得到某事物而对此价值的折现，同是 100 元，人们一般选择今天拥有而不是明天拥有，除非给予足够高的利息。延迟折现通常被视为冲动和延迟满足能力的衡量标准。调用延迟折现的任务通常需要受试者在短暂延迟后的小奖励或长时间延迟后获得更大奖励之间做出选择，高度折现的人更喜欢小而快的奖励。

在 Yim 等[57]的研究中，1 158 名受试者做了一系列选择，即明天获得 100 美元的奖励，或在 30 天后获得更大的奖励。通过改变延迟奖励的货币价值，可以观察到受试者愿意延迟 30 天的 100 美元奖励的最低可接受金额（MAA）。更高的 MAA 表示对近在咫尺的奖励有更高的不耐烦程度。

为了更好地了解不耐烦的作用，成员还调查了与遥远的将来权衡有关的延迟折现任务。受试者不仅仅是在不远的将来（明天与未来第 31 天）在 2 个奖励之间进行选择，而且是在第 351 天中获得 100 美元和第 381 天中获得更多报酬之间进行选择。同样地，让受试者愿意将第 351

❶ 西南财经大学中国行为经济与行为金融研究中心成员参与的 Tolomeo 等（2020 年）总结了催产素对行为的影响，特别作为人类亲近行为的重要调节剂，包括社交技能、人际关系和友谊。文章也讨论了 CD38 作为免疫标志物释放脑催产素的机制。特别在关于信任相关的经济实验可以明显体现到催产素与血管加压素同是人格的重要调剂品，但催产素对人类行为的影响取决于个人的社会和文化环境，如东西方文化差异。

天的早期奖励推迟到更遥远的第 381 天来估算 MAA。

在 Yim 等的研究中,受试者得到以下指示:此任务关于您在特定一天收到一笔钱和另一个特定一天收到另一笔钱之间的选择。有 20 个选择,前 10 对选择是明天收到 100 美元或第 31 天后收到更大金额;接下来的 10 对选择是在第 351 天获得 100 美元或在第 381 天收到更大金额。对于这项任务,将在今天的研究结束时向本会议室中随机选定的 1 位参与者支付费用。对于此参与者,我们将随机从 20 个选项中选择 1 个,并相应地支付给他(她)。具体来说,我们将在今天的实验结束时给他(她)1 张支票,注明日期。根据新加坡银行惯例,支票只能在支票日期后 6 个月内兑现。对于下表(表 7 - 1)中的 20 行,请在最后 1 列中勾选您的决定[57]。

表 7 - 1 决策列表

任务	明天	31 天后	决定	任务	351 天后	381 天后	决定
1	$ 100	$ 101	A 或 B	11	$ 100	$ 101	A 或 B
2	$ 100	$ 104	A 或 B	12	$ 100	$ 104	A 或 B
3	$ 100	$ 107	A 或 B	13	$ 100	$ 107	A 或 B
4	$ 100	$ 110	A 或 B	14	$ 100	$ 110	A 或 B
5	$ 100	$ 113	A 或 B	15	$ 100	$ 113	A 或 B
6	$ 100	$ 116	A 或 B	16	$ 100	$ 116	A 或 B
7	$ 100	$ 119	A 或 B	17	$ 100	$ 119	A 或 B
8	$ 100	$ 122	A 或 B	18	$ 100	$ 122	A 或 B
9	$ 100	$ 125	A 或 B	19	$ 100	$ 125	A 或 B
10	$ 100	$ 128	A 或 B	20	$ 100	$ 128	A 或 B

早期的神经科学研究表明,近期未来和遥远未来的权衡与独立神经系统的差异激活有关[61]。近期未来延迟折现是由边缘系统驱动的,边缘系统指包含海马体及杏仁体在内,支持多种功能(如情绪、行为及长期记忆)的大脑结构,是与注意力缺陷多动障碍[62]、药物依赖[63]和情绪调节[64]相关的神经网络,而在遥远未来延迟折现是由侧前额叶皮质调节。

什么是风险偏好？风险偏好有风险厌恶、偏爱与中性之分。风险厌恶（偏爱）是指一个人面对不确定收益，更（不）倾向于选择较保险且可能具有较低期望收益的结果。居中者则为风险中性。一名风险厌恶的投资者，会选择将他的钱存在银行以获得较低但确定的利息，而不愿意将钱用于购买股票，承担损失的风险以获得较高的期望收益。

　　在 Yim 等[57]（2016 年）研究中，受试者做了一系列投资选择，他们得到以下指示：在此任务中，您已获得 27 美元。您可以选择投资一支实验股票，由 20 张牌组成，包括 10 张黑牌和 10 张红牌。每投资 1 美元，如果您猜对随机抽取的卡片颜色，您将获得 2.5 美元。否则，您将获得 0 美元并失去您的本金。表 7‐2 显示了您的投资选项，其中包括在此实验股票都有 3 美元的差价，投资额介于 0~27 美元，并保留剩余现金。最后 2 列分别表示正确和错误猜测的情况下，现金和投资回报给出的总收益。对于下表中列出的以下 10 个投资选项，投资金额已经以升序方式列出，请勾选您最喜欢的一个选项。

表 7‐2　投资组合列表

组合选择	投资（美元）		总收益（美元）	
	现　金	投　资	猜　对	猜　错
1	27	0	27	27
2	24	3	31.5	24
3	21	6	36	21
4	18	9	40.5	18
5	15	12	45	15
6	12	15	49.5	12
7	9	18	54	9
8	6	21	58.5	6
9	3	24	63	3
10	0	27	67.5	0

此研究结果表明,在 Yim 等[57](2016 年)的样本中,由于男性受试者的 2 年义务兵役,男性大学生的平均年龄比女性大 1.5 岁(22 岁 vs. 20.5 岁,$t=18.3$,$P=0.001$)。女性比男性有更长的 LTL(1.01 vs. 1.06,$t=3.44$,$P=0.001$)。控制过年龄的回归分析证实,女性的 LTL 长于男性($\beta=0.05$,$P<0.01$)。在控制性别后,年龄与 LTL 没有显著关联,这可能是由于样本的年龄范围狭窄(年龄平均值=21.21,标准差=1.54)。这些结果与文献[57](Mayer,2006 年)的结果一致,表明男性的端粒较短,侵蚀率较高,在调查延迟折现与 LTL 之间的关系时,我们将性别和年龄作为后续回归模型中的控制变量。

定义 MAAN 为不远将来的 MAA,MAAD 为遥远将来的 MAA。平均 MAAN 为 111.47 美元(标准差 = 10.42),表示受试者需要大约 111.47 美元才能延迟 30 天的 100 美元奖励。MAAN 没有性别差异(111.48 vs. 111.5,$t=-0.04$,$P>0.9$)。MAAN 与 MAAD 高度相关(Pearson $\rho=0.53$,$P=0.001$)。MAAD 显著低于 MAAN($M_{near}=111.45$,$M_{distant}=108.63$,$t=9.4$,$P<0.001$),表明受试者对不远将来的权衡比在遥远未来的权衡更不耐烦,这个差异称为双曲折现[66]。

MAAN(主要自变量)和 LTL(应变量)之间的线性回归说明,MAAN 和 LTL 显著相关($\beta=-0.00167$,$P<0.05$),表明 MAAN(指示更陡的延迟折现)越高 LTL 越短。进一步测试,将 MAAD、风险、性别和年龄添加为控制变量,MAAN 和 LTL 之间的关联还是可靠的。与 MAAN 相比,回归模型显示 MAAD 和 LTL 之间没有相关性,这与成员的研究假说一致,即相比遥远将来,不远将来的延迟与端粒侵蚀有关。

统计进一步表明,LTL 与风险偏爱($\beta=-0.0024$,$P<0.05$)显著相关,因此,投资额越大,风险偏爱越高,则与较短的 LTL 相关。在投资任务中,预期投资收益率为 25%,即投资实验股票是有利可图的。实验股票的平均投资额为 13.27 美元(标准差=7.06),约为初始投资额 27 美元的一半,这表明受试者表现出相当程度的风险厌恶。平均而言,男性的平均投资额明显高于女性(13.96 美元 vs. 12.54 美元,$t=3.4$,$P<0.001$),表明男性比女性更容易冒险。

291

不耐烦对 LTL 的影响还有性别的差异性。在控制年龄（$\beta=-0.003$, $t=-2.02$, $P<0.05$）后，发现 MAAN 和性别在 LTL 的显著相互作用效应。风险和 LTL 的关系表示显著的性别差异。因此，进一步按性别分别分析数据，MAAN 和 LTL 在女性中的存在相关性（$\beta=-0.0039$, $P<0.001$），但在男性中则不显著（$\beta=-0.0015$, $P>0.3$）。女性的 LTL 对不耐烦的变化比男性更敏感，通过按性别对样本进行分层，其他协变量也具有性别敏感性，例如，风险易发性仅与女性的 LTL 呈负相关，但在男性中则不相关。

二、白细胞端粒长度与冥想

成员参与的研究中，从社区招募了约 100 名华裔成年人（平均年龄为 27.24 岁，63.3% 是女性），并自我报告了正念特质、自我同情和心理症状，并提供了血液样本用于分析 LTL[58]。进行了多次回归分析，以检查正念特质与自我同情在预测 LTL 中的作用，同时考虑到潜在的协变量，如年龄和心理症状。

成员的研究结果表明，正念特质 5 个方面之一的非反应性，在控制了时间顺序后，与 LTL 显著关联。非反应性是指对自身的体验不反应。还有一种趋势，即专注的性格、自我同情及不判断、共同人性和去识别与较长的 LTL 相关。详细过程如下。

成员通过电子传单在新加坡国立大学和社区招募了 158 名成人华裔受试者。受试者必须要是华裔，年龄介于 18～55 岁，在过去 6 个月中未从事（或每周<20 分钟）冥想练习。受试者获得 35 新元的补偿。

受试者完成了一系列在线自我报告，并提供血液样本。DNA 是使用美国 Qiagen 公司的 QIAamp DNA 血液试剂盒用旋转柱离心法从全血中提取的。使用的程序是制造商协议中建议的。净化后的 DNA 样本使用 NanoDrop 2000 光度计（美国 ThermoFisher 公司）进行量化，并在生物测定前储存在−20 ℃。

数据分 5 个方面，包括人口、正念特质、LTL、自我同情和心理症状。其中，LTL 的量度方法和 Yim 等（2016 年）一致，人口统计数据形式包括了受试者的年龄、性别、种族、教育背景、宗教和婚姻状况。自我同情数据用了自我同情量表（SCS），衡量个人是否倾向于以亲切和热情的方式与自己相处[67]（Neff，2003）。心理症状数据用了抑郁症、焦虑和压力量度-21（DASS-21）去评估受试者在过去一周抑郁、焦虑和压力的兴奋症状的程度[68]。正念特质数据则用了五面正念问卷（FFMQ）衡量整体正念特质及其5个方面：描述（用语言描述个人体验的能力），观察（观察个人内部经验的能力），有意识的行动（以目前时刻为中心的方式参与日常活动的能力），不判断（对个人的经验不挑剔的能力），以及非反应性（对个人经验不反应的能力）[69]。FFMQ包括39个项目，每个项目采用Likert评分法（1＝从不或很少为对；5＝经常或始终为对）。该比例在冥想和非冥想样本之间表现出较高一致性[70]。在目前的研究中，FFMQ的整体内部一致性为0.87。子尺度的整体内部一致性范围为0.70～0.90。

样本特性方面，大多数被招募的是女性（$n=100$；63.3%）和单身（80.4%）。受试者的平均年龄为27.24岁（范围为19～41岁；标准差＝5.24）。大多数参与者拥有学士学位（70.3%）或研究生（硕士或博士）学位（24.1%），其次是文凭学位（5.7%）。约21%的宗教信仰者为佛教徒，20.2%的为基督徒。39%的样本否认与任何宗教有关，其余与其他宗教有关。此外，12.7%的样本报告以前接受过心理治疗，目前有1.3%的人仍在接受治疗。没有任何人口变量（$P>0.05$）存在显著的性别特征。

回归分析显示，关于正念特质与LTL的联系，总FFMQ得分与LTL无关（$\beta=0.12$，$\Delta R^2=0.02$，$P=0.122$）。但正念的子项与LTL有关，非反应性与LTL之间存在显著相关性（$\beta=0.22$，$\Delta R^2=0.05$，$P=0.005$）。LTL与正念的其他子项无关（P均>0.63）。重要的是，在将年龄作为控制变量纳入回归模型后，非反应性仍然显著且与LTL呈正相关（$\beta=0.21$，$\Delta R^2=0.05$，$P=0.006$）。同时，在模型中控制了年龄后，LTL和FFMQ总得分之间的关联性则变得微不足道了（$\beta=0.15$，$\Delta R^2=0.02$，$P=0.057$）。不判断与LTL呈正相关的趋势（$\beta=0.13$，$\Delta R^2=0.02$，$P=0.088$）。

总体而言,这些发现初步支持了正念特质、自我同情和衰老方面的关联。特别是,在细胞层面,非反应性较高的个人呈现较慢的衰老现象。

成员参与的另一项研究进一步主动地改变受试者的正念特质,研究了基于正念减少压力(MBSR)的正念特质、自我同情和几种心理健康结果对 LTL 的影响[58]。招募了 158 名新加坡华裔成年人作为研究对象,并随机分配参加为期 8 周的 MBSR 或 MTSR 课程。参与者提供了血液样本,并在干预前和干预后完成了一系列自我报告。分析表明,与对照条件相比,MBSR 下的受试者在抑郁症状、正念特质和自我同情方面表现出显著改善。

尽管结果显示在家正念练习的时间增加了 LTL,实验的设计是没有预测 LTL 的变化。总体而言,该研究证明了 MBSR 在减轻抑郁症状方面的独特作用,并且正念特质和改善同情心与正念训练背后的理论变化机制相对应。但由于试验设计对于 LTL 缺乏干预,表明可能需要加强干预,以使正念在细胞层面对衰老产生明显的影响,或者说这种影响需要较长期后才出现。

三、总结

本节分析了西南财经大学中国行为经济与行为金融研究中心成员关于冥想与经济决策关联的研究,报告了 2 个基本的决策因素(风险偏好和折现偏好)与 LTL 的关系,并通过说明端粒长度与冥想的关系,从而间接建立冥想与决策之间的关系。这个分析的局限在于,因果关系是统计方法的难题,这个间接关系不排除是决策跟冥想共同影响 LTL,或冥想导致 LTL 增加(与成员所描绘的一样),而 LTL 增加又导致了更好的决策(比成员所描绘的关联性更局限)。至于冥想是否直接影响决策则将是一个值得探索的研究方向,其中,需要众多控制变量,成员就发现折现偏好与端粒长度的关系是受到催产素影响的。

(赵克锋)

第六节 冥想在军事领域的应用

军事职业具有高压、高危的特点。军人作为一个特殊群体，长期担负繁重的训练和战备任务，经常处于特殊环境和特定事件之中，无论在战前、战时、战后还是日常的军事生活、训练中，他们所面临的压力不仅复杂而且强烈，很容易出现心理问题，如不及时予以疏导，会发生心理障碍、心身疾病，甚至战斗减员。

冥想作为有效的心理干预和治疗方法，越来越受到各国军队的关注，逐渐被应用于军队的心理训练。这除了冥想具有有效性外，还因为冥想存在很多其他优势，包括实施方便、个体和团体均可、时间要求低、条件需求简单等，非常适合部队应用。当然，如部队适用，那么警察、消防员等高压职业，尤其长期处于高压的特殊群体也非常适合。

特别是，由于部队作息时间的特殊性，短时（期）的训练有着显著的效果，这为冥想训练在部队的广泛应用提供了依据。美海军通过短期的冥想训练来增强战士的心理适应能力，结果非常引人注目，每天只进行12分钟的正念冥想练习，足以帮助海军指战员保持注意力和工作记忆的稳定，即长时间集中精力的能力。海军军医大学心理系蒋春雷等综合考虑冥想训练的有效性与时间要求的可行性等因素，研创了15分钟简易短时冥想训练。

众多研究表明，冥想训练能够有效缓解军人这一特殊群体的心理压力，增强解决军事生活问题的能力，提升军人家庭的幸福感，增进军人间的沟通等，这些对于保障军人的心理健康、使其更好地履行职责与使命具有较好的促进作用。本节主要讨论冥想在军事领域的应用及对策。

一、正念训练在提高军人注意力中的应用

军人的注意力问题受到军事管理机构越来越多的关注。由于职业的特殊性，无论是飞行训练、潜艇舱内作业还是坦克操控、执勤处突等，训练任务重、强度大，对注意力的要求非常高，一旦疏忽会带来意想不到的严

295

重后果。注意是冥想的核心机制,各种冥想方法都对注意进行有效管理。冥想可显著提高持续性注意、执行注意和选择性注意等多种注意能力。以正念为代表的冥想训练作为可有效改善注意力表现和减少自我报告思维游离的心理训练形式,已逐渐被应用于军队。

注意力系统的主要限制之一是处理 2 个作用时间相近的、与任务相关的刺激的能力。注意瞬脱是指当 2 个视觉对象快速连续地呈现在我们面前时,如果间隔时间足够短的话,在完成对第 1 个目标对象的感知过程后,会来不及对第 2 个目标对象进行感知,也就是说辨别(检测)了第 1 个目标刺激后,无法准确辨别第 2 个目标刺激。这种"缺陷"被认为是由刺激之间对有限注意力资源的竞争造成的。研究表明,3 个月的冥想训练能够减少对第 1 个目标的大脑资源分配,使练习者能够更有效地发现第 2 个目标,而不影响他们探测第 1 个目标的能力。

持续性注意力测试表明,长期高要求会增加注意失误,而正念训练可以提高高压下的注意表现,减少注意失误。在直升机部队使用正念训练对所属人员进行注意力影响的研究,以持续性注意反应任务(SART)和注意力捕捉任务(ACT)作为测量指标,结果显示正念训练能较好地提高持续性注意、执行注意。

另外,一般情况下,如果向受试者的左右眼分别展示不同的视觉对象,通常会发生双眼竞争,左右眼分别带来的视觉感知以很快的频率相互转换。有一项对冥想经验丰富的长期禅修者的测试发现,他们停留在其中一种感知上的时间大幅增加。这一研究结果非常有益于部队的作训应用。

二、正念减压训练在战斗机飞行员中的应用

正念减压训练可通过有效地改变认知过程、自我管理来帮助个体适应压力事件的负面影响,从而缓解压力,调节焦虑和抑郁等情绪。在临床上,正念减压训练可以减轻病患的知觉压力,改善负性情绪,由此在军事上也可得以应用。

1. 正念减压训练能显著缓解战斗机飞行员的知觉压力　知觉压力

是指个人对所经受的刺激事件对自身是否造成压力感的评估。战斗机飞行员受飞行的机舱环境、外部环境、飞行频次及时间的影响，加之训练环境为密闭的机舱，与战友、领导交流较少，易感受到较高的心理压力。由此，军事飞行员比地勤人员能感受到更高的职业压力。正念减压训练对战斗机飞行员知觉压力的影响，可能通过正念呼吸、饮食、冥想、瑜伽等方法，让飞行员以接受、不批判的态度，注意当下的身心事件，引导飞行员与自己的身体功能状态和平共处，不加评判，保持信任、无为、接受的心态，进而降低战斗机飞行员的知觉压力，提高心理健康水平。

2. 正念减压训练能有效改善战斗机飞行员的负性情绪　正念减压训练在消除诸多负向心理特质的同时，也培育了正念等多种正向心理特质，因此有助于促进整体的心理健康，预防心理障碍。除了正念减压训练，与之相关的认知行为压力管理（cognitive behavioral stress management，CBSM）、放松反应训练（relaxation response training，RRT）、瑜伽等放松练习和技巧都具有良好的作用。

因为正念减压训练等在不同的环境中都有益处，而且资源需求小、易于实施，所以在军事环境中实施这些训练计划具有较高的可行性。

三、正念认知疗法在预防退伍军人自杀中的应用

在美国，自杀在现役军人的死亡原因中排名第一，退伍军人的自杀风险也很高。由此，美国退役军人健康管理局（Veterans Health Administration，VHA）针对高自杀风险的退伍军人实施了结合"安全计划干预"的"预防自杀行为的正念认知疗法"。

预防自杀行为的正念认知疗法（mindfulness-based cognitive therapy for preventing suicide behavior，MBCT-S）是一项基于现有的正念认知疗法，旨在降低退伍军人的自杀风险所开发的为期 10 周的小组干预措施。正念认知疗法（mindfulness-based cognitive therapy，MBCT）和MBCT-S 都将传统的认知行为疗法与正念技术相结合。

MBCT-S 整合了安全计划干预（safely planning intervention，SPI），这是一种短期危机干预方法，使患者参与制订个性化行动计划，以避免自杀

297

危机的升级。MBCT－S 采用了一种基于差异激活理论（differential activation theory，DAT）的方法，该理论认为抑郁或自杀倾向的复发风险增加是由于对情绪轻度恶化的认知反应增强的结果。

　　MBCT－S 遵循 MBCT 的基本结构，专注于教导参与者相同的核心正念技能。在此基础上，MBCT－S 进行了 4 种形式的修改：一是 MBCT－S 在治疗开始时在标准的 MBCT 方案基础上增加了 2 个介绍性的单独疗程，即 8 周 2 小时的小组疗程，共 10 个疗程；二是 MBCT－S 结合了安全计划干预来帮助参与者管理自杀危机；三是 MBCT－S 每周进行自杀风险评估；四是 MBCT－S 增加专注力和认知练习。

　　测量的主要指标是自杀相关事件，包括自杀准备行为、有自杀或不确定意图的自残行为、与自杀相关的住院和急诊，将通过基线和基线后 12 个月由盲法评估员执行的五项评估来测量。次要指标包括自杀企图、自杀死亡。因为在研究期间自杀企图和自杀死亡的发生率预计较低，次要指标还包括自杀意念、绝望和抑郁的严重程度。

　　MBCT－S 的正念部分包括旨在改变自恋相关反馈回路的非适应认知处理模式的练习。通过正式和非正式的冥想练习，正念干预训练受试者有意识地将注意力集中在当下的经历上。在与当下无关的想法或感觉（愉快或不愉快）出现时，受试者会学会不带评判地观察这些想法，并有意识地将注意力转移回当下。通过反复观察，不加判断地承认，并将注意力从不正常的想法上转移开，学会将这些想法视为短暂的精神事件，而不是现实的体现或自我身份的表征。这样的练习可以通过弱化不正常思维和消极情绪之间的联系来降低自杀复发的风险，从而打破自杀相关的反馈回路。由此，MBCT－S 可以改善自杀倾向退伍军人及其家人的生活质量，提高护理质量和效率。

四、正念在新兵情绪调节中的应用

　　军队是一个充满压力的环境，受这种特殊环境影响最大的是新兵的占比较高的男兵。他们接受操作技能、体能训练和抗压能力的强化训练，从而表现出更高程度的焦虑情绪和冲动行为。

焦虑可以被描述为反复思考潜在的未来威胁和不确定性，焦虑是模糊的，涉及无法积极应对当下的环境。新兵生活在一个过度压力的环境时，需要一些有效的方法来应对，他们在环境允许的情况下，经常通过发泄或变得更冲动来应对。冲动可以描述为对内部或外部刺激的快速、无计划的反应的倾向，而不考虑这些反应对冲动个体或他人的负面影响，而高水平的冲动还与物质滥用、行为障碍和不健康的生活习惯有关，如酗酒和吸烟。焦虑和冲动之间呈显著的正相关关系，焦虑可能会把人从现实拉到未来的不确定性和消极的思维模式中，导致反应性冲动。

正念可以帮助那些在持续且不可避免的压力环境下需要有效应对的军事人员，减少焦虑和冲动反应。更高水平的正念有助于注意到存在于当下的焦虑和冲动反应，这与成功的自我调节有关，包括减少对情绪刺激的反应和减少冲动反应。正念与焦虑和冲动呈负相关，较高水平的正念减弱了焦虑和冲动之间的关系。

299

五、超觉冥想在创伤后应激障碍中的应用

超觉冥想（transcendental meditation，TM）是一种使用特定方法的冥想形式，被归类为"自动自我超越"。超觉冥想显示出广泛的健康益处，在改善越战老兵创伤后应激障碍（post-traumatic stress disorder，PTSD）症状方面优于传统的心理疗法。在治疗与战斗应激相关的 PTSD中，超觉冥想的潜在优势是容易学习，而且几乎可以在任何时间、任何地点进行练习。在对参加过伊拉克战争等美军老兵的研究中，超觉冥想有助于缓解 PTSD 症状，并改善其生活质量。

超觉冥想改善老兵 PTSD 症状为其应用于现役军人提供了理论依据。超觉冥想可以作为部署前士兵心理弹性训练的一部分，可能通过缓解压力和预防 PTSD 症状对士兵的健康造成潜在的影响。

六、正念在美军的应用

美军非常重视军事应激所致的心理问题和心理障碍的研究及其干预方法的探索。他们吸收并借鉴了正念训练的成果，结合军事活动特点，于

2008年创立了基于正念的心理适应训练（mindfulness-based mind fitness training，MMFT），也称正念心理健康训练，是将正念技术应用于军事行动绩效情境中的训练方式。MMFT的创建者斯坦利博士是前美军军官、大学教授、国防安全研究员，同时是一位资深正念减压师，培训对象是当时一些准备去伊拉克执行军事任务的美国海军预备役人员。MMFT旨在通过训练使军人在高压情景下保持并提升军事行动绩效水平和压力复原力（不是降低压力），着力打造注意力控制能力和对困难情境的耐受能力。有研究证实，接受该训练的美军人员能有效提升专注力与心理适应能力，并在一定程度上弥补了原有压力预防训练的不足，进一步完善了战前准备训练体系。

1. 内容与形式　正念减压疗法已被广泛应用于焦虑障碍、成瘾行为、自杀等心理危机干预与特定群体的职业培训中。MMFT在很大程度上借鉴了正念减压疗法，并在此基础上进行了方法创新，在内容设置与操作训练上具有鲜明的部队特色，迎合了军人作战任务需求与心理需求。

MMFT的基础是正念训练。MMFT要求在8周内完成24小时的集体训练，平均每周2小时，还有1次全天训练。训练过程中，使用一半时间介绍正念技能训练的基本技术，并结合受训者的问题进行讨论。集体训练之外，受训者每天需要完成10～30分钟的自我练习。正念技能训练旨在通过提高军人的专注力和内观意识，塑造军人的心理弹性，以此帮助军人管理与调节军事应激对身心造成的不良影响。因此，运用正念技能训练提升心理弹性是整个训练内容的基础。

MMFT在内容设置上迎合作战军人的任务需求，除正念技能训练外，还包括压力创伤恢复技能训练以及在军事作战环境中的具体应用，致力于帮助军人学会调整压力。在压力创伤恢复技能训练部分，要进行与压力、恢复和创伤有关的教学和技能训练。该模块中的压力恢复训练主要帮助受训者运用注意力调整极端压力下的生理和心理症状。军事作战环境中的具体应用部分则是针对军事应用的教学和讨论，该模块会进行一些真实的军事应用探讨。

MMFT操作形式符合作战军人的心理需求。作为美军战前准备训练的一部分,MMFT可结合部队日常训练管理的实际情况,灵活安排训练的时间、地点和形式,可使用心理训练师专为军人群体录制的CD作为训练指导。另外,MMFT的集体训练主要以小组讨论为主,讨论内容由心理训练师来设计,这有别于正念减压在小组讨论中产生的教学主题。其主要原因有两个方面:一是MMFT要求贴合军事需求,而小组讨论自发产生的内容无法满足这一要求,由此须由心理训练师针对军人群体和军事任务背景专门进行内容设计;二是由于军人并非主动要求参加MMFT,当知道自己必须与他人一同进行小组讨论时,部分受训者可能会对谈论个人经历有所顾忌,因此心理训练师会引导小组讨论内容聚焦于军事应用任务,而非受训者的私人生活,且讨论内容也不会被公开。

2. 作用机制　MMFT在课程设计上聚焦军事行动情境下的应用,着力打造两个核心能力:一是注意力控制能力,是指将注意力有意识地投注或维系在某一特定客体或目标上的能力。通过训练能够使军人更好地屏蔽干扰信息,聚焦有效信息。二是应对困难情境的耐受能力,是指对困难情境下保持关注、跟随并与之待在一起而无须对该情境做任何改变的能力。这些困难情境可能源自外部(如有挑战性的环境或人)或内部(如生理疼痛、应激唤起、紧张情绪、闯入性念头、噩梦等)。MMFT倡导用接纳替代逃避。通过打造上述两种核心能力,可以实现增强军事绩效和提升复原力的目标。

(1)增强军事绩效的机制:首先是改善工作记忆。工作记忆是指在认知过程中,用于信息短时储存与加工的系统。该系统的资源有限,长期或过大的压力会导致军人工作记忆能力受损,更易罹患创伤后应激障碍,出现抑郁、焦虑及药物滥用等问题。通过注意力的控制训练,能使军人在认知决策中更好地进行冲突监测、划分任务优先等级,促进情境觉察、抽象问题解决和个体智力及负性情绪管理,从而改善军人的工作记忆能力。

其次是优化复杂情境下的决策。一方面,注意力控制训练可以增强情境觉察,使军人能够更加准确客观地从内外情境中搜寻、提取有效信息。另一方面,对困难情境的耐受训练又能增强军人的自我控制感,迅速停止那些不利于目标实现的冲动习惯或无意识行为。情境觉察和自我控

301

制感都能够帮助军人对有用信息轻松评估、高效决策,选择最有效的行动步骤取代习惯性的反应、情感、偏见、预期等的影响。

(2)提升压力复原力的机制:复原力是指在压力下能有效运作,压力过后有效恢复到基准水平的能力。

一是完成自主神经系统的压力激发循环。提升压力复原力最有效的方法是使自主神经系统在应激激发后恢复到正常水平以完成压力激发循环。MMFT 教授军人通过生物反馈技术,运用注意力和内部感知觉来调节自身压力激活状态,使自主神经系统恢复平衡。通过这样的循环,整个身心系统能学习耐受更大的应激激活反应并有效运作。

二是减少创伤解离。创伤解离现象在"压力接种"训练中暴露于残酷应激源的军人群体里十分常见。它被认为是 PTSD 及其他压力症状的先兆和风险因素,也与绩效水平呈显著负相关。正念练习使军人对正在出现的高压事件保持敏锐聚焦成为可能,从而降低创伤解离症状。

三是改善睡眠质量并在睡眠中修复。MMFT 的相关练习可以增加睡眠期间神经系统的自我调节能力,改善睡眠质量。

3. 主要特点

(1)MMFT 对美军现有压力接种心理训练进行了关键补充:压力接种训练虽然可以通过模拟真实战场应激因素,使军人对真实战场更熟悉、更可预测、更可控。但是,如果个体不能从训练暴露的应激因素中有效恢复,可能导致复原力被长久破坏、记忆丧失、问题解决失败及专注力下降等问题。MMFT 可以从三个方面对压力接种训练进行补充:一是通过自主神经系统的调节技术练习,确保压力接种训的结果能够提升复原力;二是通过优化工作记忆能力,抵消压力接种训练后的认知退化;三是通过身体觉察,帮助个体用不同的方式去感知应激源,与压力保持联结。

(2)练习方便且可迁移性强:MMFT 的练习方便简单,练习越多受益越多。从基础训练中发展出来的适应力可以轻松迁移至其他情境中。以对当下经验保持觉知为例:当把注意力聚焦到身体时,有助于管理疼痛,进行自主神经系统的自我调节;当把注意力集中到头脑中,可以改善记忆功能,提升专注力;将注意力转移到情感,能加强情绪的自我调节、控制冲动行为;将注意力专注到人际交往领域,可以产生深入的倾听,强化社会表达,加强社会互动和有效管理冲突。

4. 训练效果　MMFT 的效果是非常明显的,表现在个体和群体两个层面。

在个体层面,军人通过训练学会了集中注意力、如何在困难中自处、了解了压力活跃周期并用注意来支持军人在该周期中的生理和心理调节、如何处理不良情绪,还显示出更强的反应性、更强的恢复能力。

群体层面,领导学会了如何识别自己和他人的情绪,提高了自我认知和领导能力,而下属则更清楚自己在团队中的优势和劣势,提高了洞察力与合作能力。无论是领导还是下属,普遍都提高了团队沟通水平和团队凝聚力,他们在面对压力时感知到的团队效能有所改善。

对 MMFT 项目的有效性,美国军地合作进行短期和长期的持续性研究,包括对美海军陆战队预备役军人、部署阿富汗的海军陆战队和美陆军步兵师。结果显示,MMFT 可以抵消预部署训练带来的认知功能下降、降低压力感知水平,增加积极情感体验,提高有效应对能力。另外,基于实证研究不断优化,其被进一步纳入部队的心理训练课程体系中。

（钟仕洋　蒋春雷）

参考文献

［1］ 金建水,刘兴华. 儿童和青少年学生群体的正念教育——正念作为新的心理健康教育方式的探索［J］. 首都师范大学学报(社会科学版),2017,235(02)：170 - 180.

［2］ Flook L，Smalley S L，Kitil M J，et al. Effects of mindful awareness practices on executive functions in elementary school children［J］. Journal of Applied School Psychology，2010，26(1)：70 - 95.

［3］ Schonert-Reichl K A H S. Educating the heart as well as the mind social and emotional learning for school and life success［J］. Education Canada，2007，47(2)：20 - 25.

［4］ Schonert-Reichl K A，Oberle E，Lawlor M S，et al. Enhancing cognitive and social-emotional development through a simple-to-administer mindfulness-based school program for elementary school children：A randomized controlled trial［J］. Dev Psychol，2015，51(1)：52 - 66.

［5］ Broderick P C，Metz S. Learning to BREATHE：a pilot trial of a mindfulness curriculum for adolescents[J]. Advances in School Mental Health Promotion, 2009, 2(1): 35 – 46.

[6] Harnett P H, Dawe S. The contribution of mindfulness-based therapies for children and families and proposed conceptual integration[J]. Child and Adolescent Mental Health, 2012, 17(4): 195 – 208.

[7] Kuyken W, Weare K, Ukoumunne O C, et al. Effectiveness of the mindfulness in schools programme: Non-randomised controlled feasibility study[J]. British Journal of Psychiatry, 2013, 203(2): 126 – 131.

[8] Johnson C, Burke C, Brinkman S, et al. Effectiveness of a school-based mindfulness program for transdiagnostic prevention in young adolescents[J]. Behaviour Research and Therapy, 2016, 81: 1 – 11.

[9] Napoli M, Krech P R, Holley L C. Mindfulness Training for Elementary School Students [J]. Journal of Applied School Psychology, 2005, 21(1): 99 – 125.

[10] 黄秦辉. 用冥想课帮助弱势儿童[J]. 人民教育, 2018, 24(8).

[11] 李丽娟. 正念训练提高中学生心理健康的探索研究[D]. 北京: 首都师范大学, 2011.

[12] 俞冬梅. 班级团体辅导对中职新生心理健康的干预研究及思考[D]. 北京: 首都师范大学, 2012.

[13] Bögels S, Hoogstad B, van Dun L, et al. Mindfulness training for adolescents with externalizing disorders and their parents[J]. Behavioural and Cognitive Psychotherapy, 2008, 36(2): 193 – 209.

[14] Semple R J, Lee J, Rosa D, et al. A randomized trial of mindfulness-based cognitive therapy for children: Promoting mindful attention to enhance social-emotional resiliency in children[J]. Journal of Child and Family Studies, 2010, 19(2): 218 – 229.

[15] Beauchemin J, Hutchins T L, Patterson F. Mindfulness meditation may lessen anxiety, promote social skills, and improve academic performance among adolescents with learning disabilities[J]. Complementary Health Practice Review, 2008, 13(1): 34 – 45.

[16] Duncan L G, Coatsworth J D, Greenberg M T. Pilot study to gauge acceptability of a mindfulness-based, family-focused preventive intervention[J]. The Journal of Primary Prevention, 2009, 30(5): 605 – 618.

[17] Mezirow J. Transformative learning: theory to practice[J]. New Directions for Adult and Continuing Education, 1997, 74: 5 – 12.

[18] Singh N N, Lancioni, G E, Manikam R, et al. A mindfulness-based strategy for self-management of aggressive behavior in adolescents with autism[J]. Research in Autism Spectrum Disorders, 2011, 5(3): 1153 – 1158.

[19] Keenan-Mount R, Albrecht N J, Waters L. Mindfulness-based approaches for young people with Autism Spectrum Disorder and their caregivers: Do these approaches hold benefits for teachers? [J]. Australian Journal of Teacher Education, 2016, 41(6), 5.

[20] Benn R, Akiva T, Arel S, et al. Mindfulness training effects for parents and educators of children with special needs[J]. Developmental Psychology, 2012, 48(5): 1476.

[21] 郑春鱼. 正念训练在中学生心理健康教育中应用的效果[D]. 北京: 首都师范大学, 2012.

[22] 耿岩. 正念健心操对中学生心理健康的影响[D]. 北京: 首都师范大学, 2013.

[23] Practice Mindfulness with Children. https://www.sohucom/a/235113198_816594.

[24] Six Simple Mindfulness Practices for Kids with Autism. http://blog.stageslearning.com/blog/six-simple-mindfulness-practices-for-kids-with-autism.

［25］Varleisha G. Self-regulation and mindfulness：Over 82 exercises & worksheets for sensory processing disorder，ADHD，& autism spectrum disorder［M］. Wisconsin：PESI Publishing & Media，2017.

［26］Lisa P. CBT toolbox for children and adolescents：Over 200 worksheets & exercises for trauma，ADHD，autism，anxiety，depression & conduct disorders［M］. Wisconsin：PESI Publishing & Media.

［27］http：//info. stageslearning. com/soles-feet-turn-anger-peace-autism.

［28］Stephanie F Z，Ruchika S P. Mindfulness training for healthy aging：impact on attention，well-being，and inflammation［J］. Frontiers in Aging Neuroscience，2017，9：1 – 15.

［29］Nicola S S，John M M. A meta-analytic review of the effects of mindfulness meditation on telomerase activity［J］. Psychoneuroendocrinology，2014，42：45 – 48.

［30］Gard T，Hölzel B K，Lazar S W. The potential effects of meditation on age-related cognitive decline：A systematic review［J］. Annals of the New York Academy of Science ［Internet］，2014，1307(1)：89 – 103.

［31］Rebecca E W，Gloria Y Y，Catherine E K，et al. Meditation's impact on default mode network and hippocampus in mild cognitive impairment：A pilot study［J］. Neuroscience Letters，2013，556：15.

［32］Tae K，Stephen T，James T. McKennaa，et al. Cortically projecting basal forebrain parvalbumin neurons regulate cortical gamma band oscillations［J］. PNAS，2015，112(11)：3535 – 3540.

［33］Quintana-Hernández，Domingo Jr，et al. Mindfulness in the maintenance of cognitive capacities in alzheimer's disease：A randomized clinical trial［J］. Journal of Alzheimer's Disease，2016，50(1)：217 – 232.

［34］Kim E I，Terry K S，Dharma S K，et al. Meditation and music improve memory and cognitive function in adults with subjective cognitive decline：A pilot randomized controlled trial［J］. Journal of Alzheimer's Disease，2016，52(4)：1277 – 1298.

［35］Wong W P，Coles J，Chambers R，et al. The effects of mindfulness on older adults with mild cognitive impairment［J］. J Alzheimers Dis Rep，2017，1(1)：181 – 193.

［36］Hughes J W，Fresco D M，Myerscough R，et al. Randomized controlled trial of mindfulness-based stress reduction for prehypertension［J］. Psychosom Med，2013，75(8)：721 – 728.

［37］Glenn N L，Richard A L，Bairey-Merz C N，et al. Meditation and cardiovascular risk reduction a scientific statement from the American Heart Association［J］. J AmHeart Assoc，2017，6：e002218.

［38］GIomb T M，Duffy M K，Bono J E，et al. Mindfulness at work. Research in Personnel and Human Resources Management［J］. 2011.

［39］Good D J，Lyddy C，Glomb T M，et al. Contemplating mindfulness at work：An integrative review［J］. Journal of Management，2016，42(1)：114 – 142.

［40］郑晓明，倪丹. 组织管理中正念研究评述［J］.管理评论，2018(10).

［41］Hülsheger U R，Alberts HJEM，Feingold A，et al. Benefits of mindfulness at work：the role of mindfulness in emotion regulation，emotional exhaustion，and job satisfaction［J］. Journal of Applied Psychology，2013，98(2)：310 – 325.

［42］Duncan L G，Coatsworth J D，Greenberg M T. A model of mindful parenting：implications for parent child relationships and prevention research［J］. Clinical Child and Family Psychology Review，

2009，12(3)：255 - 270.

[43] 彭伟,陈佳贤,包希慧. 正念型领导：概念内涵与整合模型[J]. 中国人力资源开发,2019,(36).

[44] Yu L T，Zellmer-bruhn M. Introducing team mindfulness and considering its safeguard role against conflict transformation and social undermining [J]. Academy of Management Journal，2018，61(1)：324 - 347.

[45] Weick K E，SutcliffeK M. Mindfulness and the quality of organizational attention[J]. Organization Science，2016，514 - 524.

[46] Butler B S，Gray E H. Reliability，mindfulness and information systems [J]. MIS Quarterly，2016，30(2)：211 - 224.

[47] 刘生敏,信欢欢. 组织管理领域的正念研究：基于多层次视角[J]. 中国人力资源开发,2019,(36).

[48] Allen T D. Trait mindfulness and work—family balance among working parents：The mediating effects of vitality and sleep quality[J]. Journal of Vocational Behavior，2012，80(2)：372 - 379.

[49] Shapiro S L，Carlson L E，Astin J A，et al. Mechanisms of mindfulness[J]. Journal of Clinical Psychology，2006，62(3)：373 - 386.

[50] Reb J，Narayanan J，Zhi W H. Mindfulness at work：Antecedents and consequences of employee awareness and absent-mindedness[J]. Mindfulness，2015：111 - 122.

[51] Langer E J，Moldoveanu M. Mindfulness research and the future[J]. Journal of Social Issues，2000：129 - 139.

[52] 陈亮,李晓蓓. 正念领导力：从优秀到卓越[J]. 华管理评论,2017(04).

[53] Gardne W L，Avolio B J，Luthans F，et al. 'Can you see the real me?' A self-based model of authentic leadership and follower development[J]. The Leadership Quarterly，2005，16(3)：343 - 372.

[54] Brendel W，Hankerson S，Byun S，et al. Cultivating leadership Dharma measuring the impact of regular mindfulness practice on creativity，resilience，tolerance for ambiguity，anxiety and stress[J]. Journal of Management Development，2016，35(8)：1056 - 1078.

[55] Nagle T，Sammon D. Using mindfulness to examine ISD agility[J]. Information Systems Journal，2013，23(2)：155 - 172.

[56] Valorinta M. Information technology and mindfulness in organizations[J]. Industrial and Corporate Change，2009，18(5)：963 - 997.

[57] Yim O S，Zhang X，Shalev I，et al. Delay discounting，genetic sensitivity，and leukocyte telomere length[J]. Proceedings of the National Academy of Sciences of the United States of America，2016.

[58] Keng S L，Yim O S，Lai P S，et al. Association among dispositional mindfulness，self-compassion，and leukocyte telomere length in Chinese adults[J]. BMC Psycholog，2019.

[59] Keng S L，Looi P S，Tan E L Y，et al. Effects of mindfulness-based stress reduction on psychological symptoms and telomere length：a randomized active-controlled trial [J]. Behavior Therapy，2020.

[60] Tolomeo S，Chiao B，Lei Z，et al. A novel role of CD38 and oxytocin as tandem molecular moderators of human social behavior[J]. Neuroscience & Biobehavioral Reviews，2020.

[61] McClure S M，Laibson D I，Loewenstein G，et al. Separate neural systems value

immediate and delayed monetary rewards[J]. Science，2004，306(5695)：503 - 507.

[62] Biederman J. Attention-deficit/hyperactivity disorder：A selective overview[J]. Biol Psychiatry，2005，57(11)：1215 - 1220.

[63] Koob G F，Bloom F E. Cellular and molecular mechanisms of drug dependence[J]. Science，1988，242(4879)：715 - 723.

[64] Morgane P J，Galler J R，Mokler D J. A review of systems and networks of the limbic forebrain/limbic midbrain[J]. Prog Neurobiol，2005，75(2)：143 - 160.

[65] Mayer S. Sex-specific telomere length profiles and age-dependent erosion dynamics of individual chromosome arms in humans[J]. Cytogenet Genome Res，2006，112(3 - 4)：194 - 201.

[66] Frederick S，Loewenstein G，O'Donoghue T. Time discounting and time preference：A critical review[J]. J Econ Lit，2002，40(2)：351 - 401.

[67] Neff K. The development and validation of a scale to measure self-compassion[J]. Self and Identity，2003，2：223 - 250.

[68] Henry J D，Crawford J R. The short-form version of the depression anxiety stress scales (DASS - 21)：construct validity and normative data in a large non- clinical sample[J]. Br J Clin Psychol，2005，44(2)：227 - 239.

[69] Baer R A，Smith G T，Hopkins J，et al. Using self-report assessment methods to explore facets of mindfulness[J]. Assessment，2006，13：27 - 45.

[70] Baer R A，Smith G T，Lykins E，et al. Construct validity of the five facet mindfulness questionnaire in meditating and nonmeditating samples[J]. Assessment. 2008，15：329 - 342.

推荐阅读

1. 蒋春雷，路长林. 应激医学[M]. 上海：上海科学技术出版社，2006.

2. 蒋春雷，王云霞. 应激与疾病[M]. 上海：第二军医大学出版社，2015.

3. 陈语，赵鑫，黄俊红，等. 正念冥想对情绪的调节作用：理论与神经机制[J]. 心理科学进展，2011，19(10)：1502 - 1510.

4. 王云霞，蒋春雷. 正念冥想的生物学机制与身心健康[J]. 中国心理卫生杂志，2016，30(2)：105 - 108.

5. 吴苡婷. 冥想：脱去宗教外衣后的科学健身良方——访第二军医大学心理与精神卫生学系蒋春雷教授[N]. 上海科技报，2017 年 2 月 10 日.

6. Brandmeyer T，Delorme A，Wahbeh H. The neuroscience of meditation：classification，phenomenology，correlates，and mechanisms[J]. Prog Brain Res，2019，244：1 - 29.

7. Carmody J，Baer R A. How long does a mindfulness-based stress reduction program need to be? A review of class contact hours and effect sizes for psychological distress[J]. J Clin Psychol，2009，65(6)：627 - 638.

8. Goldin P R，Gross J J. Effects of mindfulness-based stress reduction（MBSR）on emotion regulation in social anxiety disorder[J]. Emotion，2010，10：83.

9. Gong H，Ni C X，Liu Y Z，et al. Mindfulness meditation for insomnia：a meta-analysis of randomized controlled trials[J]. J Psychosom Res，2016，89：1 - 6.

10. Gong H，Ni C，Shen X，et al. Yoga for prenatal depression：a systematic review and meta-analysis[J]. BMC Psychiat，2015，15：14.

11. Hölzel B K，Carmody J，Vangel M，et al. Mindfulness practice leads to increases in regional brain gray matter density[J]. Psychiatry Res，2011，191(1)：36 – 43.

12. Jindal V，Gupta S，Das R. Molecular mechanisms of meditation[J]. Mol Neurobiol，2013，48：808 – 811.

13. Lutz A，Slagter H A，Rawlings N B，et al. Mental training enhances attentional stability：neural and behavioral evidence[J]. J Neurosci，2009，29(42)：13418 – 13427.

14. Raffone A，Marzetti L，Gratta C D，et al. Toward a brain theory of meditation[J]. Prog Brain Res，2019，244：207 – 232.

15. Pascoe M C，Thompson D R，Ski C. Meditation and endocrine health and wellbeing[J]. Trends Endocrinol Metab，2020，in press.

16. Tang Y Y，Holzel B K，Posner M I. The neuroscience of mindfulness meditation[J]. Nat Rev Neurosci，2015，16：213 – 225.

17. 贺淇，王海英.冥想对注意能力的影响[J].心理科学进展,2020,28(2)：284 – 293.

18. 李鑫.美军心理适应训练中正念技术的应用[J].军队政工理论研究,2016,17(02)：126 – 128.

19. 马海鹰,刘涛生,江楠楠,等.正念冥想概论及其在军事医学中的应用[J].中华航海医学与高气压医学杂志,2017,24(3)：249 – 251.

20. 辛向,李俊丽,宋洋,等.MMFT：美军心理适应训练新模式[J].白求恩医学杂志,2019,17(3)：285 – 287.

21. 闫晶,王芙蓉,葛卓.略论正念训练及其在军队中的应用[J].国防,2019,4：85 – 88.

22. 周宓.正念训练在美军应用的研究与实践[J].南京政治学院学报,2015,31(05)：128 – 131.

23. Brewer J. Mindfulness in the military[J]. Am J Psychiatry，2014，171(8)：803 – 806.

24. Crawford C，Wallerstedt D B，Khorsan R，et al. A Systematic review of biopsychosocial training programs for the self-management of emotional stress：Potential applications for the military[J]. Evidence-Based Complement Altern Med，2013，6：568 – 579.

25. Jha A P，Morrison A B，Dainer-Best J，et al. Minds "at attention"：mindfulness training curbs attentional lapses in military cohorts[J]. PLoS One，2015，11；10(2)：e0116889.

26. Johnson D C，Thom N J，Stanley E A，et al. Modifying resilience mechanisms in at-risk individuals：a controlled study of mindfulness training in marines preparing for deployment[J]. Am J Psychiatry，2014，171(8)：844 – 853.

27. Kline A，Chesin M，Latorre M. et al. Rationale and study design of a trial of mindfulness-based cognitive therapy for preventing suicidal behavior (MBCT – S) in military veterans[J]. Contemp Clin Trials，2016，50：245 – 252.

28. Meland A，Ishimatsu K，Pensgaard A M，et al. Impact of mindfulness training on physiological measures of stress and objective measures of attention control in a military helicopter unit[J]. Int J Aviat Psychol，2015，25(3 – 4)：191 – 208.

29. Michail M. Exploring the relationship between worry and impulsivity in military recruits：The role of mindfulness and self-compassion as potential mediators[J]. Stress and Health，2014，30(5)：397 – 404.

30. Rees B. Overview of outcome data of potential meditation training for soldier resilience[J]. Mil Med，2011，176：1232 – 1242.

31. Slagter H A，Lutz A，Greischar L L，et al. Mental training affects distribution of limited brain resources[J]. PLoS Biol，2007，5(6)：e138.

结　语

随着与现代心理学的融合、去宗教化的价值定位,冥想特别是源于东方佛教的正念冥想在心理治疗领域掀起了热潮。近年来,由于神经科学等技术的应用,正念冥想的生物学基础逐渐被揭示,显示出其正能量的科学基础。目前,以正念冥想为核心的训练和治疗,不仅对众多心理障碍有很好的疗效,而且还对慢性疾病起很大的防治作用,更由于其压力管理、情绪调节、疼痛缓解、睡眠促进、专注力提高、幸福感增强等作用,从医学、心理治疗扩展到教育、运动、政府、企业、养育、军警等领域,普及于健康人。

本书到了最后的结语部分,但从目录和全书内容可以了解到,冥想的起源和发展复杂,定义和界定困难,分类和分型多种多样,宗教和人文联系紧密,流派众多,训练方法各异,作用和应用广泛,且其背后的生物学基础尚不十分清楚。思虑再三,难以下笔的结语试着从本书题目"冥想的科学基础与应用"中的几个关键词入手,即冥想、科学和应用。

一、冥想与宗教

几年前,冥想还少有人知,很多人不知道什么是冥想,有的人还对其诸多误解,甚至被认作迷信。近年来,冥想这个既古老又现代、既神秘又流行的名词开始进入大众视野,逐渐被很多人所接受。近期,关于冥想的报道铺天盖地,冥想作为流行生活方式和健身良方已然到来。

从冥想的诸多定义中可以看出,冥想更多的是作为"技术"体系而广泛应用,不同宗教背景抑或没有宗教信仰的人,以及政府官员、军警、企事业员工、学生等都可以应用。如内观冥想无宗派之分,适合任何宗教背景的人践行,课程和修习中传统佛教中的佛像、仪礼等外在形式几乎均被放弃。

冥想被更多地与宗教尤其是佛教联系起来,甚至被误解为迷信,主要原因如下:其一是目前广泛应用于临床治疗、心理干预的正念冥想的前身——内观冥想也是佛教修行的方法并在佛教团体中得到很好的传承。其次是大众对冥想的内容还不够了解,目前我国也缺乏系统介绍冥想的专著。再者是社会文化因素,如我国佛教相对更加普及、影视作品中展示大量冥想禅修的内容。也正因此,冥想的科普宣传、普及应用显得更为重要。

笔者关于冥想的心路历程刚好客观反映了近年来国内冥想发展的路径。2012 年 8 月开始践行内观冥想,连自己也怕被人误解,没有对外宣称。2013 年调任心理系工作,才了解到冥想竟然是可以用于心理干预,也就不再隐瞒冥想练习。直到 2014 年,还曾被"反映"说是"搞迷信",而撇清所谓"迷信"活动的最好办法就是公开科学的报告宣教。由此,查阅相关文献,发现冥想不仅益于身心健康,而且已有众多的科学研究报道。另有意思的是,科学文献基本上是 21 世纪后的学术论文。自 2015 年 3 月 25 日开展了第一场"正念冥想的科学基础与应用"的学术讲座后,逐渐以学术范对待"冥想"这一业余爱好。笔者曾受访于《上海科技报》,《冥想:脱去宗教外衣后的科学健身良方》发表在 2017 年 2 月 10 日的综合新闻版。在科普宣传的同时,笔者也开始从事些冥想的科学研究、撰写科研论文。这个时期,也正是我国正念冥想(疗法)引进、推广和发展的时期,科学研究也刚起步,而且大多数科学家的冥想研究不是主业而是副业。

简言之,冥想不是宗教,更非迷信,而是益于身心健康的"技术",也是心性修炼的境界;内观冥想早于佛教,传承于佛教,去宗教化而利益于大众;正念冥想源于佛教,兴于西方,反哺东方。

二、现代正念冥想兴起与局限

目前,流行广、影响大、应用最多的冥想类型当属正念冥想。正念冥想源于东方兴于西方。虽然正念一词来自佛教,但目前流行的正念冥想是内观冥想与现代心理学融合后的产物,但包括佛教界和科学界在内时常将正念和内观混为一谈。这是因为佛教界对心理学领域现代的正念研究的特点没有足够的认识,而科学界对于佛教传统的内观冥想也少有认识。为便于阐述方便,我们姑且将正念称之为"现代正念"。

内观冥想强调戒、定、慧三学,也是佛教最重要的修行原则。戒、定、慧三学是一个循序渐进的关系,由戒生定,由定生慧,其中戒是入门,定是枢纽,慧是成就。"现代正念"淡化了"戒",强调的是"定"。虽然内观界认为现代正念没有"慧",但笔者经反复考量认为有些"慧"的成分,这是因为现代正念中的"不作评判"含有些"平等心""无常"的内观智慧。

现代正念的方法强调全面安住于当下,不做任何判断,每次注意力分散后再回到之前的对某一活动的观察上来,不对思想和情绪做出冲动的反应。现代正念强调非判断的特性,只作为一种觉察的状态,在这种状态下可以无偏地观察念头,而不过度地去对这些念头进行分辨和反应,由此可以脱离习惯性的思维和情绪模式,并培养对周围环境有一种基于决策的反应方式。

不同于现代正念的非判断、以当下为中心的"纯粹观察",传统的正念(内观)不排斥纯粹观察,但纯粹观察不是正念的全部修行,必须结合八圣道进行正念练习。按照八圣道而言,修"定"的训练包括正精进、正念和正定,正念必须以正语、正业和正命(持戒的训练)为基础,由正见和正思(智慧的训练)为引导,与正精进和正定联合才能培养。也就是说,现代正念只是帮助人们接受他们的现状,主要是此时此刻,而传统的正念是为了引导人们走出现状并从中觉悟,并不是让人们舒服地待在他们已经极为熟悉的轮回之中,而是使他们从轮回中出离。

传统的内观与现代正念在课程练习方面也有很大的区别,如内观课程时间长、行为规范严等(详见第四章第三节)。

三、冥想的科学研究

科研基金的资助和学术论文的发表是衡量科学性的重要指标,以美

311

英为主的西方发达国家关于冥想对健康的影响做了大量的研究（详见相关章节）。我国虽然在这一领域启动较晚，但已陆续获得包括国家自然科学基金在内的科研项目资助。

（一）正念冥想研究较多，其他冥想流派研究较少

到目前为止，关于冥想的科学研究和学术报道，基本上集中在现代的正念冥想，而其他冥想流派的科学研究报道较少，如拥有 300 余个禅修中心的内观冥想鲜有报道。究其原因，科研工作者更多地把正念当成一种放松的技巧、治疗的工具，而不是从根本上断除烦恼的方式（内观修行的基本目标）。

由于内观课程的规范性和严肃性，将内观冥想者作为研究对象非常有优势。遗憾的是，笔者曾多次联系内观老师和组织者，拟对 10 天内观课程的学员进行研究，但均未成功。非常有必要加强内观冥想等传统冥想流派的科学研究。

既然正念冥想研究较多，即使正念的概念和类型在学术上已经比较清楚，但由于正念疗法拓展迅速，有必要厘清正念冥想的界限、内涵和外延。根据学术上的一般规律，正念可分为广义和狭义，也可大概分为 3 个层次，即根源上的内观冥想、狭义的正念疗法（正念减压疗法、正念认知疗法、辩证行为疗法、接纳和承诺疗法）及广义的包含正念核心因素的相关冥想方法。内观冥想是正念的源头，但几乎无科学实证研究。现代正念疗法自然是正念，如从事这方面研究和培训，应该按照其程序和规范进行，否则有学术不严谨的嫌疑。包含正念核心因素的众多冥想方法，是否属于"正念"尚有争论。笔者认为可以算正念，但不能打着现代正念疗法的旗号（如卡巴金的正念减压疗法），其实这个类型对普及正念、惠及大众健康非常重要，关键是要规范。

（二）冥想的现象学研究较多，机制研究较少

正念冥想到目前为止尤其是早期的研究，主要是对现象和效应的观察进行功能研究，包括疼痛缓解、减压效应、抑郁症复发率等。正念的诸多疗法虽然在实证的过程中证明有效，但较少从生理机制上探讨这些效果的原因，无法说明疗愈原理，也难以排除外因和侥幸因素，即知其然而不知其所以然。

近年来,虽然也有不少正念冥想能够产生正面效应的生物学机制的研究,包括从脑区、核团到神经介质(神经递质、神经肽、激素),从神经生理到神经内分泌免疫网络,但是机制研究仍然处于初级阶段,不够深入。另外,业界有将正念疗法划为认知行为疗法的一种,认知行为疗法强调通过改变不合理的认知达到改变行为的目的,而正念疗法中"不做判断"却是其核心。

因此,在拓展正念疗法临床应用的同时,需加快并深入研究生物学、神经科学尤其是认知神经科学机制研究,如冥想的神经关联(neural correlates,也称神经相关物)。由于人体研究的局限性,正念冥想在神经网络微观水平结构证据几无涉及,包括神经回路、小神经元网络等。如崔东红教授团队对传统的藏传佛教冥想进行了分子和脑网络研究是一个有效尝试。

(三) 冥想的研究方法

1. 不同冥想方法间的比较　虽然冥想的研究很多,冥想的方式也多种多样。不同种类的冥想活动,研究涉及的活动参与者的特性、研究方法(如冥想的神经影像学)之间存在很大差异。另外,不同的冥想可能会牵涉到截然不同的心理过程。但是,很少有着眼于它们之间的比较研究。

这种比较研究,又涉及冥想方法的规范和操作标准的统一。冥想训练的技术性比较强,这种操作上的细微差异就有可能造成不同的结果,如同样采用 MBSR 的方法,是否要求回家练习、线上培训其结果就会不一致。关于规范和标准,另见下述的"三、冥想的普及应用"。

2. 冥想研究的样本　到目前为止的冥想研究,样本量不大,需要创造条件扩大样本量。另外还需要考虑被试是否具有代表性和多样性,尤其是否设立匹配度更好的对照组,都会对研究结果的信效度产生影响。如笔者实验室的研究表明,仅仅对冥想的期待就有很好的作用。

3. 冥想时间　关于冥想的时间,在学术上的表述比较清晰,但在各种媒体和宣传上存在一些问题。关于冥想的时间,有三个维度需考虑:

一是"时程",即冥想训练是短期还是长期,如坚持练习 1 周、1 个月、

1 年等。

二是"时间"，狭义主要的"时间"概念，即每次练习时间长短，几分钟、几小时等。

三是"频率"，即每天、每周的练习次数。

研究不同时间、时程、频率冥想练习的特点和作用，完善训练方案，提高参与者动机，降低脱落率，并建立行业标准等，均是冥想研究中需要考虑的问题。

4. 其他影响因素　冥想的神经科学和生理学研究的一个非常重要的影响因素是自我选择偏差。另外，参与冥想练习的群体可能存在的共同特征会显著影响冥想的研究结论，包括个性因素、限制性饮食等生活方式及更加自律等，需要排除非冥想特定品质的混淆。因此，开展随机对照的纵向研究十分必要。

四、冥想的普及与应用

（一）冥想训练的规范

近十年来，正念在我国的学术与应用领域得到迅猛的发展与空前的关注。与此同时，正念干预的实践开展呈现多样化特点，专业和规范程度参差不齐，有关正念的产品与应用层出不穷、良莠不齐。由此，正念研究对实践的引领和与实践的结合仍待加强。另外，冠以"冥想""禅修""静修""短期出家"等的培训、课程、体验及机构很多。虽说鼓励百花齐放，但有必要进行规范、统一，以便提高我国冥想相关研究、实践、教育和传播工作的规范性及其质量水平。

2015 年 4 月，中国心理学会临床与咨询心理学专业委员会成立了正念冥想学组（后改为正念学组），并召开了第一届全国正念冥想学术会议。2017 年 7 月和 12 月，上海市医学会行为医学专科分会和中国心理卫生协会认知行为治疗专业委员会分别成立了正念治疗学组、正念学组。学术组织的成立，除了科学研究、学术交流外，为规范冥想效应的科学评定指标，建立行业标准，设立技术规范，设置训练方案，加强指导者资质审核提供了平台。

2017年5月，中国心理学会正念学组成立中国正念规范起草小组（笔者担任顾问），依据正念相关学术研究的主要发现与普遍认识，在征求多位学界同行意见的基础上，制定《正念干预专家共识》。"共识"的起草，首先通过召开正念学组共识起草小组会议确定框架、专家分工合作、形成共识初稿；然后向正念学组全体委员征集意见形成修改稿；最后，向学组外正念领域专家学者征集意见形成最终稿，并于2019年9月与中国心理卫生协会正念学组联合公布（详见《中华行为医学与脑科学杂志》2019年28卷第9期）。"共识"就正念的定义及概况、正念的身心效果、正念应用的相关要求、常见的正念练习和正念相关的干预展开讨论，以提高我国正念相关研究、实践、教育和传播工作的科学性、规范性及其质量水平。

"现在冠以禅修、冥想、短期出家等培训、课程、体验很多，如何去鉴别正宗与否、好坏优劣、费用合理性"，这个问题我在冥想学术报告和科普讲座时经常被问到，这恰恰反映了目前有关冥想生态的无奈，如同大家不得不面对食品、药品、奶粉的真假伪劣。当然，真假优劣鉴别的基本原则首先应该是品牌、师资与名声。有意思的是，原本不应该是关键鉴别指标的费用额度与效果没有直接关系。免费课程自不必说，因为内含大量义工的劳动、他人的供养、寺院和居士等提供免费的场地等，当然你自己也可随喜、捐赠。如是收费，可大概估算场地、规模、师资、人工等费用，需谨慎考虑，同时也需适当参考主办方（人）平时举办免费公益活动的多少。

（二）冥想普及应用的障碍

目前冥想训练在医学和心理学领域普及最广的是正念冥想中的是正念减压疗法，但经典的正念减压课程仍然需要在正念减压师的指导下经过长时间培训（其他经典的正念疗法亦同）。

推广普及尤其是在医疗系统推广正念减压及正念认知体系的最大障碍，一是师资不足，二是课程需要投入大量时间。标准的内观冥想课程和正念减压疗法8周基础课程的程序和时间，详见其他章节。

关于师资，最早开始做正念减压师资培训的是马萨诸塞州立大学医学院正念中心。除此之外，加利福尼亚大学圣地亚哥分校、布朗大学及加拿大多伦多大学等都有完整的正念减压疗法师资培训体系，通过自己的正念中心来授课，长期进行正念减压疗法老师的培训项目，但每个正念中心结合自己的实际情况以及本国的文化特点等，对课程进行微调。其中马萨诸塞州立大学医学院正念减压疗法培训路径如下：

第一步：正念减压疗法8周基础课程（或连续九天密集课程或网络课程）。

第二步：至少1次5天以上的静修营＋至少1年的正念静观练习。

第三步：正念减压疗法导师9天密集师资培训课程。

第四步：至少1次5天以上的止语静修营＋带领正念减压疗法8周＋团体督导。

第五步：带领正念减压疗法8周＋个人督导。

第六步：至少教过8轮正念减压疗法课程后，可申请认证教师。

整个过程，需要大量的时间投入和费用承担。因此，除非自己确认这是值得的投入，单位又允许请假，最好还能报销部分学费，否则在中国医疗系统开展标准的正念减压课程极其困难。

由此，除了师资培训、线上课程外，从普及应用角度，"简易"冥想训练受到重视和关注。

（三）简易冥想训练

"简易"冥想除了方法上简单外，还涉及时程的"短期"、时间的"短时"和频率"低频"甚至"单次"等。由此，有必要厘清简易冥想的几个时间维度，否则会引起误解和混乱。

长期冥想的效果得到广泛的认同，近年来短期冥想训练效果如何，也引起了研究者们的关注。系列研究表明，短期冥想（训练时间短于8周）可以提升冥想水平，改善情绪状态，加强认知功能，增强创造力，减少成瘾行为，提高疼痛耐受，调节自主神经系统，减少皮质醇释放，增加分泌性免疫球蛋白A，改变脑电活动，甚至改变大脑白质的神经可塑性。更短的冥想时期，包括冥想训练1周可以改变大脑复杂网络可塑性，冥想训练5天可以显著提高注意力和自控能力。

根据现有的文献报道，简易冥想更多的是"短时"冥想，而且从推广应用角度，"短时"更加可行、有意义。每天10分钟共2周冥想练习，可以显著提高 GRE 阅读理解的成绩、增强工作记忆能力和认知功能,同时减少测试过程中注意力分散的发生,单次 10 分钟的冥想练习也能改善新手的注意力资源分配。短暂的 11 分钟的正念练习可以显著减少高危饮酒者的酒精消耗,睡前 6 分钟的正念练习可以减少睡前觉醒,提高运动员夜间训练后睡眠质量。甚至有报道,简单的 60 秒的正念练习即可缓解整形手术所致疼痛和负性情绪。

关于冥想训练的频率,每周保持 1～2 次的冥想训练,就能够达到比较好的效果。大量研究表明,单次正念练习也有明显的效应,包括提高注意控制能力,增强注意转移、注意控制、注意警觉,提高情绪耐受性,改善情绪调节能力,提高情景记忆能力、自我一致性,降低交感神经兴奋性并改善相关指标,提高心率变异性。

(四) 冥想训练的心理体操

经典的正念、内观冥想需要在有资质老师指导并经过较长时间修习。鉴于目前师资缺乏、练习时间要求等原因,能否创建不仅有效,而且可自主实施、简便易行、时间要求低的冥想"心理体操",以提升冥想修习的广泛性和实用性,从而推动冥想的普及应用、惠及大众,包括难以长时间修习和坚持的人群也能获益。当然,这必须经过系统研究,寻找包括几个维度在内的时间、效应的平衡点。

笔者参照内观迷你观息法、国内外冥想的科学报道、美军研究结果以及自己长期的研习心得,保留正念核心要素,综合考虑有效性与时间可行性等因素,寻找每次时间、练习频率、持续时期与效应的平衡点,研制而成 15 分钟的短时冥想训练引导语(JW2016 版)。这一"简易冥想心理体操"适用于各类人群,包括难以长时间坚持、缺少空余时间的"忙人"和"懒人"及特殊群体(如部队等),可在晨起、睡前、课间、午休等各时段应用,也可用于工作、学习间歇。

经系列研究发现,JW2016 短时冥想训练未表现出对训练者情绪的负面影响,每天 1 次连续 1 周的训练,即可有效改善情绪加工能力,提高情绪稳定性,降低消极情绪注意偏向。自杀高风险人群经过每周 5 次连续 1 个月的训练,自杀意念显著下降,并可改善睡眠,减少睡眠延迟,提高睡眠效率,降低应激水平和皮质醇浓度,具有预防自杀、降低自杀风险的作用。

最后必须指出,冥想修习存在剂量效应曲线,修习时间与效应呈正相关,勤奋练习效果好。冥想方法多种多样,寻求适合自己的冥想练习最好。当然如有机会,尽量参加正规的内观、正念等培训课程,才是获益的最佳的途径。另外,由于冥想可引发睡眠行为,尤其是坐姿不正的时候,所以不宜于高台练习以免跌落受伤,但如仅用于促眠、少许时间的放松休息等,不必拘泥于大多数引导语中的坐姿要求。

（蒋春雷）

推荐阅读

1. 蒋春雷,吴冉. 短时冥想训练引导语 JW2016. 国家版权局,2018.8.15.

2. 王云霞,蒋春雷. 正念冥想的生物学机制与身心健康[J]. 中国心理卫生杂志,2016,30(2):105-108.

3. 王玉正,罗非. 短期冥想训练研究进展、问题及展望[J]. 中国临床心理学杂志,2017,25:1184-1190.

4. 中国心理学会临床与咨询心理学专业委员会正念学组,中国心理卫生协会认知行为治疗专业委员会正念学组. 正念干预专家共识[J]. 中华行为医学与脑科学杂志,2019,28(9):771-777.

5. Brandmeyer T, Delorme A, Wahbeh H. The neuroscience of meditation: classification, phenomenology, correlates, and mechanisms[J]. Prog Brain Res, 2019, 244:1-29.

6. Dickenson J. Neural correlates of focused attention during a brief mindfulness induction[J]. Soc Cogn Affect Neurosci, 2013, 8(1):40-47.

7. Garland E L, Farb N A, Goldin P R, et al. Mindfulness broadens awareness and builds eudaimonic meaning: A process model of mindful positive emotion regulation [J]. Psychological Inquiry, 2015, 26(4):293-314.

8. Gilmartin H, Goyal A, Hamati M C, et al. Brief mindfulness practices for healthcare providers: a systematic literature review[J]. Am J Med, 2017, 130(10):1219. e1-1219. e17.

9. Keng S L. Effects of brief mindful acceptance induction on implicit dysfunctional attitudes and concordance between implicit and explicit dysfunctional attitudes[J]. Behav Res Ther, 2016, 83:1-10.

10. Kuo C Y & Yeh. Reset a task set after five minutes of mindfulness practice[J]. Conscious Cogn, 2015, 35:98-109.

11. Li C, Kee Y H, Lam L S. Effect of Brief mindfulness induction on university athletes' sleep quality following night training[J]. Front Psychol, 2018, 9:1-10.

12. Norris C J, Creem D, Hendler R, et al. Brief mindfulness meditation improves attention in novices: evidence from ERPs and moderation by neuroticism[J]. Front Hum Neurosci, 2018, 12: 1 - 20.

13. Raffone A, Marzetti L, Gratta C D, et al. Toward a brain theory of meditation[J]. Prog Brain Res, 2019, 244: 207 - 232.

14. Tang Y Y, Ma Y, Wang J, et al. Short-term meditation training improve attention and self-regulation[J]. Proc Natl Acad Sci, 2007, 104(43): 17152 - 17156.

15. Wu R, Liu L L, Zhu H, et al. Brief mindfulness meditation improves emotion processing [J]. Front Neurosci, 2019, 13: 1074.